U0278378

十月怀胎

全程指导

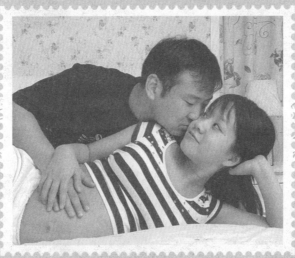

第三军医大学第一附属医院

妇产科教授

陈诚⊙编著

中国人口 中国人口出版社
China Population Publishing House
全国百佳出版单位

致所有的准妈妈

前言

F ------- o ------- r ------- e ------- w ------- o ------- r ------- d

怀孕了，你是想做一个美丽、健康的孕妈妈，还是一个什么都不知道的大肚婆？

就今天的很多女人而言，用"一生一次"来形容即将经历的孕产过程，应该说一点儿都不夸张。因为身体中孕育了新的生命，身为孕妈妈的你生理情况与平时完全不一样。为了适应妊娠期的生理变化，如何合理安排和调节日常生活，对你的安全和胎儿的健康发育都是很有益处的。对于如此珍贵的一次人生体验，必须更加珍惜身体的每一处变化，才能真正感受到幸福。

就像一本《葵花宝典》可以助人练成绝世神功，一本怀孕宝典，也能令你轻松克服一切困难，保持最佳状态，生出一个健康宝宝。

你也许要问，真的这么有用吗？是的！本书内容包含了孕妈妈的衣、食、住、行、情感等各方面，详细介绍了孕妈妈最实用的养生方法，帮助年轻的父母消除焦虑、紧张，以更加自信的态度去迎接新生命的到来。

本书从孕妈妈的孕期身体变化、情感护理，一直到生产过程、疾病的养护，都给出了清晰明了的解答，可以使你十分清楚了解在孕期中将发生的变化和应注意的事项。整整10个月，我们都可以陪伴在你的左右，成为你真正的良医益友。

希望本书能伴随每一个孕妈妈更加安心、舒心、快乐地度过孕期，迎接自己健康可爱的小宝贝！

编 者

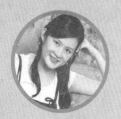 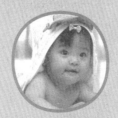 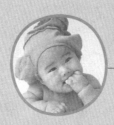

目 录
CONTENTS

1 您做好怀孕的准备了吗

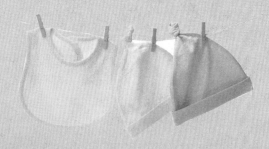

2 第一个月（0~4周）：
最初的感觉

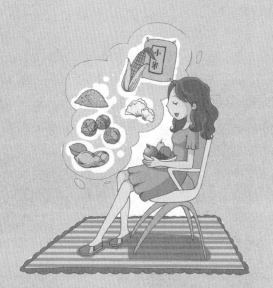

3 第二个月（5~8周）：
开始有些不安

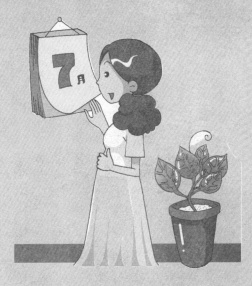

④ 第三个月（9~12周）：重要的过渡期

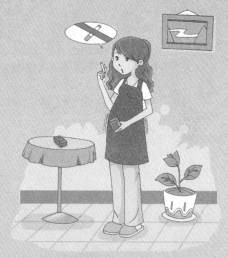

第四个月（13~16周）：
一切都变得明朗

6 第五个月（17～20周）：
最重要的保健期

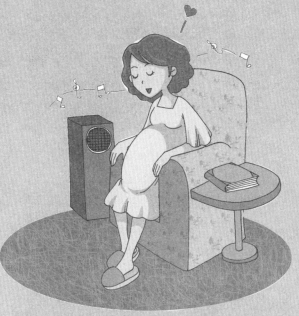

7 **第六个月（21～24周）：**
容易出问题的时期

8 **第七个月（25～28周）：**
开始作准备

9 第八个月（29～32周）：
巩固前面的成果

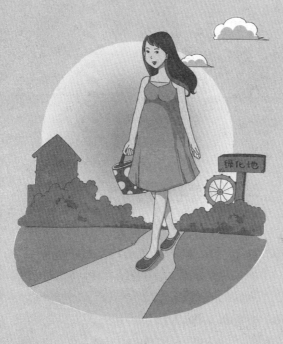

10 第九个月（33～36周）：
作最后的忍耐

第十个月（37～40周）：伟大的成功时刻

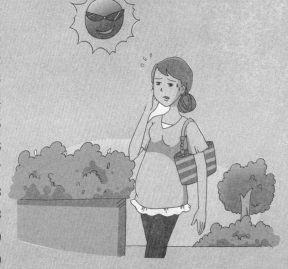

12 产后护理与保健：
做美丽的新手妈妈

13 0~1月宝宝护理与保健：
养育一个超级宝宝

Part 1

您做好怀孕的准备了吗

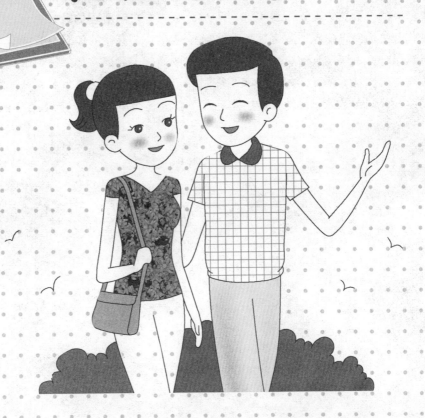

1 孕前准备措施有哪些

孕育新生命是一个长期而又复杂的工程，涉及方方面面，任何一个环节的疏忽，都会导致缺憾发生，甚至是终身难以弥补。人类胚胎质量取决于精子和卵子的质量，而精子和卵子质量的好坏取决于男女双方的遗传因素、环境因素和营养状况等。为了小家庭的美好蓝图，计划怀孕的年轻夫妻必须做好以下几方面准备：

做好怀孕的"心理准备"

何时生育是婚后夫妻需要认真考虑的大事。有的夫妻这方面安排得不好，两人的工作和生活尚未稳定，宝宝就呱呱坠地了，这是一件本该高兴的事儿，却被这喜事弄得手忙脚乱。相反，如果万事俱备，只待胎儿，则会是另一番情景。胎儿是有感情和记忆的。胎儿的这种"感情雷达"会探知母亲心理的微妙变化。胎儿由"察言观色"获得的信息有可能影响到其终身的情感。另外，如果孕妇做好随时怀孕的心理准备，生活中也会格外注意。特别是胎儿还无能力告知母亲其存在的最初1个月

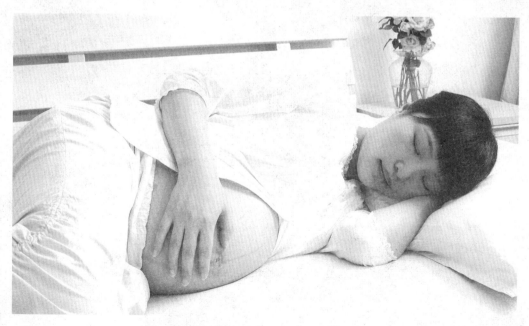

内，母亲有意识的保护对于胎儿来讲至关重要。如果一位母亲在出现早孕反应时才开始注意保护胎儿，至少已经失职1个月，优生工作已经晚了4个月。

婴儿的诞生会带来家庭生活的转变，而夫妻俩自由自在的日子便要终止，随之而来的是为孩子付出时间和精力。面对子女的教育、健康及安全等问题而焦虑是很自然的。还有经济的压力、母亲对事业权衡取舍及将会为孩子失去自由的失落感等问题，都要加以解决。

在孩子出生后到幼年期间，你会觉得宝宝不断占据你的时间和需要花很大的心血。但你所得到的是孩子会给你带来无法替代的欣喜及乐趣。而且，当孩子逐渐长大后，你便会知道你为孩子付出得越多，所得到的回报也更多。

受孕之后，你会在身体上和心理上发生较大的变化，为了能够很好地适应这个变化，就更应该在怀孕前就做好必要的心理准备。

首先，应当消除忧虑。一些年轻妇女对怀孕抱有一种担忧心理：一是怕怀孕后会影响自己优美的体型；二是怕分娩时会产生难以忍受的疼痛；三是怕自己没有经验带不好孩子或是担心产后上班工作后无人照料幼儿。其实，这些顾虑都是没有必要的。毫无疑问，怀孕后，由于生理上的一系列变化，体型也会发生较大的变化，但只要注意按有关要求进行锻炼，产后体型很快就能得到恢复。事实证明，凡是在产前做孕妇体操，产后认真进行健美操锻炼的年轻母亲，身体的素质及体型都很好

地恢复原状并有所改观。另外，分娩时所产生的疼痛也只是很短暂的一阵，只要能够按照要求去做，同医生密切配合，就能减少痛苦，平安分娩。

孩子是夫妻爱情的结晶，是夫妻共同生命的延续。为了夫妻间诚挚的爱，为了人类的不断繁衍，做妻子的应当有信心去承担孕育、生育的重担。有强烈的责任感和坚定的信念，就一定能够克服所遇到的一系列困难，迎来小宝宝的诞生，从而体验到人类最美好的情感——母爱。

怀孕之后，为了胎儿的健康，需要注意的事项很多，许多活动和娱乐都将受到限制，作为妻子对此应有充分的思想准备。只要能够生一个健康聪明的孩子，每一个有爱心的妻子都会愿意做出牺牲。

如果做妻子的正在从事某个专业的学习或参与某项课题的研究，怀孕和分娩会对此带来一定程度的限制，对此要有充分的认识，要做好产后再发奋补救的准备。

妻子怀孕之后，由于生理发生变化，在心理上也会产生许多变化，如烦躁不安、唠叨、爱发脾气、对感情要求强烈或冷淡等。对于这些变化，丈夫应当理解和体谅，并采取各种方法使妻子的心情愉快，顺利地度过孕期和产期。尤其要主动从事家务劳动，对妻子更加体贴，这既可减少妻子的疲劳，又可增加妻子的欢愉。妻子怀孕后，对食物的要求千奇百怪，为此，当丈夫的要有心理准备，做好频繁采购、挑选、更换的思想准备。总之，想想自己将要降临的小宝宝，一切付出都是值得的。

孕前双方身体健康检查

从母婴安全保健角度出发，双方身体检查包括以下几方面：

1 一般检查。

2 男女生殖系统的专科检查。

3 必要的化验检查：血常规、尿常规、肝功能和乙肝病毒标志物检查。

4 引起胎儿畸形的特殊病原体检查：弓形虫、风疹病毒、巨细胞病毒、单纯疱疹病毒和梅毒螺旋体等。

5 既往疾病目前情况分析。如一方患有结核病、肾炎、性病等尚未治愈者不宜怀孕。

小贴士

孕前与牙医"约会"

牙齿对怀孕有着特别重要的影响，尤其是当你的牙齿原来就有龋病等问题的时候，就应该在孕前及时修补。因为X线检查、麻醉药和止痛药等都会对胎儿产生不利影响。所以应在孕前做口腔保健，洗一次牙，确保牙齿健康，以免后患。

其他方面的准备

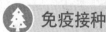 免疫接种

怀孕期间尽量不要安排预防接种，择期预防接种可以安排在孕前或产后完成。紧急情况的预防接种，如狂犬病疫苗可以在孕期接种。其他的预防接种要注意疫苗种类，如果是活疫苗，对胎儿是有影响的，孕期不能接种。

季节选择

受孕以夏末秋初最佳。此时蔬菜、水果新鲜丰富。当进入容易患流感、风疹等疾病的冬季时，已经进入孕中期，不至于导致胎儿畸形。分娩期正值春末夏初，有利于新生儿适应外部环境。

保证营养供给

至少在准备怀孕前3个月开始进行饮食调整。除了多摄入蛋白质外，钙、磷、铁等矿物质也不能缺少，饮食调整的关键是平衡膳食，不偏食。

尽量选择适宜的生育年龄

一些年轻的夫妻，结婚以后就想要孩子，当然也是可以的。但是从优生学的

角度来看，选择适宜的生育年龄是很重要的。因为结婚年龄太小，身体的一些器官如心脏、肾脏、大脑、生殖系统等还没有完全发育成熟，特别是骨骼的钙化通常要在23～25岁才能完全发育成熟，这时生育对生理变化有影响。但也不是越晚越好，生育年龄过大，卵细胞发育畸形的可能性增加，影响胎儿质量，而且妊娠期间并发症概率增加。相对而言，最佳生育年龄女性为25～29岁，男性为25～35岁。

选择最佳身体状态时受孕

男女双方身体状况最好时期的精子和卵子质量较好，此时受孕，受精卵的发育也会好些，将来出生的孩子才能健康、聪明。

脱离不利优生的工作和生活环境

吸烟、喝酒、放射线、化工材料等对胎儿是有害的，容易造成胎儿发育迟缓、早产、胎儿畸形等。至少在怀孕前3个月，男女双方应该远离有毒、有害的工作环境，戒烟戒酒。长期服用避孕药的女性应在停药6个月后怀孕。

经济准备

孕妇营养、宝宝日后健康成长都离不开坚实的经济基础。当你在考虑孕育新生命时，一定要根据自己的经济状况，切不可稀里糊涂，在没有任何经济准备的状况下让孩子出生，否则的话，不但不利于孩子的培养和成长，有时还会影响家庭和睦。

预防神经管畸形

准备怀孕的前3个月（甚至可提前至半年）至停经后3个月内，每日服用小剂量叶酸，对预防宝宝发生神经管畸形很有好处。

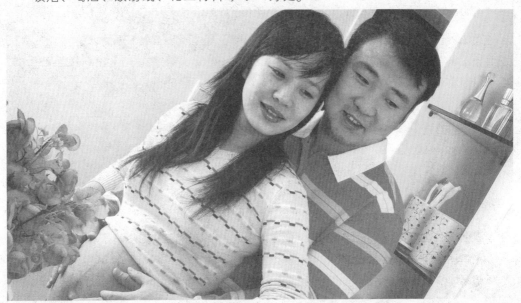

十月怀胎全程指导

2 怀孕前物质准备

当夫妻决定承担做父母的重任时，一定会陶醉于十分美好的向往之中。但仅仅这样做是不够的，还要脚踏实地干些实际的事，为孕产妇及婴儿提供一个舒适温暖的"窝"，才会使孕妇顺利度过孕期及产期。

任何人都离不开衣食住行的问题，孕妇、婴儿更不例外。房屋是孕育后代必不可少的条件，不论是宽敞舒适的住房，还是狭小拥挤的住房，最首要的是解决阳光照射和室内保温的问题。没有阳光的住房，孕妇及将来问世的孩子得不到阳光的照射，身体中钙的吸收就会受影响，也将影响孕、产妇及孩子的骨骼发育。由于没有光照，室内阴暗潮湿，还会增加产妇的产后病如关节疾患等。另外，如果在阴暗湿冷的室温中换尿布，还会增加婴儿患感冒等疾患的可能。所以保持室内阳光充足是十分重要的。如果住房条件不好，应尽可能解决室外高大树木对室内阳光照射的影响。同时将玻璃窗擦洗干净，增加照明度。冬季的住房更要解决保暖问题，具体做法是增设取暖设施，维修好房屋等。

此外，更要在经济上做好安排：

怀孕之后，孕妇身体需要增加营养，以保证胎儿的发育和孕妇身体健康；孕期身体体型发生显著变化，需要添置一些合适的衣物；为迎接小宝宝的降生，还要花费一笔数目可观的资金。孩子出生后，吃、用、穿等都要使支出增加，这一切都要求夫妻事先安排好怀孕之后的经济问题，统筹兼顾，保证"重点"。要本着勤俭节约的精神来添置所需物品，能代用的尽量代用，或者利用旧物改制。总之，要合理安排经济支出，以免关键时刻手头拮据，造成夫妻间的不愉快。

以下列举了一些必要的开销，值得准爸爸准妈妈参考：

（1）怀孕期开销：妇产科检查费用、孕妇装、额外车费（因为肚子越大，行动越不方便，坐出租车的次数也相对增加了，如果一向是坐私家车的话，便另作别论了）、补身食品等。

（2）生产时的开销：入院费用（尤其是私家医院，顺产及剖宫产的收费都不同，要预留多一点金钱作准备。）、入院用品。

（3）产妇用品：如蓝垫纸、网裤、产妇卫生巾、消毒瓶等。

（4）初生婴儿用品：和尚袍、内衣、尿片、手套、脚套、婴儿衣服、尿片、奶瓶、蒸奶瓶器、洗奶瓶煲、婴儿洁衣液、婴儿衣物柔顺剂、婴儿洗涤剂湿纸巾、尿布垫等。

（5）坐月子期间的开销：除补品的支出外，另要考虑是否聘请保姆照顾自己和宝宝等。

（6）家居布置：婴儿床及床上用品、婴儿车、背带、衣柜、杂物柜等。

（7）照顾婴儿的费用：请保姆、亲人托管、婴儿院托管。

十月怀胎全程指导

3 了解受孕的生理过程

女性进入成熟期后，每个月经周期一般只有一个卵泡发育成熟排出卵子，排卵通常发生在两次月经中间，确切地说，是在下次月经来潮前的14天左右。排卵后卵子进入输卵管最粗的壶腹部，在此等待精子。

男性一次射精能排出数亿个精子，但是能够到达输卵管壶腹部的一般不超过200个。精子在输卵管内游动3天左右，在输卵管外侧1/3的地方（壶腹部）与卵子相遇。在众多精子中，只有一个精子能和等待在输卵管内的卵子结合完成受精作用，这位幸运者将头部拱入卵细胞内，卵细胞表面便发生许多变化，以防御其他精子的进入。精子进入卵子，两性原核融合形成一个新细胞的过程称为受精。当精子进入次级卵母细胞透明带时，标志着受孕过程的开始。当精原核和卵原核的染色体融合在一起时，表明受孕过程的完结。新的细胞称为受精卵，又称孕卵，是一个新生命的开始。

受孕是一个复杂的生理过程，受许多因素影响。卵巢需排出正常的卵子，精液中要有活动能力较好的正常精子，卵子和精子能够在输卵管内相遇并结合为受精卵，即形成了"种子"，受精卵能被输送到子宫腔中，子宫内膜必须适合孕卵着床，就像一颗有生命力的"种子"需要适宜的"土壤"一样，这些条件只要有一个不正常，便会影响怀孕。卵子从卵巢排出后15～18个小时受精最好，如果24小时内未受精则开始变性，失去受精能力。精子一般在女性生殖道中可存活3～5天，这段时间内具有受精能力。

小贴士　　掌握生物钟促进优生

生物钟是指生物伴随着时间的变化而作周期变化的规律。

人的一生，每个月都存在着生物节律的高潮期和低潮期。他们的周期分别为28天、23天和33天。

如果人的情绪生物钟、体力生物钟、智力生物钟都处于高潮期时，就会情绪高昂，精力充沛，智力高，办事效率高……这也是孕育宝宝的最理想的状态。

所以，想孕育的夫妻，最好善于观察自己生物钟的高潮期，争取在自己生物节律的高潮期受孕。

十月怀胎全程指导

4 认识精子和卵子

生育的基础是男方提供精子和女方提供卵子。精子和卵子各自携带着父母的遗传物质，通过受精结合到一起，形成一个新生命。

男性的精子是在睾丸的几百万条曲细精管内产生的。曲细精管的精原细胞经过多次分裂，最后形成精子。男性青春期发育以后，睾丸便拥有持续不断的生精能力。成年人睾丸重10～20克，而平均每克睾丸组织每天可产生约1千万个精子。一般到40岁后，生精能力逐渐减弱，但60～70岁甚至个别90岁的老人还具有生精能力，因此男性的生育年龄明显长于女性。

女性的卵子是由卵巢的原始卵母细胞发育而成。在女性的胎儿时期，卵巢内原始卵泡就已形成，数目多达200万个，出生后大部分退化，到青春期剩下约3万个或更少一些。女性青春期发育以后，正常情况下，每一个规则的月经周期排出一个成熟卵子，有时为两个。直到绝经期，一位女性一生约排出400个卵子，最多不超过500个。因此卵子的发育起源于胎儿时期，形成于青春期，发育在育龄期，历时几十年。因此说高龄孕妇的卵子历经数十年，可能出现畸形的概率就比较高。在55岁左右，女性就进入绝经期，卵巢失去排卵的功能，从此失去生育功能。

5 排卵期的预测

　　准确地测定排卵日期可有助于控制受孕。我们怎样知道自己哪一天会排卵，哪一天同房有可能受孕呢？当然你可以通过医生的特殊检查得知，也可以通过自己身体的一些变化来推测什么时候会排卵。比如测量基础体温，观察宫颈黏液的性状、量等。

🌲 根据月经周期 >>

　　确定排卵日期可根据您的末次月经和月经周期。排卵日期大约是在下次月经来潮日前14天左右。当月经周期是28天时大约在月经中期；如月经周期是40天，那么排卵日期大约在月经来潮日后的第26天；如果月经周期是25天，那么在月经来潮日后的第11天，就是我们算出的预期排卵日期。但由于情绪、环境、身体状况不同，真正的排卵日期会提前或错后，所以这个日期仅仅是参考日期。

🌲 根据基础体温 >>

　　基础体温是指身体处于休息状态时的温度，在月经周期的前两周时，由于雌激素的存在使基础体温偏低，在36～36.5℃，排卵后会升高0.4～0.6℃。体温的突然升高表明排卵发生了，月经来潮则体温下降，如体温持续不降则提示您已经怀孕了。

🌲 根据宫颈黏液的性状和量的变化

　　白带（阴道分泌物）的来源很大一部分是宫颈的黏液。宫颈黏液的变化标志着体内激素水平的变化，它们也是子宫的卫兵。

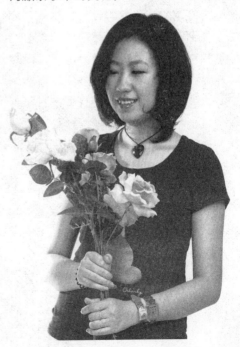

什么时候精子能够通过，什么时候不能通过，由宫颈黏液的性状决定。当月经刚干净的几天里，阴道分泌物很少，觉得内裤很干净。渐渐地分泌物逐渐增多。当接近排卵日时，分泌物会变得像鸡蛋清一样光滑，用手指尖取一点儿，两指尖轻轻分开，可拉开很长的丝，大约可到10厘米，这时候宫颈口最适宜精子通过。排卵期后，宫颈黏液逐渐

变得黏稠，像塞子一样堵于宫口，阻止精子进入。只有持续观察宫颈黏液的性状和量，才能得到可靠的结果。每天最好在同样的时间，如每晚洗澡时进行观察。须予注意的是：有很多因素可影响观察的结果，比如性交精液的存在，使用了阴道用杀精剂，服用一些抗过敏药物，或患有阴道炎，都会影响观察的准确性。

十月怀胎全程指导 6 高质量性生活是高质量受孕的关键

要实现高质量的受孕，夫妻之间性生活的质量是非常重要的。研究表明，女性在达到性高潮时，阴道的分泌物增多，分泌物中的营养物质，如氨基酸和糖含量增加，使阴道中精子的运动能力增强。同时阴道充血，阴道口变紧，阴道深部褶皱伸展变宽，便于储存精液。平时坚硬闭锁的子宫颈口也松弛张开，宫颈口黏液栓变得稀薄，使精子容易进入，而性快感与性高潮又促进子宫收缩及输卵管蠕动，有助于

精子上行，从而达到受精的目的。数千万个精子经过激烈竞争，强壮而优秀的精子与卵子结合，孕育出高素质的后代。所以，恩爱夫妻生下来的孩子健康、漂亮、聪明的说法是相当有道理的。

以受孕为目的的性生活特别需要有性高潮，可以借助微弱的粉红色灯光，把恩爱的神情、温柔的触摸、亲昵的拥抱、甜蜜的接吻等在直视下传给对方，使爱的情感得到升华。

小贴士　生命的最初会影响孩子的一生

根据德国一位心理学家调查发现，在青少年精神分裂症患者中，有41%在遗传因素外还有母体受孕时突遭精神刺激的历史，诸如被强奸、做爱时突遇巨大声响、恐怖事件或性交后被虐待、殴打、激怒等。他认为这可能是突然强烈的心理刺激干扰了精子或卵子的遗传密码，使胎儿在将来的脑神经发育中留下了隐患。

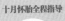

7 特殊情况下的受孕时机

存在以下情况的妇女，应选择适当的受孕时机，才能避免对胎儿造成不良影响。

1 口服避孕药的妇女最好在停药6个月后再怀孕。因为口服避孕药中的雌激素和孕激素会对胎儿性器官产生一定的影响。

2 上节育环的妇女取环后要有2～3次正常月经后再怀孕。

3 人流、早产的妇女至少要等3个月后再怀孕。因为人流或早产后，子宫的恢复时间为3个月左右。

4 剖宫产后的妇女至少要在两年以后再怀孕。

5 因早孕与葡萄胎后恶变较容易混淆，故建议患过葡萄胎后的妇女两年后再怀孕。但由于目前诊断水平已大为提高，这种限制也可相应缩短或取消。

6 大量饮酒后的妇女要过20天后再怀孕。

7 X线照射后的妇女过4周后怀孕较为安全。

8 长期服药的妇女，由于各种药物的作用、排泄时间，以及对卵细胞的影响等各有不同，因此最好在医生指导下确定受孕时间。

8 准妈妈优生饮食细节

如果你有了怀孕的计划，那么怀孕前就要开始有意识地加强营养，养成良好的饮食习惯，为受孕提供良好的营养基础。

通过合理饮食实现标准体重：准备怀孕的妇女首先要实现标准体重。标准体重的计算方法是用身高（以厘米为单位）减110，所得差值即为标准体重（以千克为单位）。如果你的体重超常，如偏瘦或偏胖，都会使怀孕的机会大大降低。所以体重超常的妇女需要在孕前开始有计划地通过合理饮食和进行适量的体育锻炼，以达到或接近标准体重。

保证热能的充足供给：最好在每天供给正常成人需要的9 204.8千焦（2 200千卡）的基础上，再加上1 673.6千焦（400千卡），以供给性生活的消耗，同时为受孕积蓄一部分能量，这样才能使精强卵壮，为受孕和优生创造必要条件。

多吃含优质蛋白质的食物：如豆类、蛋类、瘦肉以及鱼等。每天保证摄取足够的优质蛋白质，以保证受精卵的正常发育。

保证脂肪的供给：脂肪是机体热能的主要来源，其所含的必需脂肪酸是构成机体细胞组织不可缺少的物质，增加优质脂肪的摄入对怀孕有益。

充足的无机盐和微量元素：如钙质、铁、锌、铜等，是构成骨骼、制造血液、提高智力的重要营养物质，可以维持体内代谢的平衡。

保证供给适量的维生素：能够有助于精子、卵子及受精卵的发育与成长，但是过量的维生素，如脂溶性维生素也会对身体有害，因此建议多从食物中摄取，多吃新鲜的瓜果和蔬菜，慎重补充维生素制剂。

为避免胎儿无脑儿、脊柱裂等神经管畸形，应从孕前3个月到孕后3个月在医生指导下服用叶酸。

9 准爸爸优生饮食细节

十月怀胎全程指导

现代社会，当高科技正在为人类社会创造前所未有的财富时，也给自然环境带来了污染与破坏，尤其是对食物链的破坏直接损害人体健康，其中最可怕的是对人类生育力的影响。如果准备要宝宝，准爸爸在饮食上要多留心，避免有害物质对自己身体的伤害，从而保护精子健康旺盛的生命力。

除了要戒烟戒酒以外，准爸爸还要注意以下几点：

❶ 很多人把韭菜当做壮阳食品，其实韭菜的农药含量特别高，很难去毒，常吃韭菜对男性生育能力危害较大，准爸爸应尽量不吃。

❷ 现在长得又肥又大的茄子大多是用催生激素催化而成，对精子的生长有害，

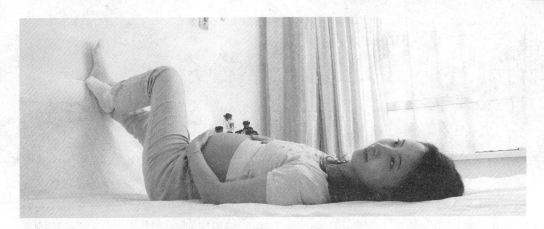

最好不要多吃。

❸ 虽然水果皮有丰富的营养，但果皮的农药含量也很高，所以一定要削皮吃。

❹ 带皮的蔬菜吃之前也要去皮，然后洗干净，再下锅。可是很多年轻人图省事，认为经过加热后，就没有问题，实际上并非如此，不论怎么烧，毒素仍留在菜里。

❺ 一般的蔬菜要先洗干净，再放入清水中浸泡一段时间，然后再下锅。

❻ 若是要生吃蔬菜，除洗泡外，吃之前还要用沸水烫一下，这样做可能破坏了一些维生素，但农药的成分少了，对人体健康更安全。

❼ 过去饮绿茶有益人体健康，但近年来，茶叶中农药含量严重超标，所以准爸爸不宜过多饮茶。

❽ 有些年轻人喜欢喝咖啡，但咖啡中的咖啡因对男性生育能力有一定影响，如果咖啡饮用过多，对男性生育能力危害更大，所以要少喝。

❾ 用泡沫塑料饭盒盛的热饭热菜可产生有毒物质二噁英，对人体危害特别大，对男性生育能力会产生直接影响。因此不要用泡沫塑料饭盒来盛饭菜。

❿ 为了方便，年轻人喜欢用微波炉来加热饭菜，用微波炉专用的聚乙烯饭盒盛饭菜，饭盒中的化学物质会在加热的过程中被释放出来，进入饭菜中，使食用者受其毒害。有人用瓷器加热饭菜，其实瓷器含铅量很高，对人体更加有害。所以最好不要用微波炉加热饭菜。

⓫ 冰箱里的熟食易被细菌污染，吃之前一定要再加热一次。冰箱里的制冷剂对人体也有危害，所以不要将食物长时期储存在冰箱里。

⓬ 如今的肉类和鱼类在不同程度上都受到污染，所以不要单吃某一类食品，更不要偏食，尽量吃天然绿色食品，均衡营养。

小贴士

阳虚体质者的食疗保健

对于阳虚体质出现少精者，可以吃些动物的睾丸，如羊睾丸之类，同时也可服用鹿茸，或加服食用蚁等，以温阳补肾为主，增加精液锌含量，提高精子的质量和数量。

10 智力与遗传的关系

遗传对智力的作用是客观存在的。父母的智商高，孩子的智商往往也高；父母智力平常，孩子智力也一般；父母智力有缺陷，孩子有可能智力发育不全或智力迟钝。智力还受主观努力和社会环境的影响，后天的教育及营养等因素起到相当大的作用。家庭是智力发展最基本的环境因素，家庭提供了定向教育培养的优势条件。智力的家族聚集性现象恰恰说明了先天和后天因素对智力发展的作用。由此可见，遗传是智力的基础，后天因素影响其发展。因此，要想使后代智力超群，就必须在优生和优育上下功夫，使孩子的智能得到充分发挥。

11 什么情况下需做遗传咨询

怀孕前，如果夫妻双方发现自己有以下任何一种情况，那么就要到医院去做遗传咨询：

1. 以前生过先天缺陷的孩子，或反复流产，多次胎死宫内。
2. 以前生过患遗传病的孩子，如先天愚型（唐氏综合征）的孩子等。
3. 家族中有遗传病史。
4. 有精神障碍或异常发育家族史。
5. 你和你的配偶有血缘关系。
6. 夫妻年龄超过35岁。
7. 有致畸因素接触史（药物、病毒、射线、烟、酒等）。

小贴士　　如何生一个聪明的孩子

为了避免愚笨、不健康孩子的出生：

❶ 避免与低能者婚配，更要避免低能者之间的婚配。调查发现，若低能者相互婚配，其子女大部分或全部为低能儿。

❷ 避免近亲婚配，血缘关系越近，生育低能儿的可能性越大。

❸ 避免高龄生育，母亲生育年龄越大，分娩痴呆患儿的可能性就会增加。30岁以上的母亲，分娩此症的可能性较高。

❹ 避免孕期感染，特别是孕期头3个月内，要防止风疹、腮腺炎、流感、单纯疱疹等病毒感染，否则将导致胎儿畸形。产期羊水感染、婴幼儿期的脑炎、脑膜炎、中毒性菌痢等严重感染引起的高热抽搐，也会引起智能发育不全。

❺ 避免孕妇外伤及其他物理因素的影响，妊娠头3个月应避免放射线照射，防止腹部外伤。

❻ 分娩时防止产程过长、羊水早破。

❼ 防止不必要的负压引产、产钳助产等。

12 浏览怀孕的整个过程

十月怀胎全程指导

怀孕也叫妊娠，是胎儿在母体内发育成长的过程。它包括精卵结合、受精卵的运送和种植、受精卵的发育、胎儿的成熟等过程。卵子受精是妊娠的开始，胎儿成熟后娩出及其附属物排出则是妊娠的终止，全过程约为40周。

精卵结合标志着新生命的诞生，受精卵是新生命的第一个细胞。这个在输卵管壶腹部形成的原始生命细胞，经过输卵管的蠕动，大约需要4天时间被运送到子宫腔内。受精卵先在子宫腔内游走，大约在排卵后的第8天种植在子宫内膜，称为着床。受精卵着床以后，不停地进行着细胞分裂，形成胚胎。

3周左右，胚胎头尾分出体节，逐渐形成骨骼和肌肉，开始出现人的形状。

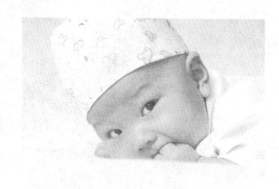

4周后，胚胎手脚开始出现，并能分辨出头和躯干，脑部迅速生长，脑垂体及听神经开始发育，初步建立胚胎血液循环。

8周后，心、肝、消化、泌尿和生殖器官形成并发育，心脏有跳动，脸部形成，从此胚胎期结束，进入胎儿期。

胎儿的各器官在母体内迅速生长发育，大约经过280天，就会发育成熟。

13 妊娠日记的使用方法

十月怀胎全程指导

在十月怀胎的过程中，孕妇和胎儿在不断变化，也难免出现这样那样的不适。孕妇及其家属应注意记录妊娠期发生的事情，加强孕妇和医生的合作，为医生诊断提供依据，也为自己、为家庭和孩子留下一份珍贵的记录(见下表)。

	第1周	第2周	第3周	第4周
体重				
体温				
血压				
末次月经				
性交次数				
服药				
患病情况				
早孕反应				
检查情况				

妊娠日记除记述孕妇自己的情感、感受之外，还要记录以下内容：

1 末次月经日期：这一日期可以帮助医生计算预产期，并依此判断胎儿生长发育情况。

2 早孕反应：记录早孕反应开始的日期及发生的程度，饮食调理的方法、进食数量，以及医生治疗的情况等。

3 第一次胎动日期：胎动大多开始于妊娠18~20周。胎动日期可帮助计算预产期和判断胎儿发育情况。

4 阴道流血：妊娠期出现阴道流血，大多是先兆流产，也可能是异位妊娠等原因。应记录血色、血量及有无其他组织排出。

5 妊娠期患病及用药：日记要记录孕期不舒适的感觉，患病的症状，医生的诊断，服用的药物名称、剂量和服用时间。

6 接受放射线等有毒有害物质情况：各种放射线均对胎儿不利，如果在孕期做过X线检查或接触过其他放射物质，应记录照射部位、剂量和时间。如果孕期曾喷洒农药，在化学制剂污染严重的环境工作，也应记录。

7 胎动计数：在出现胎动以后，应记录每日胎动次数，监测胎儿发育。

8 性交情况：在妊娠期的早期和晚期是禁止性交的，在孕中期性交次数也不要过频。每次性交应有记录。

9 体重：孕妇要注意自己体重的变化，一方面供医生参考，一方面根据体重变化调节饮食。

10 检查情况：每次产前检查后，可记录检查情况和日期，记录血压、尿蛋白、血红蛋白检查结果。要记录有无水肿及宫底高度。

11 其他情况：妊娠日记还应记录妊娠期生活、工作、精神、心理上的重大变化。

十月怀胎全程指导

14 预防出生缺陷的措施

根据我国的实际情况，应重点推广以下6项预防出生缺陷的措施：

❶ 避免近亲结婚。

❷ 预防接种，预防孕早期感染风疹病毒等。

❸ 增补叶酸和碘，预防孕早期微量营养素缺乏。

❹ 避免接触铅、苯、农药等致畸物。

❺ 避免服用某些可致畸的药物。

❻ 早期进行出生缺陷的产前筛查。

15 近亲婚配与遗传疾病

十月怀胎全程指导

一般认为，三代（或四代）以内有共同祖先的男女，均为近亲，他们之间通婚，就称为近亲结婚。近亲结婚首要危害为：遗传病发病率高，近亲结婚的夫妻，从共同祖先那里获得了较多的相同基因，很容易使对后代生存不利的基因相遇和集中，从而加重了有害基因对子代的危害程度，所以容易生出素质低劣的孩子。据世界卫生组织估计，人群中每个人携带5~6种隐性遗传病的致病基因。在随机婚配时，由于夫妻二人毫无血亲关系，相同的基因甚少，他们所携带的隐性致病基因不同。近亲结婚时，由于夫妻二人携带相同的隐性致病基因可能性很大，很容易形成隐性致病基因的患者，从而使后代遗传病发病率升高。另外，最近已经了解到，近亲结婚除了与单基因常染色体隐性遗传病有密切关系外，还发现部分多基因遗传病，如高血压、精神分裂症、先天性心脏病、无脑儿、脊柱裂、癫痫患者家族成员间如果进行近亲结婚，则其子女得病的机会亦较非近亲结婚子女高。据一项调查表明，无脑儿和脊柱裂发病率在群体中（非近亲结婚）只有0.57%，而在近亲婚配的子女中却为1.46%。

近亲结婚是遗传病繁殖的良好土壤，必须加以限制，才能减少相同有害基因的结合，进而保证后代优生。

16 孕前饮食与健身

十月怀胎全程指导

在怀孕之前，夫妻双方应该注意饮食和健身。

在饮食方面，要多吃些新鲜蔬果及高纤维食物，减少吃加工过的食物，这样有助于改善健康状况。另外，孕前饮食要为男女双方提供合格的精子和卵子服务，其次要为女方做好孕期营养储备。

男女双方因为精子和卵子不合格，而

引起受孕失败的例子较为常见。在改善和排除不利因素对精子和卵子的影响时，适当地注意饮食，加强营养，也会改变精子和卵子的某些缺陷。

计划受孕前的食物不要太精细，食用五谷杂粮最好。加上花生、芝麻等含有丰富的促进生育的微量元素锌和各种维生素，以及适量的含动物蛋白质较多的猪肝、瘦肉，新鲜蔬菜和各种水果，就会对男子精液的产生起到良好的促进作用。

合理的饮食除能提供合格的精子、卵子外，还给准备受孕的妇女提供了在体内储存一定养料的机会。因为在妊娠早期，

胚胎需要的养料还不是靠母亲每日饮食和胎盘来输送到胎儿体内的，主要是从子宫内膜储存的养料中取得的。

受孕前，年轻的妻子应先调整好身体，以便在怀孕期和哺乳期间一直都将身体保持在最佳状态，承受养育胎儿、教育胎儿的重任。准妈妈们在怀孕前应该进行身体素质方面的锻炼，如游泳、登山、做广播操、长跑、打球、练健美操、跳舞、武术等。每日只用15分钟时间，坚持2个月，就可以达到增强身体素质的目的。此后再受精怀孕，就无大的问题。

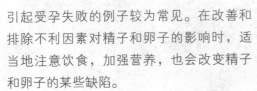

夫妻双方应在孕前戒烟

医学专家认为，对妇女怀孕影响最大的首推香烟。香烟中的尼古丁有致血管收缩的作用。妇女子宫血管和胎盘血管收缩不利于受精卵着床。

吸烟与不孕症有很大关系。香烟在燃烧过程中所产生的有害化学物质有致细胞突变的作用，对生殖细胞有损害，卵子和精子在遗传因子方面的突变会导致胎儿畸形和智力低下。

妇女在怀孕20周以前减少吸烟支数或停止吸烟，所生婴儿的出生重量可接近于非吸烟者的婴儿，但仍有先天性异常的危

险，这是由于在怀孕早期阶段或者怀孕前吸烟所引起的。

应注意，不吸烟的妇女如果与吸烟的人在一起，也会受到影响。妻子和吸烟的丈夫在一起，她会吸入飘浮在空气中的焦油和尼古丁，同本人吸烟一样有危害。

因此，为了生育一个健康的孩子，夫妻双方均应在孕前戒烟。

18 酒后受孕不利优生

大量事实证明，嗜酒会影响后代。因为酒的主要成分是酒精，当酒被胃、肠吸收后，会进入血液运行到全身，少量通过汗、尿及呼吸出的气体排出体外，大部分在肝脏内代谢。肝脏首先把酒精转化为乙醛，进而变成醋酸被利用，但这种功能是有限的。所以，随着饮酒量的增加，血液中酒精浓度也随之增高，对身体的损害作用也相应增大。酒精在体内达到一定浓度时，对大脑、心脏、肝脏、生殖系统都有危害。

酒精可使生殖细胞受到损害，受酒精毒害的卵子很难迅速恢复健康，酒精还可使受精卵不健全。酒后受孕可造成胎儿发育迟缓。所以，受孕前1周妇女饮酒对胎儿不利，那些常年饮酒的妇女，即使受孕前1周停止饮酒，也还是有一定危害。

妇女受孕前不要饮酒，最好在受孕前1周就停止饮酒。当然，为了孩子的健康，夫妻双方应在计划怀孕前半年以上就开始戒酒。

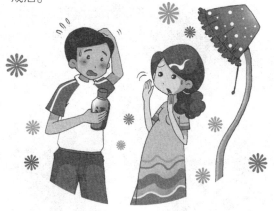

19 婚后不宜立即怀孕

在结婚前后，夫妻双方都为婚事尽力操劳，休息不好，吃不好，精力消耗也很大，会觉得精疲力竭。要想恢复双方的身体健康状况，确实需要在婚后一段相当长的时间内才能复原。如果婚后不久，身体还未恢复时就怀孕，对胎儿生长的先天条件将会产生不良影响。因为夫妻的身体和精神状况会明显地影响精子和卵子的质量，并影响到精子和卵子结合后的胚胎、胎儿。婚后立即怀孕对妇女本身也不利，操劳所造成的疲惫还未恢复，再很快怀孕，可谓雪上加霜，身体会变得更坏。

现在旅游结婚比较普遍，在旅游时，生活无规律，心情紧张，精神及身体都很疲劳，机体抵抗力也会下降，这些都会影响精子和卵子的质量。旅游中，从一地到另一地，各地气候差别很大，天气也会有各种变化，极易受凉感冒，加之疲劳、人群混杂、污染广泛等因素，会诱发各种疾病，其中风疹等病毒感染是胎儿畸形的重要诱因。旅游中难免缺乏良好的洗漱、淋浴设备，这就不易保持会阴部和性器官的清洁卫生，泌尿生殖系统感染也十分常见，这对怀孕也极为不利。旅游中吃住卫生条件也不能保证，容易发生呼吸道或消化道感染，常需服用各种抗菌药物，无论是感染，还是服用药物，都对胎儿不利。

有的新婚夫妻在洞房第一次过性生活时就受孕，这也是不提倡的。新婚夫妻在结婚仪式上迎送亲朋好友，忙了一天，身体和精神状况都处于极度疲劳状态，这时受孕极为不利，易出现痴呆儿。在新婚宴席上，新郎新娘都要喝酒，甚至多喝几杯，如果酒后受孕，会对胎儿有害。新婚夫妻初次性交，没有经验，精神紧张，很难达到性高潮，这也对胎儿无益。

要想优生，受孕应在安逸愉快的生活条件下进行。受孕前先要创造良好的生活条件和环境，保证夫妻双方身体健康、精力充沛、精神愉快，使情绪处于舒畅和轻松状态，并保证有充分的食物营养、睡眠和休息。因此，新婚妇女不宜急于怀孕。

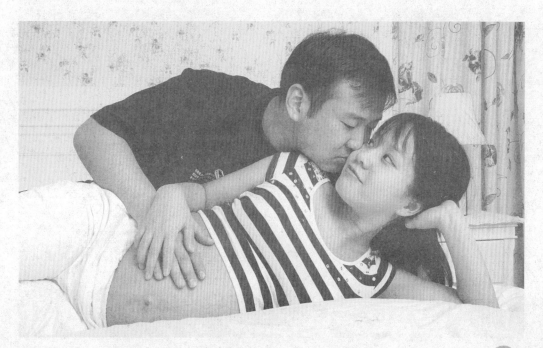

20 十月怀胎全程指导 药物避孕刚停后不宜立即怀孕

　　国内外的医学工作者对避孕药的致畸效应进行了大量、细致的研究。研究资料显示：在妊娠前6个月内曾服用避孕药的妇女，其自然流产、胎儿染色体畸变率有增高趋势；妊娠时误服避孕药以及停药后1个月内妊娠的婴儿，其先天畸形发生率有增加的趋势；大剂量避孕药对人体细胞脱氧核糖核酸（DNA）有损伤作用，但停药后可以修复。

　　药物避孕刚停药后不宜受孕。停药后1～3个月，机体即可恢复排卵，但此时不宜妊娠。避孕药有抑制排卵和干扰子宫内膜生长发育的作用，怀孕后产生质量不高或畸形胎儿的可能性也增高，最好在怀孕前3个月就停用。一般3次正常的经期后，身体基本恢复正常周期，这时尝试怀孕，受孕成功率和质量会有保证。在这期间可以用避孕套、子宫帽等避孕措施防止怀孕。若在恢复正常周期前怀孕，胎儿的质量将难以保证，预产期的计算也较为困难。万一在此期间怀孕，应主动到医院就诊，向妇产科医生说明详情，咨询意见，必要的情况下可以进行染色体、羊水的检测及超声波检查，正确处理此次妊娠。

21 十月怀胎全程指导 早产或流产后不宜立即再孕

　　怀孕后，身体各器官都会发生相应变化，当因为早产或流产突然终止妊娠时，身体内分泌功能及子宫等生殖器官完全复原需要较长一段时间。如果在身体尚未完全复原时再次怀孕，对胚胎发育极为不利，容易发生前置胎盘、流产等，所以早产和流产妇女过1年后再怀孕为宜。

十月怀胎全程指导

22　避孕期间不宜怀孕

避孕期间，如果用宫内节育器或避孕药避孕的女性不宜怀孕，这是因为：

宫内节育器作为异物对子宫内膜或多或少存在干扰，且取环过程中对子宫多少存在损伤，应在子宫修复好后再怀孕为宜。从优生角度考虑，最好在取环后来过2~3次月经再怀孕。

避孕药含有激素成分，激素排出体外速度缓慢。如果避孕药药物成分尚未排出就怀孕，对优生极为不利，所以应在停服避孕药半年后再怀孕。

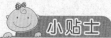

小贴士

停服避孕药后，什么时间提示卵巢功能恢复

一般情况下，最好经过3次正常的月经周期才能表明卵巢真正恢复排卵功能。

十月怀胎全程指导

23　孕前为什么不宜食用棉籽油

棉籽油是一种粗制棉油，含有大量棉酚，是国家规定允许含量的10~90倍。如果妇女孕前长期食用棉籽油，其子宫内膜及内膜腺体就会逐渐萎缩，子宫变小，子宫内膜血液循环量逐年下降，不利于孕卵着床而造成不孕。即使孕卵已经着床，也会因营养物质缺乏，使已植入子宫内膜的胚胎或胎儿不能继续生长发育而死亡，出现死胎现象。因此，育龄妇女孕前不宜食用棉籽油。

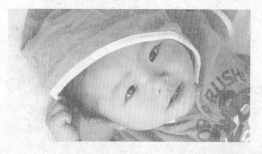

十月怀胎全程指导 **24** 长期服用药物的妇女应慎怀孕

有些妇女身体患病，需要长时间服用某些药物。激素、某些抗生素、止吐药、抗代谢药、抗癌药、治疗精神病药物等都会不同程度地对生殖细胞产生影响。

长期服药的妇女不宜急于怀孕。一般来说，妇女在停用药物20天后受孕，就不会影响下一代。当然有些药物影响的时间可能更长些，最好在准备怀孕时向医生咨询，请医生提示怀孕时间为妥。

十月怀胎全程指导 **25** 妇女孕前不应服安眠药

有的年轻人结婚后，由于操劳和生活不习惯等原因，常常出现失眠、乏力、头昏、目眩等症状，甚至出现精神上的疾病而影响正常的婚后生活；也有的男青年患有早泄，性生活不理想。有的新婚夫妻采用安眠药调解各种症状。这种做法对怀孕是十分有害的。

安眠药对男女双方的生理功能和生殖功能均有损害。如地西泮（安定）、氯氮卓（利眠宁）等，都可作用于间脑，影响脑垂体促性雌激素的分泌。男性服用安眠药可使睾酮生成减少，导致阳痿、遗精及性欲减退等，从而影响生育能力。女性服用安眠药则可影响丘脑功能，引起性激素浓度的改变，表现为月经期间无高峰出现，造成月经紊乱或闭经，并引起功能障碍。从而影响受孕能力，造成暂时性不孕。

为了避免影响双方的生育能力，新婚夫妻或准备怀孕的夫妻千万不要服用安眠药。一旦发生失眠现象，最好采取适当休息、加强锻炼、增加营养、调节生活规律等方法来解决，从根本上增强体质，不可靠服安眠药维持。

26　X线对怀孕的影响

十月怀胎全程指导

妇女在怀孕前一段时间内最好不要受X线照射。如果在怀孕前4周内受X线照射，也会发生问题。医用X线的照射虽然很少，但它却能杀伤人体内的生殖细胞。调查表明，在1 000个儿童中，发现有三成色盲儿童的母亲腹部大多都曾接受过X线照射。因此，为避免X线对下一代的影响，接受X线透视的妇女，尤其是腹部透视者，过4周后怀孕较为安全。

27　如何知道怀孕了

十月怀胎全程指导

看看下列几个方面就能推测和确定您是否已经怀孕了：

1 月经过期不来：如果月经一向来得很准，这次突然过期十几天还不来，即使偶有出血或出血量很少，这时就要注意是不是真的怀孕了。

2 基础体温持续在高温段：坚持测量基础体温时，可以从图表上判断。体温到了该来月经时仍然保持在高温段，如果此现象持续15～20天，就可以认为已经怀孕。基础体温无规律者，也可以根据觉得身体发热、无力等感觉，结合基础体温曲线，做出是否怀孕的判断。

3 怀孕反应：大多数妇女一旦怀孕，在停经后10天左右开始出现恶心、呕吐、吃东西不觉香甜、想吃酸的、行动有气无力等现象。这些现象多半在早晨起床后几小时内比较明显，叫做早孕反应。

4 乳房变化：怀孕初期，乳头、乳晕、下腹中央及外阴等部分的皮肤，会因激素分泌增加、刺激产生黑素细胞，而使乳晕变得较广、乳头变大，而且颜色加深。

5 此时胸部常有胀痛感，随着孕期的加长，乳房会变大，摸起来有结块的感觉，这是乳腺体增殖的结果。此外，怀孕中期开始，乳房可能会分泌初乳，所以要经常清洗乳头。

6 化验检查：近年来还采用了放射免疫方法来检查有无怀孕，这种方法是利用同位素来测定血液中有无微量的绒毛膜促性腺激素，在停经后4～5天，就可以诊断是否怀孕。

早期怀孕的妇女，由于胚胎的绒毛细胞能产生一种内分泌素，叫做绒毛膜促性腺激素，进入孕妇的血液中，并随小便排出，所以测定尿液中有无绒毛膜促性腺激素，就可以确定是否怀孕。只要有一滴尿液，3分钟内就可以作出诊断，准确性在95％以上，一般在月经过期11～15天就可做上述检查。如检查时期过早，不一定会得出明确的结论。

怀疑自己怀孕时，应及早去医院就诊，根据医生的意见判断是否怀孕。

十月怀胎全程指导
28 重视高危妊娠

高危妊娠是指妊娠期存在一些对母婴不利的因素或并发症，构成了对分娩或母婴安全的较大危险。年龄小于18岁或大于35岁的孕妇通常就属于高危妊娠。另外，以往有不良产史、Rh阴性血型、子宫颈口关闭不全，以及本次妊娠为多胎、先露异常、羊水过多、过期妊娠、重度妊娠高血压综合征等也属于高危妊娠。

由于高危妊娠增加了围产期母婴死亡率，应予以高度重视。应做好产前检查，包括对胎儿的生长指标、胎心监测、B超检查、胎盘功能测定及必要的妇科及内科各项检查。对孕妇及胎儿进行定期监测，并及时予以治疗，以纠正高危状态。

属于高危妊娠的孕妇不要过于紧张，只要与医生密切配合，通过严密观察及适当处理，绝大多数孕妇会安全度过妊娠期及分娩期。

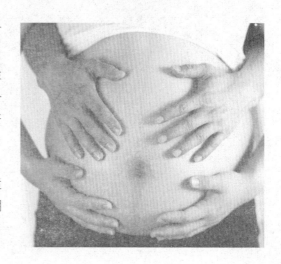

十月怀胎全程指导

29 预产期的推算

预产期就是预计分娩的日期，医学上通常以周为计算单位，即孕周。实际分娩日期在预产期前后2周都属足月妊娠。

临床上普遍采取的计算预产期的方法是按照最后一次月经的第1天来计算。即：

预产期的公历计算方法是：末次月经的月份加9或减3，日期加7。例如，末次月经时间为6月9日，预产期应这样计算：6－3＝3(月)，9＋7＝16(日)，即预产期在次年的3月16日。

末次月经时间是指末次月经见血的第1天。

如果你的月经周期不太规则，或者记不清末次月经的日期，就应在怀疑怀孕后立即请医生帮助你核算预产期。

1 据早孕反应的时间推算：这种方法一般在孕妇记不清末次月经的时间或

月经不规律、哺乳期、闭经期妊娠时采用。一般妊娠反应在闭经6周左右出现，这时，预产期的推算方法是：出现早孕反应日加上34周，为估计分娩日。

2 据胎动出现的时间推算：一般情况下，孕妇能感觉胎动出现是在怀孕18～20周，那么按胎动推算预产期的方法是胎动出现日期再加上20周，这就能推算出大约的预产期。

3 B超检查推算分娩日期：主要通过B超测双顶径(BPD)、头臂长(CRL)及股骨长(FL)进行测算。孕早期B超检查对胎龄的估计较为准确。

十月怀胎全程指导

30 孕期床上用品该怎样准备

睡眠可使处于负代谢状态而消瘦的母体得到保护，从而少得病，对感冒防治效果更佳。为了给孕妇创造一个良好的休息环境，应提前准备床上用品，这时应该考虑以下几点：

① **铺**：孕妇适宜睡木板床，铺上较厚的棉絮，避免因床板过硬，缺乏对身体的缓冲力，从而转侧过频，多梦易醒。

② **枕**：以9厘米（平肩）高为宜。枕头过高迫使颈部前屈而压迫颈动脉。颈动脉是大脑供血的通路，受阻时会使大脑血流量降低而引起脑缺氧。

③ **被**：理想的被褥是全棉布包裹棉絮。不宜使用化纤混纺织物作被套及床单。因为化纤布容易刺激皮肤，引起瘙痒。

④ **帐**：蚊帐的作用不止于避蚊防风。还可吸附空间飘落的尘埃，以过滤空气。使用蚊帐有利于安然入眠，并使睡眠加深。

十月怀胎全程指导

31 受孕应避开人体低潮期

科学研究表明，每个人从出生起一直到生命终止，身体内一直存在着体力、情绪及智力三方面的周期性变化，这种周期性的变化为人体生理节律。

人体处于生理节律低潮期或低潮期临界日时，身体易疲倦，并情绪不稳、做事效率低、注意力难以集中或健忘、判断力下降。同时身体抵抗力下降，易被病菌侵扰，感染疾病的概率增大。受孕时，如果夫妻一方处于高潮，另一方处于低潮，易生出健康和智力情况一般的孩子，如果夫妻双方都处于低潮或低潮与高潮期临界时，易生出体弱、智力有问题的孩子，所以要做到：

找出夫妻双方生理节律高潮时间

一般来讲，体力生理节律周期为23天，情绪生理节律周期为28天，智力生理节律周期为33天。每一种生理节律都有高潮期、临界日及低潮期，临界日是指每个周期最中间的那一天，也就是低潮与高潮临界时间。三个生理周期的临界日分别为11.5天、14天及16.5天，临界日的前半期为高潮期，后半期为低潮期。如果夫妻能在3个节律的高潮期里受孕，孕育出的孩子往往身体健康、智力较好。

通过万年历计算人体节律周期

人体生理节律周期的计算，是从出生那天起一直计算到受孕那天为止的总天数，还需加上闰年所增加的天数。然后，分别除以23、28、33这三个数字，通过所得余数大小便可得知身体分别处于三个节律周期的哪一阶段。余数等于临界日的天数为临界日，余数小于临界日为高潮期，余数大余临界日为低潮期。

十月怀胎全程指导

32 生殖道有炎症影响受孕吗

妇女阴道、宫颈发生炎症可影响受孕。

阴道如发生炎症，阴道内正常环境受到破坏，阴道内分泌大量炎性细胞能吞噬精子，降低精子的运动功能，缩短其生存时间。

临床上慢性宫颈炎较多见，主要表现为宫颈糜烂、子宫颈息肉、宫颈肥大等。宫颈炎症，使宫颈分泌物黏稠，形成黏液栓，使宫颈堵塞，精子不能上行。炎症部位有大量白细胞吞噬精子。因为炎症，宫颈口及阴道酸碱度与正常时不同，使精子运动减弱。宫颈息肉如发生在宫颈管口附近并向子宫颈口突出，可使子宫颈口狭窄或子宫颈管变形，影响精子通过。

患有生殖道炎症要坚持治疗，彻底治愈。除按医嘱服药外，自己也要加强护理：

1 注意局部卫生：要保持外阴清洁，每日要用清水冲洗，大便后要冲洗肛门，特别是外痔患者更应养成便后冲洗的习惯。冲洗时一定要先洗外阴，后洗肛门。每日更换内裤，用过的内裤、毛巾、盆在清洗后再用沸水烫或煮沸5～10分钟。

2 配偶也要到医院检查，如也有炎症，应同时治疗。

3 注意经期卫生：卫生巾要清洁、经常换洗。经期不要坐浴，避免性交，以防止发生感染。

4 饮食宜清淡，少吃辛辣刺激物，少吃生冷食物。

十月怀胎全程指导

33 体弱的女性孕前吃什么

　　体质较弱的妇女可在孕前进补，增强体质，为妊娠做好准备。

　　药补不如食补。食补平和、方便而又有效。对于脾胃较虚弱的，可多食山药、莲子、薏仁、白扁豆等以补脾胃。血虚、贫血的妇女，可多食大枣、枸杞子、红小豆、动物血、肝，补气补血。对于易疲劳、易感冒者，可加用黄芪、人参、西洋参等。肾虚者，痛经、腰痛，可多吃桂圆肉、核桃、猪腰等。

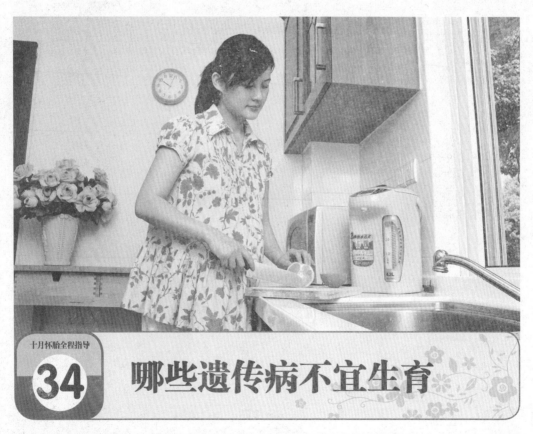

十月怀胎全程指导

34 哪些遗传病不宜生育

　　有些遗传病患者由于所患的遗传病比较严重，子女有较多的机会发病，而又没有很好的治疗方法，因此最好在婚前做绝育手术，或采取严格的避孕措施，以免婚后生育有病的后代。患以下遗传病的人不宜生育：

各种严重的显性遗传病

　　例如视网膜母细胞瘤、强直性肌营养不良（有全身肌肉萎缩，以面、颈、肩、上肢比较明显，同时伴有白内障与毛发脱落）、遗传性痉挛性共济失调（有步态不稳、言语障碍、视神经萎缩、眼球震颤等表现）、软骨发育不全（侏儒、四肢短小、面部畸形）等。这些疾病的共同特点都能造成严重功能障碍与明显畸形，不能正常地工作、学习和生活。并且还会直接遗传后代。父母一方有病的，子女大约有半数会发病，所以不能生育。

男女双方都患同一种严重的隐性遗传病

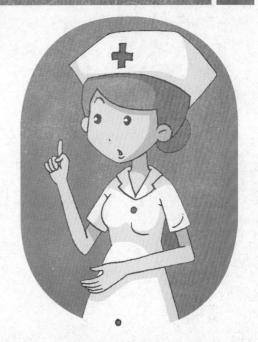

　　男女一方中如果一方是隐性遗传病人，则所生子女一般只带有致病基因，并不患病，但如果双方都患有同种隐性遗传病，子女就有很高的发病机会，甚至可以全部发病。在这种情况下，所患的遗传病较严重。例如，肝豆状核变性是铜代谢障碍遗传病，发病后有震颤、肌张力增强、智力减退等精神症状，以及黄疸、腹水、肝脾肿大等肝脏病症状，这是相当棘手的毛病。属于严重隐性遗传病的还有苯丙酮尿症、糖原积累症、先天性全色盲、小头畸形等。

较严重的多因子遗传病

　　例如，先天性心脏病、精神分裂症与躁狂抑郁性精神病、原发性癫痫、唇裂与腭裂、糖尿病、低中度近视等。由于子女也有一定的发病机会，所以也不宜生育。

35 重症癫痫患者不宜生育

怀孕对癫痫患者是有影响的。怀孕以后孕妇体内会发生一系列变化，其中如水钠潴留、内分泌改变等，都可诱发癫痫发作。特别是在早孕反应期间发作更会频繁。如果在孕期增加抗癫痫药量，可以防止癫痫发作，但抗癫痫药有致畸作用，严重影响胎儿的发育。

常用的抗癫痫药所致畸形有腭裂、唇裂、先天性心脏病、脊椎裂等。因此，癫痫病人怀孕后一定请有经验的医生慎重选择药物，对于苯妥英钠、三甲双酮、扑米酮（扑痫酮）等药不可随便服用。是不是不服抗癫痫药更好些呢？不服用药物，不抗癫痫发作，结果频繁的发作会造成胎儿缺氧，影响胎儿大脑发育。

由于孕妇长期服用抗癫痫药，可使胎儿血液凝血因子偏低，新生儿有出血危险，应及时预防颅内出血等，在出生后应及时注射维生素K。

原发性癫痫病人有遗传倾向，因此女病人应积极避孕，最好不用口服避孕药而采用工具避孕。

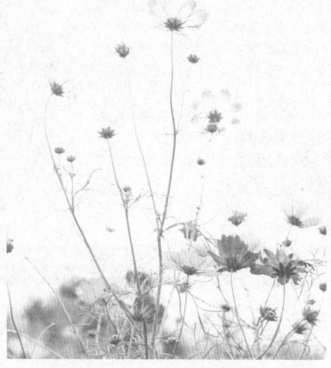

Part 2

第一个月(0～4周)：
最初的感觉

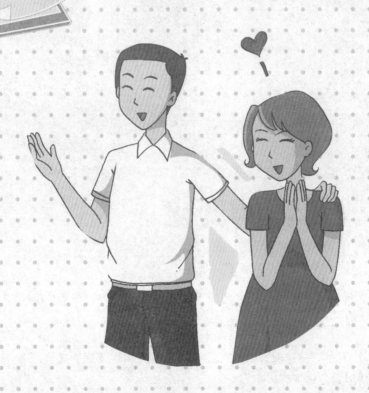

1 胎儿的成长

受精后7~10日，受精卵便在子宫内膜着床，并从母体中吸收养分，开始发育。在前8周时，应该称为胚胎，还不能称为胎儿。

胚胎的大小：在怀孕第3周后长0.5~1.0厘米，体重不及1克，但肉眼已能看出其外形。外表上，胚胎尚无法明显地区分头部和身体，并且长有鳃弓和尾巴，和其他动物的胚胎发育并无两样。

而此时原始的胎盘开始成形，胎膜（亦称绒毛膜）亦于此时形成。

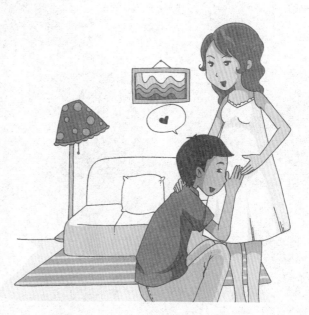

2 母体的变化

实际上，受精卵形成的一周之内还不能称为怀孕，孕妇开始呈现怀孕迹象，常在两周以后，因此在此时期还没有任何症状。

不过有些人的身体会有发寒、发热、慵懒、困倦及难以成眠的症状，因一时未察觉是怀孕，往往还误以为是患了感冒呢。

这时子宫的大小与未怀孕时相同，还没有增大的现象。

3 初次怀孕的注意事项

十月怀胎全程指导

初次怀孕的女性，在身体和心理上，都会发生一系列的变化，因为是第一次，孕妇自己往往还浑然不觉，而且若是原本没有生育的计划，或是根本不了解身体的反应，以致误食药物或疏忽了生活上的细节，都有可能对胎儿和母体产生不良的影响。

就身体反应而言，怀孕初期可能会有类似感冒的症状，若胡乱买成药吃，不仅不能达到治疗的效果，说不定还会生出畸形儿呢！所以平日在任何情况下，都不要任意服用成药，最安全的办法是找医生，查出病因。如果自己感觉身体不适时，不要勉强做剧烈的运动，也不要在此时远游，以免造成意外流产。

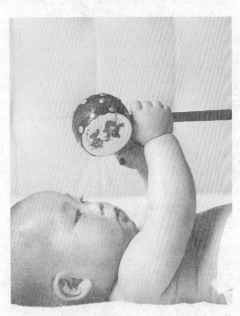

这些生活上的细节，如果在身体健康、正常工作情况下，偶然疏忽好像无关紧要，但要是孕妇，就很可能是一大致命伤害，为了避免后悔莫及，所以必须谨慎从事。

4 怀孕早期有什么感觉

十月怀胎全程指导

怀孕后，身体会发生一系列的变化，因而会出现一些特殊的感觉，具体表现在以下几方面：

1 月经过期不来潮：月经一向很规则，突然不来并超过月经周期10天以上，或平时月经不规则但此次超过2个月。

2 出现早孕反应：在月经逾期不至的10多天后，多数女性常在清晨起床后感到恶心或伴有频繁呕吐，同时出现头晕、疲倦、嗜睡、厌食等现象，尤其厌油腻食物。而对酸性食物却有了兴趣，或是突然非常想吃一种东西，且欲望难以遏止。这种反应就是早孕反应，一般在怀孕12周后会自行消失。

3 乳房开始胀痛：自觉或不自觉都会感到乳房比原来发胀，乳房、乳头有疼痛感，怕被碰触。这种表现在初次怀孕的准妈妈身上更为明显，并可察觉到乳头和乳晕的颜色逐渐在变深。

4 小便次数增多：虽然膀胱中并没有多少尿液，你却总想去如厕。排尿次数比以往增多了。这是子宫受孕后膨大刺激膀胱所致，不是膀胱炎症，因为并不伴有排尿疼痛、尿急等症状。

十月怀胎全程指导 5 早孕反应产生的原因

母体自受精开始，机体的内环境发生了许多生理性变化。孕早期突出表现是胎盘形成之后，不仅能合成供胚胎发育的营养物质，也分泌多种蛋白质类激素和类固醇激素，如绒毛膜促性腺激素等。在这些激素的作用下，机体内部需要进行一系列的调整和适应，从而产生相应的反应。孕早期消化系统功能的改变引起的表现尤为突出，常常伴有恶心、呕吐、厌食等妊娠反应，尤其在晨起或饭后时加重，午后有时稍微减轻。一般在孕3个月后逐渐好转。早孕反应还与孕妇的精神类型有关。一般而言，神经质的人妊娠反应较重，夫妻感情不和不想要孩子而妊娠时，也容易出现比较重的妊娠反应。

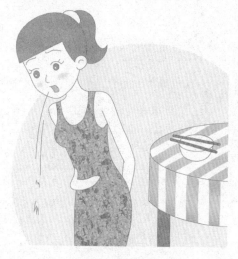

十月怀胎全程指导

6 如何克服早孕反应

怀孕期早孕反应因人而异，但从统计上发现那些心情不开朗心理负担重，爱生闷气和体质较差的妇女，都表现出较严重的早孕反应。所以，应从以下几个方面多加注意：

加强身体锻炼 ▶▶

加强孕前身体素质的锻炼，特别要培养不挑食的习惯。因为体质较差的人，环境稍微改变，就会因为不适应而生病。

保持心情舒畅 ▶▶

要明确这些反应不是病，采取无所谓的态度。可采取转移注意力的办法，如同丈夫一起去看电影，去朋友家做客、逛公园、观花赏景，以减轻早孕反应。同时，坚持进食，牢记吃饭是为了孩子的健康发育。

注意饮食搭配 ▶▶

在饮食上注意搭配，如少吃油腻腥的食品，以清淡可口为主，每日少荤食、多餐。

许多初孕者早上刚起床时很容易感觉恶心或想呕吐，这常常是因为空腹的原因。晚上睡觉前可在床头放些爱吃的食物，早上一醒来就放入口中，这样就会使恶心感得到缓解。

有早孕反应时，大多数人爱吃带酸味的食品，可食用一些梅干、橘干等以增进食欲；冷却的食品容易接受，反应也小，可食用一些凉菜，也可等热菜凉一下再吃。要不断变化饭菜的花样，以增进食欲。

要多注意食用含纤维多的食品，以防止便秘，因为出现便秘后会加重早孕反应。不断呕吐会造成体内的水分不足，要注意进行补充，可多吃些水果、蔬菜、牛奶、汤类。

消除心理负担 ▶▶

尽量消除对怀孕的心理负担，如对胎儿性别想得太多，担心怀孕、哺乳会使自己的体型发生变化，对分娩过分害怕等，这些都需要丈夫、亲属、医生给予耐心的解释。特别是丈夫，更应该体贴关心妻子，劝她进食，多陪伴她出去散散心，对妻子因早孕反应造成的烦恼多采取谅解、忍让的态度，这些都是帮助妻子尽快度过反应期的有效方法。而且从许多人的经验来看，那些坚信自己不会有早孕反应的妇女，往往怀孕期间反应极小或基本没有不适的反应。而那些总担心自己会有多难受的妇女，却常常孕吐严重，反应较厉害。

总之，因为每个人的情况不同，有人有反应，有人无反应，且反应的时间长短不一，但只要在各方面尽可能地消除产生妊娠反应的原因，就一定能顺利地度过反应期。

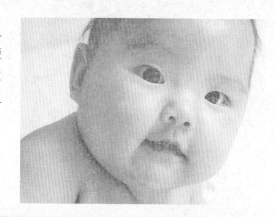

十月怀胎全程指导
7 不宜借助药物抑制孕吐

在怀孕初期绝不可胡乱服用药物，除非经过医师指示或许可。怀孕初期，大部分的孕妇都会有反应强烈的症状，期间因个人的体质而不同。即使是同一个孕妇，也会因为怀孕次数而表现出不同的症状。有效抑制孕吐的药物，现今的市面上尚无出售。而曾经流行于世界各地的治疗孕吐的药物沙利度胺（反应停），却造成了无数短臂的"海豹儿"的降生。

对于抑制孕吐有效的镇静剂、安眠药、安定神经剂等，都会严重地危害胎儿，这就是为何不能胡乱服用药物来抑制孕吐的主要理由。

在此时期最重要的就是保持身心平衡，尤其应该注意饮食等细节，必要时您也可以接受医师或有经验助产士的指导。

十月怀胎全程指导
8 早孕反应太剧烈不宜保胎

尽管早孕反应在清晨空腹时较重，但对生活工作影响不大，不需要特殊治疗，只要调节饮食，注意起居，在妊娠16周左右会自然消失。

但是，也有少数孕妇反应较重，发展为妊娠剧吐，呈持续性，无法进食或喝水，有咖啡色渣样物（证明有胃黏膜出血）吐出，孕妇明显消瘦，尿少，应及早到医院检查。

如果出现血压降低、心率加快，伴有黄疸和体温上升，甚至出现脉细、嗜睡和昏迷等一系列危重症状，就不宜强求保胎，应及时住院终止妊娠。因为在这种情况下会出生体质不良的婴儿。若此时出现先兆流产的症状，则不宜保胎。

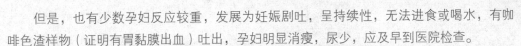

9 应该重视孕早期检查

十月怀胎全程指导

怀孕早期检查一般在停经40天后进行。通过第一次孕期检查可以明确以下问题：

1 怀孕对母体有无危险，孕妇能否继续怀孕。

2 孕妇生殖器官是否正常，对今后分娩有无影响。

3 胎儿发育情况是否良好，是否需要采取措施。

4 实验室检查血液、尿液，看有无贫血或其他问题。

5 肝功检查，如有肝炎应终止妊娠。

6 孕妇有无妇科疾病，以便及时发现与治疗，避免给胎儿带来危害。怀孕早期检查是孕妇产前检查的一部分，从确诊怀孕起，孕妇应每月到医院做1次检查，以便医生随时掌握情况，及时地对孕妇进行必要的健康指导，使孕妇顺利度过妊娠期和分娩期。

10 孕早期各项实验室检查的意义

十月怀胎全程指导

孕早期，孕妇应进行一系列的实验室检查，以便了解自己和胎儿的健康状况。需进行的常规实验室检查如下：

血常规

通过检查血常规，可了解孕妇是否贫血。正常情况下，孕前及孕早期血红蛋白≥120克／升，妊娠后6～8周，血容量开始增加，至妊娠32～34周达到高峰，血浆增多，而红细胞增加少，血液稀释，血红蛋白110克／升。通过检查血常规，还可以了解红细胞和血小板有无异常。

尿常规

了解孕妇尿酮体、尿糖、尿蛋白指标，可以反应妊娠剧吐的严重程度，提示孕妇是否患有合并妊高征或糖尿病等。

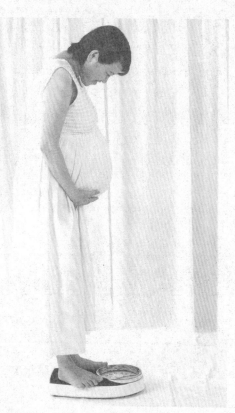

乙肝五项检查

了解孕妇是否是乙肝病毒携带者，如乙肝表面抗原(HBsAg)呈阳性，则表明是乙肝病毒携带者，如果同时伴有e抗原(HBeAg)、核心抗原(HBcAg)阳性，则提示胎儿被感染的机会增加，新生儿出生后应及时给予主动免疫和被动免疫。

肝功能检查

了解孕妇孕早期肝脏情况。急性病毒性肝炎患者不宜妊娠，如妊娠期患急性病毒性肝炎，可使病情加重，危及母婴生命安全。通过肝功能检查，还可对孕妇其他肝脏疾病进行鉴别。

血型检测

通过血型检测，可了解有无特殊血型。如果孕妇为Rh阴性血型，丈夫为Rh阳性血型，则胎儿有发生溶血的可能。如果孕妇为O型血，其丈夫为O型以外的血型，则应检查抗体效价，如大于1:64，孕期应进行治疗。

优生四项检查

包括弓形体、巨细胞病毒、单纯疱疹病毒、风疹病毒检测，如在孕早期感染以上病毒后，均可造成不同程度、不同器官的畸形。一旦检查出阳性，可考虑终止妊娠。

11 孕期应重视阴道流血

　　孕期阴道出血，无论发生在什么时候，量多还是量少，都应引起重视，孕中期阴道出血原因常见有：流产、前置胎盘、胎盘早剥、宫颈糜烂、宫颈息肉等。根据阴道出血时间、量、颜色，是否伴有腹痛等，判断造成阴道流血的真正原因，再针对病因治疗。

　　一般来讲，如果阴道流血量少，颜色鲜红，且在性生活时出现，多考虑为宫颈糜烂、宫颈息肉造成的出血，局部治疗或观察即可；如果阴道流血但不伴有腹痛，则应考虑前置胎盘。追问病史，患者常有刮宫史，B超检查可协助明确诊断；如果阴道流血伴有剧烈腹痛，且有腹部被碰撞经历，则考虑胎盘早剥。发生胎盘早剥者不能以阴道流血量多少判断病情轻重。有时阴道流血量虽少，但患者已出现低血压、休克等严重体征，因为此时血液已淤积在宫腔内，情况十分危险，不及时抢救将危及孕妇生命。

12 宫外孕的危害

　　宫外孕是指受精卵在子宫腔以外的部位种植发育，如输卵管、卵巢、腹腔等，其中输卵管占95%以上，故通常称为输卵管妊娠。宫外孕是产科较常见且严重的病症，如诊断处理不及时，可危及生命。

　　宫外孕的原因：输卵管妊娠最常见的原因是慢性输卵管炎，炎症使输卵管变形、狭窄，蠕动能力差，甚至阻塞，使受精卵运行受阻。其次是输卵管发育不良，输卵管细而长，蠕动能力弱，使受精卵运行缓慢，不能及时到达子宫腔而种植在输卵管内。由于输卵管壁薄，管腔狭小，受精卵种植后，绒毛像小树根样长入输卵管肌壁，破坏肌层内血管引起出血，特别是当大血管破裂时，可引起大出血，血液流入腹腔，引起腹痛和休克，因此比较危险。

宫外孕的表现：输卵管未破裂出血之前，一般无明显症状，像平常怀孕一样表现为停经、早孕反应等。一旦破裂出血，病人突然感到一侧下腹部如刀割样剧烈疼痛，同时有恶心、呕吐、出汗，有时向上放射引起肩部肿胀或向下放射引起尿频、尿痛及大便坠胀，严重者出现头昏、眼花、面色苍白、冷汗、昏眩及休克。当血液积存在腹腔结成块后，可在下腹摸到包块。此外，阴道还可出现断断续续少量流血，有时可见三角形的肉样物排出，出现上述症状时应及时去医院诊治。

宫外孕的防治：注意经期、产期和产褥期的卫生，防止生殖系统的感染。如果已经发病应该及时去医院输液、输血，同时立即做剖腹探查手术。

小贴士

宫外孕发病时十分危急，但在及时有效治疗后很多人仍可以怀上胎宝贝。然而，有的女性求子心切，常常会在治愈后不久便又匆匆怀孕。殊不知，这种做法是很危险的，因为输卵管可能还没有完全疏通。资料表明，宫外孕的重复发生率大约是15%。

13 新婚初孕要预防流产

经验告诉人们，新婚怀孕的女性如不注意保健，极易造成自然流产，如果发生3次以上自然流产，就可能患习惯性流产。

新婚夫妻性生活频繁，初孕后易发生先兆流产。新婚夫妻性欲强烈，性交次数相应较多，孕妇子宫经常强烈收缩，就容易导致流产。特别是新婚女性，性兴奋较为强烈，体内雌激素分泌增多，孕激素分泌相应减少，也可诱发先兆流产。

为了防止初孕后流产，新婚夫妻应讲究卫生保健，旅游结婚时，应坚持避孕一段时间，待精神、体力恢复正常后，再选择受孕时机。一旦妻子受孕，就要节制性生活，以利于新胚胎组织在母体内巩固和生长。

十月怀胎全程指导

14 流产的预防措施

准妈妈应当了解流产的预防措施：

1 计划在适孕年龄生产，不要当高龄产妇或高龄产爸。

2 记住自己的月经日期以及可能受孕的时间。

3 注意均衡营养，补充维生素与矿物质。

4 养成良好的生活习惯，起居要规律，学会缓和情绪反应和缓解工作压力。

5 改善工作环境，避开所有的污染物质。

6 孕前要检查有无任何感染，必要时先使用抗生素彻底治疗。

7 黄体期过短或分泌不足的妇女，最好在月经中期和怀孕初期补充黄体酮。

8 若患有内科合并疾病，应先积极治疗，最好等病情得到控制或稳定一段时间以后再考虑怀孕。

9 如果证实为子宫颈闭锁不全，最好在怀孕14~15周施行子宫颈缝合术。

10 习惯性流产的妇女(自然流产3次以上)应该进行详尽的检查，包括妇科B超检查、血液特殊抗体监测、内分泌激素测定和夫妻双方血液染色体分析等。

十月怀胎全程指导

15 如何识别假孕

假孕患者多为结婚2~4年未怀孕的少妇，她们急切盼望怀孕，在强烈的精神因素影响下，会产生食欲缺乏、喜欢酸食、恶心、呕吐、腹部膨胀、乳房增大等一系列酷似早孕反应的症状和体征。怎样从医学上来解释这种现象呢？

研究发现，有些妇女婚后盼子心切，大脑皮质中会逐渐形成一个强烈的"盼子"兴奋灶，影响了中枢神经系统的正常功能，引起脑垂体功能紊乱，体内孕激素水平增高，抑制了卵巢的正常排卵，最后导致停经。另一方面，停经之后，由于孕激素对脂肪代谢的影响，逐渐增多的脂肪便堆积在腹部，脂肪的沉积加上肠腔的积气，会使腹部膨胀增大。腹主动脉的搏动或肠管蠕动使患者认为这就是"胎动"。闭经、腹部增大和所谓的"胎动"让患者误以为自己有孕在身。

经过简单的检查就能识别假孕。医生要对假孕患者耐心解释，必要时做B超检查。倘若患者情绪波动较大，可给予谷维素、维生素B₁、地西泮（安定）等调节自主神经紊乱与镇静的药物。

16 十月怀胎全程指导
婚后第一胎不宜做人工流产

许多新婚夫妻不想过早要孩子，但由于缺乏避孕知识，结果意外怀孕了，就要进行流产。从科学角度考虑，婚后第一胎不宜做人工流产。

人工流产手术作为避孕失败后的补救措施，对绝大多数妇女的健康不会产生太大的影响，但一小部分妇女可能会引起一些并发症，如盆腔炎、月经病、宫腔粘连、输卵管阻塞等，甚至影响以后生育。这是因为未生育过的妇女宫颈口较紧，颈管较长，子宫位置也不易矫正，容易造成手术时的损伤和粘连。尽管人工流产并发症经过治疗，大多数是可以痊愈的，但也有少数久治不愈。新婚夫妻如果不想早生孩子，就要采取避孕措施，以防止未生育就先做人工流产。避免引起一些与未来妊娠有关的产科方面的并发症，如早产、大出血、胎盘滞留等。

17 十月怀胎全程指导
流产后的注意事项

流产对身体有一定影响，因此要注意流产后的保健：

加强营养

流产后会或多或少地失血，加上早孕阶段的妊娠反应，流产后一般身体会变得比较虚弱，有些人还会出现轻度贫血。因此，流产后应多吃些营养品，以及新鲜蔬菜和水果，如瘦肉、鱼、蛋、鸡、乳类、海产品、豆制品等。

注意个人卫生

流产时，子宫颈口开放，至完全闭合需要一定时间。故流产后，要特别注意讲究个人卫生。要保持阴部清洁，内裤要常洗常换。半个月内不可盆浴。流产后1个月内，子宫尚未完全恢复，要严禁性生活，以防感染。

休息好，防止过度疲劳

流产后应休息两周，不可过早地参加体力劳动，严防过度疲劳和受冷受潮，否则，易发生子宫脱垂的病症。

不可急于再次怀孕

流产后子宫内膜需要3个月的时间才能完全恢复正常，在此期间，应严防再次怀孕，因为这对胎儿生长和以后生产都不利。

保持心情愉快

不少妇女对流产缺乏科学认识，流产后情绪消沉，有些人还担心以后再次发生流产而忧心忡忡，这些顾虑是不必要的。愉快的情绪会有助于流产后的身体恢复，有益健康。

小贴士

绝大多数的自然流产都是偶然的，并且自然流产的胎儿70%左右都是异常的病态胚胎，主要是染色体异常所致，它们很难发育成为成熟的胎儿。自然流产可以被认为是一种有利于优生的自然淘汰，不必为此忧虑。

十月怀胎全程指导
18 胎儿性别如何决定

正常人有23对染色体。其中22对为常染色体，男女都一样，还有一对是性染色体，男女不同，女性是2条X染色体，而男性只有1条X染色体，另一条是Y染色体，在46条染色体上具有5万种以上基因，每个基因都带有遗传信息。染色体通过一系列活动将遗传信息准确无误地传给后代。

生殖细胞(精子和卵子)，要经过两次减数分裂，使原来的23对染色体减少一半，变成23条。当精子与卵子结合成受精卵时，精子细胞核中的每一条染色体与卵子细胞核中相应的染色体——配对，使受精卵的染色体数恢复至23对。每对染色体中的一条来自父亲，另一条来自母亲，因此形成的新生命就具有父母双方的遗传信息。女性只产生一种类型的卵子(X)，而男性产生两种类型的精子（X，Y），因此受精时会出现以下两种情况：

1 卵子与带X染色体的精子结合，产生XX型受精卵，发育成女性。

2 卵子与带Y染色体的精子结合，产生XY型受精卵，发育成男性。

因此，性别是在受孕的瞬间，由精子的类型决定的。

十月怀胎全程指导

19 不要迷信"酸儿辣女"的说法

怀孕后，孕妇体内滋养细胞分泌出的绒毛膜促性腺激素能抑制胃酸分泌，

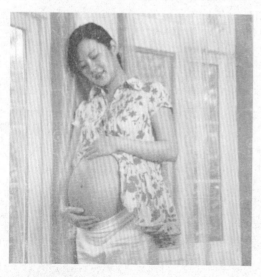

使孕妇胃酸分泌量显著减少，各种消化酶的活性大大降低，从而影响了孕妇正常的消化功能，出现恶心、呕吐和食欲缺乏等症状。这时只要吃些酸的食品，就会缓和这些症状。这是因为酸能刺激胃的分泌腺，促使胃液分泌增加，提高消化酶的活性，促进胃肠蠕动，并能增加食欲，有利于食物的消化吸收。因此，妇女怀孕后适当吃些柑橘、杨梅等酸性水果，对身体大有好处。

一些医学家调查发现，怀男胎与怀女胎时绒毛膜促性腺激素的分泌并无差异。因此，民间流传所谓"酸儿辣女"之说，是没有科学道理的。

20 孕妇不宜多吃酸性食物

十月怀胎全程指导

研究发现，妊娠早期的胎儿酸度低，母体摄入的酸性药物或其他酸性物质容易大量聚积于胎儿组织中，影响胚胎细胞的正常分裂增殖与发育生长，并易诱发遗传物质突变，导致胎儿畸形发育。妊娠后期，受影响的危害性相应小些。因此，孕妇在妊娠初期大约2周时间内，不宜服用酸性药物，也不宜饮用酸性饮料和食用酸性食物。

如果孕妇确实喜欢吃酸性食物，应选择营养丰富且无害的天然酸性食物如番茄、樱桃、草莓、石榴等新鲜蔬菜和水果。这些食品不仅可改善孕后发生的胃肠道不适症状，还可增进食欲和增加多种营养素。

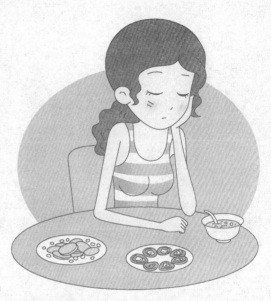

21 孕妇洗澡水温不宜过高

十月怀胎全程指导

在怀孕最初几周里，小胚芽的中枢神经系统正处于分化和发育中，对于温度变化极为敏感，特别易受伤害。调查显示，凡妊娠早期（2个月内）行热水浴者或蒸汽浴，所生婴儿的神经缺陷（如无脑儿、脊柱裂）比未行热水浴或蒸汽浴者大约高3倍。因此，孕妇宜洗温水浴（35~38℃的水温），每次时间15分钟，方式以淋浴为佳。

22 学会计算孕周

整个孕期从末次月经的第一天算起，到分娩一共280天，共40周，28天算一个妊娠月，即孕月（这个月不是日历的"月"）。

根据妊娠期各阶段的不同特点，一般将妊娠分为三个阶段：妊娠前3个月，即1～12周,称为妊娠早期；妊娠中期四个月，即13～27周，称为妊娠中期；妊娠后期3个月，即28～40周，称为妊娠晚期。

23 孕妇应当掌握的数字

在怀孕期间，孕妇应当掌握一些数字，发现有异常情况时，应及时去医院检查。

1 胎儿在母体内生长的时间：40周，即280天。

2 预产期计算方法：末次月经首日加7，月份加9（或减3）。

3 妊娠反应出现时间：停经40天左右。

4 妊娠反应消失时间：妊娠第12周左右。

5 自觉胎动时间：妊娠第16～20周。

6 胎动正常次数：每12小时30～40次，不应低于15次，早、中、晚各测1小时，将测得的胎动次数相加乘以4。

7 早产发生时间：妊娠第28～37周内。

8 胎心音正常次数：每分钟120～160次。

9 过期妊娠：超过预产期14天以上。

10 临产标志：见红、阴道流液、腹痛，每隔5～6分钟子宫收缩1次，每次持续30秒以上。

11 产程时间：初产妇12～16小时，经产妇6～8小时。

十月怀胎全程指导

24 心脏病对妊娠的影响

妊娠合并心脏病的发病率在1%以上，最常见的是风湿性心脏病，其次是先天性心脏病、高血压性心脏病、贫血性心脏病和妊娠高血压综合征心脏病。妊娠分娩对心脏病人的危害是很大的。这是因为：

1 妊娠期心脏排血量增加，到妊娠中期增加25%~30%，心率比平时快10~15次/分。到妊娠晚期，子宫增大，宫底增高，压迫膈肌使之上升，使心脏向上移动，使心脏负担加大。

2 妊娠期母体能量和氧耗量增加，血容量增加1 500毫升。这些都增加心脏负担。

3 分娩时因仰卧，宫缩时加大心输出量，此时容易发生心力衰竭。在胎儿娩出后，产妇腹内压骤减，膈肌和心脏位置下移，对心脏也构成威胁。

无论哪一种心脏病，心功能Ⅰ级和Ⅱ级者，可以妊娠，在良好的医疗监护下，可顺利妊娠和分娩。心功能Ⅲ级和Ⅳ级者，风湿性心脏病伴肺动脉高压、活动性风湿病伴发细菌性心内膜炎、慢性心房纤颤、高度房室传导阻滞等，不宜妊娠，应在妊娠早期做人工流产。曾发生过心力衰竭的妇女，也不宜怀孕。

心脏病妇女在妊娠期应注意以下几个方面：

1 心情舒畅，情绪要稳定，避免愤怒、激动。

2 注意休息，避免劳累，每天卧床应在10小时以上。在妊娠中后期最好停止工作。

3 注意营养，宜食高蛋白质、低盐饮食。控制摄入量，防止过胖，增加心脏负担。

4 定期产前检查，观察心脏变化，预防贫血。

5 预防感冒，如患感冒，应及时治疗。

6 妊娠期最危险的时期是妊娠28周至34周，分娩至产后1周。在这些时间孕妇家属应特别当心，如有不适，应及时送医院检查治疗。

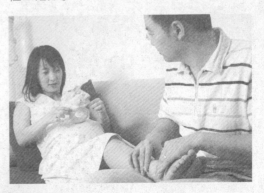

十月怀胎全程指导
25 子宫肌瘤会影响胎儿吗

子宫肌瘤是一种良性肿瘤，30岁以上妇女，大约有20%的人患有这种病，子宫肌瘤小的如米粒，大的能有50千克；可以单一存在，也可多个并存。肌瘤长在子宫肌壁内的，称为壁间肌瘤；肌瘤向子宫表面的浆膜层突出的，叫浆膜下子宫肌瘤；肌瘤向子宫腔的黏膜方向发展的，称为黏膜下子宫肌瘤。小的壁间肌瘤和浆膜下子宫肌瘤一般不影响月经、受孕和分娩；瘤体大或个数多可使月经量增多，使子宫体和子宫腔变形，可影响受孕。黏膜下子宫肌瘤常会引起月经过多，并引起子宫内膜炎。这种肿瘤可影响受孕并易造成流产。

患有子宫肌瘤的妇女也可以怀孕，怀孕以后，要到妇产科门诊检查诊断，明确肌瘤的位置和体积，然后按医生嘱咐定期进行检查。

妊娠后随着子宫和胎儿的逐渐增大，子宫供血越来越丰富，使肌瘤得到充足的营养，其体积也迅速增大。增大的肌瘤可使子宫腔变形，使胎儿活动受限，发生胎位不正。在分娩时，如果肌瘤数目多，体积大可影响子宫收缩。分娩后因收缩不良，可使产后出血增多。

以上所谈，均为妊娠合并子宫肌瘤可能发生的问题。在临床上也有些合并肌瘤的产妇能顺利从阴道分娩。一般情况下，医生会根据产妇情况，在产前决定生产方式。如施行剖宫产，取出胎儿后，再剔除肌瘤或切除子宫。

十月怀胎全程指导
26 肺结核患者怀孕怎么办

肺结核是由结核杆菌引起的慢性传染病。非活动性肺结核，以前经过治疗，且结核病变范围不大，肺功能没有多大改变的妊娠过程，对母体及胎儿的发育没有明显的影响。但是有些情况，如慢性纤维性空洞型肺结核，由于组织破坏面广且严重，病人往往是耐药菌的带菌者，病程较长，肺部萎缩，并有广泛的纤维化、代偿性肺气肿等，肺的通气量、肺活量减低，残气量增加，使血液中含氧量减少，这自然会影响胎儿的发育。又如急性粟粒性肺结核，由于渗出性病变布满肺泡而引起肺泡膜增厚，尽管肺活量和通气量可以正常，但吸入的氧气不能很好地弥散到血液中去，因此往往出现气急、发绀等缺氧症状。这些情况，自然对胎儿对母体都是不利的。如果肺结核已发生肺功能不全，甚至已影响到心脏而引起心肺功能不良者，妊娠可使病情加重，甚至恶化死亡。另外，因母体本身血液中含氧量已不足，胎儿也会发生缺氧，严重缺氧，可引起流产或胎儿死于宫内。轻度长期缺氧，可引发胎儿发育迟缓或

大脑发育不良。因此重症及活动期肺结核妇女是绝对不能妊娠的，如已发生妊娠，应在孕3个月内做人工流产。

妊娠期对肺结核的治疗与孕前相同，除了加强营养、注意休息外，对活动期患者，需用药物治疗。抗结核药物如利福平、链霉素等可影响胎儿发育，因此要在专科医生的指导下使用。

活动性肺结核或切除过肺叶的孕妇，要提前住院待产，应采取自然分娩，避免剖宫产，特别不能使用吸入性麻醉。产后应立即给婴儿接种卡介苗，并与母亲隔离6~8周。不要母乳喂养，这样可减少传染，同时有利于产妇恢复。当然，对于病灶已愈合的母亲，则不必隔离。

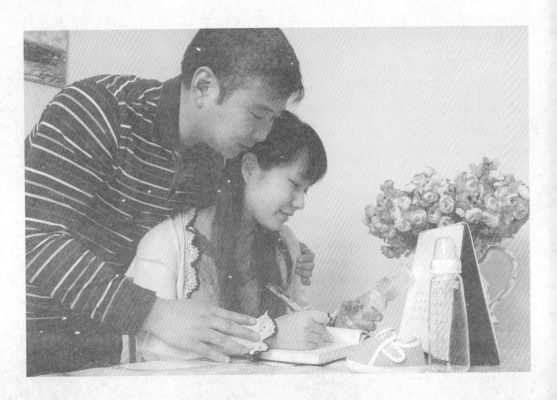

十月怀胎全程指导

27 乙肝患者能怀孕吗

可以考虑怀孕的乙肝患者

患急性乙肝的女性经适当治疗和合理调养后，几个月内即可痊愈。等所有指标正常后，再经过一段时间的休养，待到体力完全恢复，就可考虑怀孕；慢性乙肝患者首先应弄清自己病情的轻重程度，再决定是否怀孕；如果是乙肝病毒携带者，经长期随访检查肝功系列始终正常，B超检查不提示肝硬化，可以考虑怀孕。

暂时不能怀孕的乙肝患者

如果患者的乙肝炎症正处于活动阶段，检查肝功异常，自觉疲乏、食欲缺乏、腹胀等，这时应该避免怀孕。肝脏炎症活动阶段硬性怀孕，会加重身体负担，反而容易导致重型肝炎，危及孕妇生命。反过来讲，也不利于胎儿的发育生长。因此，处于活动期的乙肝患者，应该首先接受正规的治疗，包括抗病毒和免疫调节治疗等。待肝功恢复正常、病毒复制指标转阴或复制能力降低时再怀孕，这样对于母子均有利。如果B超检查发现肝炎已经发展到肝硬化程度，最好不要怀孕。活动性肝炎患者经治疗后，病情稳定，肝功正常半年以上，怀孕较为安全。

怀孕后的用药注意事项

乙肝患者一旦怀孕，应该终止使用各种具有肝毒性的药物，如抗生素、抗结核药物、治疗糖尿病药物等；乙肝孕妇，尤其是乙肝"大三阳"的孕妇，在发现怀孕后应该立即停药，等到怀孕的第7、8、9月，分别注射1支高效价乙肝免疫球蛋白，以预防乙肝病毒的宫内感染，使新生儿健康出生。

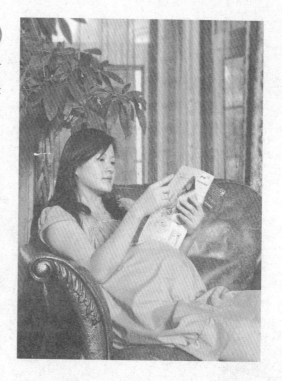

28 本月推荐菜谱

🥕 拔丝山药

原料：怀山药500克，白糖60克，植物油1 000毫升，清水15毫升，香油15毫升。

制作：

❶ 将怀山药削皮洗净，切成滚刀块。

❷ 植物油烧至五成热，把怀山药放入油内炸透，至金黄色时捞出，控净油分。

❸ 用少许清水将白糖化开，文火熬糖。由稠至稀，能拔丝时，将山药倒入，迅速翻炒，使糖汁均匀挂在怀山药上，倒入涂过香油的盘中即可。

特点

补肾气，强身体，补气益精。

🥕 山药核桃饼

原料：生山药500克，面粉150克，核桃仁100克，果脯50克，蜂蜜、白糖、猪油和淀粉各少许。

制作：

❶ 将山药蒸熟透，剥去外皮，放入大碗中捣成泥，和入面粉，揉成面团，做成圆饼状，放在平盘中，饼上面摆上核桃仁和果脯，上屉蒸3分钟。

❷ 将白糖和猪油下锅，武火加热，待猪油开始融化时，加入蜂蜜和湿淀粉调匀，等到白糖溶化、汁变黏稠时，将其浇在饼上。

特点

香甜可口。山药、核桃仁补肾气，蜂蜜对精血有益，孕妇食之，有利优生。

🥕 糖醋藕片

原料：藕片25克，糖50克，醋20毫升。

制作：

❶ 将藕去皮，洗净，从中间剖开，切成半圆形、厚约0.2厘米的片，放在清水中。

❷ 锅内放水烧沸，将藕片放入，焯透后取出，放在凉水中，然后滤去水分，盛在盘中。

❸ 将糖和醋放入藕中，搅拌均匀，即可食用。

特点

酸甜脆嫩，色泽洁白。每100克藕中含磷51毫克，维生素C 25毫克，糖19.8克。

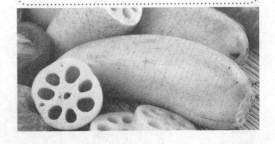

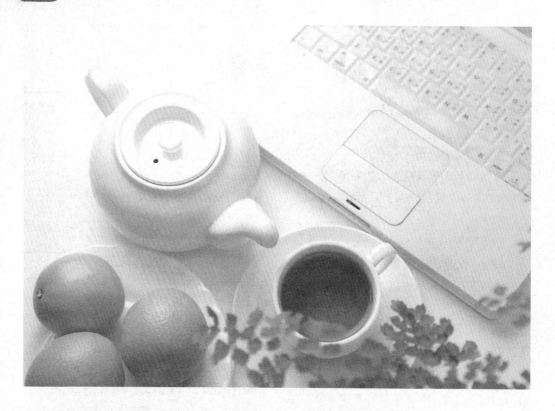

 红枣莲子羹

原料：大枣100克，莲子50克，冰糖20克，淀粉适量。

制作：

① 将大枣洗净泡发，莲子用少量清水泡15分钟。

② 锅中放清水700毫升，将大枣和莲子、冰糖放入，煮沸后改小火再煮15分钟，将湿淀粉放入，用汤勺搅拌，武火煮沸即可。

特点

补血益气。适合孕期食用，也可当做两餐间点心。

 糯米板栗粥

原料：板栗100克，糯米60克。

制作：

① 板栗去皮，糯米清水浸泡30分钟。

② 将糯米和板栗同煮，开锅后文火煮20分钟即可食用。

特点

养胃健脾，补肾强筋骨。很适合怀孕早期全身无力、疲倦的孕妇食用。

Part **3**

第二个月(5~8周)：
开始有些不安

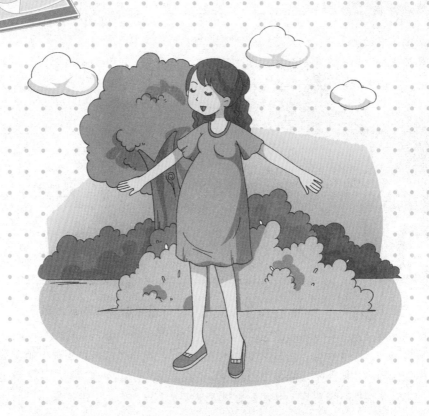

1 胎儿的成长

十月怀胎全程指导

怀孕满7周之时，胚胎身长约2.5厘米，体重约4克。心、胃、肠、肝等内脏及脑部开始分化，手、足、眼、耳等器官已形成，已是越来越接近人的形体，但仍是小身大头。绒毛膜更发达，胎盘形成，脐带出现，母体与胎儿的联系非常密切。

2 母体的变化

十月怀胎全程指导

基础体温呈现高温状态，这种状态将会持续到14～19天为止。

身体慵懒发热，下腹部和腰部稍微凸出，乳房发胀，乳头时有阵痛、颜色变暗，排尿次数增加，心情烦躁，胃部感到恶心，并且出现孕吐情形，有些人甚至会出现头晕、鼻出血、心跳加速等症状。这些都是妊娠初期特有的现象，不必过于担心。

此时子宫如鹅卵一般，比未怀孕时大一点，但孕妇腹部表面还没有增大的变化。

3 本月怀孕注意事项

十月怀胎全程指导

孕妇在此期非常容易流产，必须特别注意，应避免搬运重物或做激烈运动，而家务与外出次数也应尽可能减少。不可过度劳累，多休息，睡眠要充足，并应控制性生活。在感到特别疲劳时不要洗澡，而要及时卧床休息。妊娠期白带增多，可在小便以后，用浸泡了温水或硼酸水的脱脂棉，沿外生殖器由前面往后擦洗，以保持清洁。并注意保持大便通畅。如出现出血伴下腹胀痛，腰部乏力或酸胀疼痛，应立即去医院诊治。

这段时间是胎儿形成脑及内脏的重要时期，不可接受X线检查，也不要轻易服药，尤其应该避免感冒。

烟和酒会给胎儿带来不良的影响，两者都不宜尝试。如果家中饲养有猫、狗或小鸟等宠物，应尽量避免接触，以免感染弓形体。最好把这些宠物送给别人或暂时寄养在朋友家中。

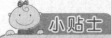

小贴士

妊娠期准妈妈不要食盐太多

平时吃咸的妇女，在孕期应注意饮食不宜过咸，每天盐的摄入量在2~5克为宜。如果平时口淡，则按平时习惯即可。如果出现下肢水肿，甚至出现妊娠高血压，应严格控制每日食盐摄入量。

十月怀胎全程指导

4 本月养胎与护胎

怀孕2个月正是胚胎发育最关键的时刻，这时胚胎对致畸因素特别敏感，因此要慎之又慎，不可滥用某些化学药品，或接触对胎儿有不良影响的事物。在养胎与护胎选择方面，要在思想感情上确立母儿同安的观念，以很好地在精神与饮食营养上保护胎儿。

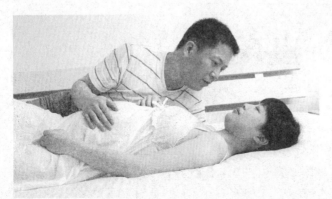

需要强调指出的是，这时孕妇的妊娠反应会比较明显，容易因饮食量过少而导致营养缺乏。倘若发生营养不良，胚胎容易因营养物质缺乏而殒坠，就像是果树上结的果子，在水分与养料不足时就容易枯萎掉落。这一点必须引起重视。

5 孕早期服饰与美容

十月怀胎全程指导

怀孕早期，孕妇的服装应以宽松、舒适、大方为主。夏天应选择吸汗、凉快的衣料，冬天要穿柔软、保暖的衣服，注意穿着要比平时更暖和一点。

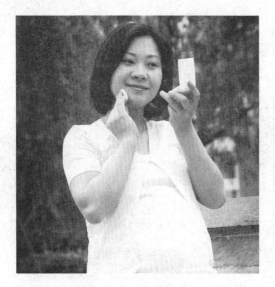

把现有衣服中比较宽松的找出来，并根据具体情况放宽腰部的尺寸，千万不要为了美观而束腰，以免影响胎儿的发育。

孕妇的美容与服饰一样，应首先考虑到身体的健康，美观要放在第二位。不要因为脸上出现色斑而用浓妆遮盖，这样会使皮脂腺分泌受阻。要经常洗脸，保持脸部皮肤的清洁。为防止皮肤对化妆品过敏，孕期最好不用新的化妆品，而沿用已经习惯的产品。由于烫发水中可能含有对胎儿有影响的毒性物质，所以孕早期不要烫发，发型可选择易梳理的短发。

6 准妈妈内衣的选择

十月怀胎全程指导

孕妇在妊娠期间，由于内分泌的变化和体形的改变，孕妇要穿专用的内衣。这种内衣在专卖店都有出售。选购时要注意选择棉丝质地，吸水性好、保暖性好，要合体，长时间穿着也不会感到瘦紧疲劳，胸罩、内裤最好试穿一下，挑选穿着舒适的。

孕妇选择内裤有讲究

怀孕1~3个月时，胎儿的身长约9厘米，孕妇的身体没有明显的变化，还可穿普通的内裤。

妇女妊娠期容易出汗，阴道分泌物增多，穿三角紧内裤不利透气和吸湿，容易发生妇科炎症，所以最好换成肥大的短裤。

由于孕妇阴道分泌物增多，所以宜选择透气性好，吸水性强及触感柔和的纯棉质内裤。纯棉材质对皮肤无刺激，不会引发皮疹。

另外，怀孕初期，虽然腹部外观没有明显的变化，但自己可以明显感到腰围变粗了。这期间就应尽快将自己的内裤更换成孕妇专用内裤。大部分的孕妇专用内裤都有活动腰带的设计，方便准妈妈根据腹围的变化随时调整内裤的腰围大小，十分方便。

最好是选择高腰的内裤。孕妇内裤裤长往往是加长的，选择高腰的设计可将整个腹部包裹，具有保护肚脐和保暖的作用。

孕妇怎样选戴胸罩

自怀孕开始，体内激素分泌产生变化，乳腺数目及发育程度逐渐增加，使胸部日益胀大。怀孕初期，由于乳房急速胀大，孕妇会感觉到乳房酸痛和乳晕特别明显。这时，你就要考虑如何选择合适的胸罩了。

怀孕时，乳房是从下半部往外扩张的，增大情形与一般胸罩比例不同，因此，应该选择专为孕妇设计的胸罩，这类胸罩多采用全棉材料，肤触柔软，罩杯、肩带等都经过特殊的设计，不会压迫乳腺、乳头而造成发炎。

要随时更换不同尺寸的胸罩。从怀孕到生产，乳房约增加原先罩杯的两倍，准妈妈应根据自身乳房的变化随时更换不同尺寸的胸罩，不能为了省事而一个尺码用到底。尺码太小，过紧的胸罩会影响乳腺的增生和发育，还会与皮肤摩擦而使纤维织物进入乳管，造成产后无奶或少奶。

相反，如果一开始就选一个超过自己乳房实际尺码的宽松胸罩，也是不明智的。这是因为怀孕期间乳房的重量增加，下围加大，如果不给予恰当的支持与包裹，日益增大的乳房就会下垂，乳房内的纤维组织被破坏后也很难再恢复。

尺寸合适的胸罩在穿戴时，乳房既没有压迫感，也不会感到大而无当。

小贴士

妊娠反应的持续时间

妊娠反应的出现一般多发生在准妈妈停经后第5~8周，一般只持续到第16~20周，其中有5%的准妈妈在第20周后仍有呕吐。

9 孕妇着装应宽松舒适

现在有些青年妇女喜欢穿紧身的衣服，以显示体形美，甚至在怀孕以后，还不愿穿对身体有利的宽大舒适的衣服。其实这是不对的。

妇女怀孕以后，由于胎儿在母体内不断发育成长，会使得母体逐渐变得腹圆腰粗，行动不便。同时为了适应哺乳的需要，孕妇乳房也逐渐丰满。此外，孕妇本身和胎儿所需氧气增多，呼吸通气量也会增加，胸部起伏量增大，孕妇的胸围也会增大。如果再穿原来的衣服，特别是紧身的衣服，就会影响呼吸和血液循环，甚至会引起下肢静脉曲张和限制胎儿的活动。

因此，为了自身的健康，也为了胎儿的生长发育，孕妇应穿轻便灵活、宽大舒适的衣服，内衣、内裤不要太紧，裤带也要松紧适度。

10 孕妇不宜穿化纤类内衣

日常生活中，有些人穿上化纤内衣后，在躯体直接与内衣接触的地方，如胸部、腋窝、后背、臀部、会阴等处，皮肤会出现散在的小颗粒状丘疹，周围还有大小不等的片状红斑，并伴有瘙痒和不适的感觉。为控制瘙痒和防止抓破感染，医生常吩咐患者服一些镇静药物和脱敏、消炎药。但是孕妇如果服用这些药物，就会影响胎儿的发育，甚至会造成胎儿畸形。因此，孕妇不宜穿化纤类内衣，最好穿密度较高的棉质内衣。

11　孕妇不宜穿高跟鞋

十月怀胎全程指导

　　妇女怀孕后，身体情况有了变化,肚子一天一天增大，体重增加，身体的重心前移，站立或行走时腰背部肌肉和双脚的负担加重，如果穿高跟鞋，就会使身体支撑不稳，走路或站立时都会使脚感到吃力。因此，孕妇不宜再穿高跟鞋。

12　孕妇应重视清洁卫生

十月怀胎全程指导

　　讲究卫生是预防疾病的重要措施，特别是怀孕的妇女，为了自身的健康和胎儿的健康，更要注意卫生。这里所讲的卫生不仅指孕妇的个人卫生,还要注意环境卫生。

　　首先要注意饮食卫生。孕妇常常由于妊娠反应的关系而出现偏食、不进食，或者突然想吃一种东西，往往表现得迫不及待，于是在街上买来小食品，不顾街上尘土飞扬，不顾小食品是哪里加工的，卫生不卫生，是不是伪劣食品，只顾自己一时痛快，拿来就吃，这样的做法实在太危险了。为了自己也是为了胎儿，还是克制一下自己，一定要把住"病从口入"关。

　　其次要注意身体卫生。要做到勤换衣、勤洗澡、勤剪指甲，饭前洗手，饭后漱口，天天刷牙等。妊娠期皮肤的新陈代谢旺盛，孕妇的汗腺、皮脂腺、阴道分泌物也增加，常导致不适感，经常洗澡可以保持皮肤清洁，消除疲劳，促进心神爽快，皮肤的排泄。

　　环境卫生主要是指居住的环境，不良的环境可以导致母亲情绪的变化，而母亲的不良情绪在整个孕期都会对胎儿产生不良的影响。因此，不论居室大小、条件好坏，都应保持整齐干净，安静舒适，让房间的方方面面、犄角旮旯都没有细菌滋生蔓延的条件。其次，房间中最好能保持一定的温度和湿度，温度最好保持在20～22℃。

13 孕妇应重视皮肤保养

十月怀胎全程指导

怀孕时，孕妇的皮肤可能会产生种种变化，因此基于健康舒适的理由，孕妇应重视皮肤保养，具体如下：

避免长时间日晒

怀孕期间，尽量避免长时间暴露在紫外线下，以免晒伤皮肤。

几种避免日晒的小技巧：

❶ 在户外活动的时候，尽可能待在阴凉的地方。

❷ 戴上能够将整个脸都遮住的宽檐帽。

❸ 尽量避免在紫外线最强的时间（上午11:00至下午3:00之间）在户外活动。

❹ 选择抗紫外线系数最少是15的防晒油，并且确实遵照使用说明书上的步骤涂抹。

❺ 避免使用任何含有香精或酒精成分的保养用品。

❻ 避免使用一些美容专用的人工紫外线照射工具。

滋养你的皮肤

❶ 保持均衡的饮食习惯。

❷ 维生素C与维生素B_6是皮肤再生重建最重要的两项营养素，每天可以补充25～50毫克的维生素B_6片（最好请医生推荐）。

❸ 使用保湿乳液。

皮肤保湿

❶ 喝大量的水。

❷ 在暖气房里增加空气湿度。

❸ 在办公室放一个加湿器。

❹ 尽量抽些时间到通风的地方，让皮肤能够透透新鲜空气。

舒适的穿着

避免合成纤维的衣料，尽量穿着宽

松、透气的棉质衣料，让皮肤能够无障碍地进行呼吸。

避免穿连裤袜，以免造成大腿内侧、臀部等部位的皮肤因为透气不佳而长出痱子。

穿戴胸罩前洒上一点不含香味的爽身粉，以减缓胸罩对肌肤的刺激。

🎵 呵护敏感的肌肤　>>

经常洗脸，保持面部清洁。

油性皮肤可用些收敛性洗面乳清洁脸部；干性皮肤最好不要用香皂，可选用滋润霜或婴儿用的面霜。

使用保湿乳敷脸时，可以小面积画圆的方式，比平常多按摩脸部的肌肤几次。

避免使用油性的乳液、磨砂膏或者含有香精或酒精成分的清洁液等来洁净脸部的肌肤。

🎵 选用正确的沐浴乳　>>

洗澡时，应该控制冲澡时间，别让手脚的皮肤都皱起来之后，才离开浴池。避免直接使用肥皂清洗乳头及乳晕部位的肌肤。沐浴之后，趁肌肤还保持湿润时，使用一些保湿乳液，让肌肤保湿的时间更持久。

十月怀胎全程指导

14 孕妇不宜使用哪些化妆品

在孕期内，务必要警惕某些化妆品中的有害的化学成分。一般来说，孕妇禁用的化妆品有以下三种。

🎵 口红　>>

口红含各种油脂、蜡质、颜料和香料等成分，其中油脂通常采用羊毛脂，羊毛脂会吸附空气中各种对人体有害的重金属微量元素。孕妇涂抹口红后，空气中的一些有害物质很容易被吸附在嘴唇上，并随着唾液侵入体内，继而使孕妇腹中的胎儿受累。因此，孕妇最好不要涂抹口红，尤

其是不要长期涂抹口红。

🎵 染发剂　>>

据国外医学专家的调查证实，染发剂不仅会引起皮肤癌，而且还会引起乳腺癌，甚至导致胎儿畸形。所以，孕妇不宜使用染发剂。

🎵 冷烫精 >>>

据法国医学专家多年研究发现，妇女怀孕后不但头发较脆弱，且极易脱落。此时用冷烫精烫发，会使孕妇头发脱落得愈加厉害。另外，少数妇女对冷烫精会产生过敏反应，从而影响孕妇体内胎儿的正常发育。故孕妇不宜使用冷烫精。

十月怀胎全程指导 15 浓妆艳抹会导致胎儿畸形

孕妇不宜浓妆艳抹，因为化妆品中有不少成分具有刺激作用，如氧化铝、氧化锌、过氧化物等，孕妇使用不当会引起毛囊炎、过敏和皮肤对光的反应。妇女怀孕后体内激素分泌失调，皮肤失去光泽和弹性，变得粗糙和敏感，过多使用化妆品容易引起斑疹。只要注意皮肤清洁，怀孕5个月后自然能恢复。

怀孕5~8周时孕妇妊娠性黄褐斑开始在面部显现，经日光照射会明显，孕妇可多吃优质蛋白质和富含维生素C、B族维生素的食物，外出尽量减少日光对面部的直接照射。

减少或停止使用口红、染发、烫发等化学用品，更不要便用指甲油。因为，很多指甲油都含有"酞酸酯"，它可能是一种能引起胎儿畸形的有机化学物质，尤其是会使男孩子的生殖器发育受到影响，即使是哺乳的妈妈使用，也有可能使孩子长大成人后患不育症或发生阳痿，因此孕妇和产妇应该注意不要涂指甲油。孕妇化妆可使用平时惯用的化妆品，但不要浓妆艳抹，以免掩盖病态且又刺激皮肤。

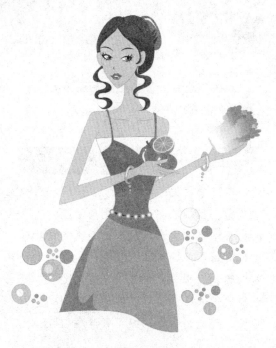

可能会导致胎儿畸形的药物

十月怀胎全程指导
16

　　孕妇在怀孕期间要尽量避免吃药，因为药物的毒性和不良反应对胎儿的危害极大。下面一些常见的药物对胎儿就有不良的影响。

♬ 抗生素类药物 ▶▶

　　此类药物对胚胎和胎儿的致畸作用除了表现为胎儿有无结构上的异常外，还包括功能及行为的异常。药物不良影响也包括药物引起早期胚胎死亡、流产、死胎以及出生后的生长发育障碍等。如四环素类药物可致骨骼发育障碍、牙齿变黄、先天性白内障等；链霉素及卡那霉素可致先天性耳聋，并损害肾脏；红霉素能引起肝损害；磺胺类药物（特别是长效磺胺）可导致新生儿黄疸。

♬ 抗真菌药物 ▶▶

　　妊娠期患真菌性阴道炎比较常见，应用克霉唑、制霉菌素未见对胎儿有明显不良影响。但灰黄霉素可致联体双胎；酮康唑可对动物致畸，人类无证据，该药可从乳汁中排出，增加新生儿黄疸的概率，应慎用。

♬ 抗寄生虫病药物 ▶▶

　　滴虫性阴道炎更为常见，临床上常用硝基咪唑类如替硝唑、甲硝唑等药物进行治疗，但有实验证明，这类药物有致畸作用，临床上建议，孕早期不宜应用该类药物，

孕中、晚期可选用。抗疟原虫的奎宁致畸作用较肯定，应禁用，而氯喹的安全性相对较大，必要时其利大于弊。甲硝唑动物实验有致癌的报道，故不宜单次大剂量使用。

♬ 抗病毒药物 ▶▶

　　常用的抗病毒药物有利巴韦林、阿昔洛韦、阿糖腺苷、更昔洛韦等。抗病毒药物的安全性临床资料不多，加之孕期孕妇感染病毒本身就可能引起胎儿宫内感染，造成流产、畸形、死胎、胎儿宫内发育迟缓等，因此孕期是否应用抗病毒药物治疗值得进一步探讨。

♬ 处理妊高征及抗高血压药物 ▶▶

　　硫酸镁，是治疗妊娠高血压综合征最有效的药物，正常用药量时对母儿无害，但由于镁离子可以减低肌肉的收缩，故在产程中用药可使宫缩减弱，停药后短时间即可恢复。硝苯地平（心痛定），钙离子拮抗剂，能松弛血管平滑肌，扩张周围小动脉，降低外周血管阻力，从而使血压下降，目前有关该药物对母儿的影响报道不多，也无有关哺乳期服药的报道。地西泮（安定）片，具有

镇静、肌肉松弛及抗惊厥作用，用于妊娠高血压综合征、癫痫和精神病患者。临床资料对人类无致畸作用，但是如怀孕后期长期应用且剂量大于30~40毫克/天，药物可产生蓄积作用，使新生儿肌张力下降及吸吮困难。

抗惊厥药物

苯妥英钠，抗癫痫药物，试验对胎儿有致畸作用，如腭裂、鞍鼻及指萎缩，称为先天性苯妥英钠综合征。卡马西品，为抗惊厥药物，药物可大量通过胎盘，胎儿血液浓度为母血的50%~80%，服药后新生儿可发生畸形，故妊娠期间不可使用该药。巴比妥类，广泛用于抗惊厥的药物，但药物可引起胎儿维生素K的缺乏，甚至发生新生儿出血，故用药同时应补充维生素K。

激素类药物

雌激素可造成胎儿上肢短缺，女婴出现阴道腺病，男婴女性化。孕激素可造成女婴男性化，男婴尿道下裂。可的松可造成无脑儿、兔唇、腭裂、低体重畸形等。甲状腺素可使胎儿畸形。

抗肿瘤药物

所有抗肿瘤药物都对胚胎的正常发育有潜在的不良影响，可使胎儿四肢短缺、外耳缺损、腭裂、脑膜膨出等。

维生素类药物

维生素A、B_1、B_2、B_6、B_{12}、C、D、E、K及叶酸在妊娠期内都可服用，但服用维生素A过量可使胎儿骨骼发育异常或先天性白内障，服用维生素D过量可使胎儿或新生儿血钙过高、智力发育障碍，服用维生素K过量可使新生儿发生高胆红素血症。

中药

麝香、斑蝥、水蛭、商陆、巴豆、牵牛、三棱、莪术等可致胎儿畸形、死胎及流产等。

除了上述这些常用药物可对胎儿造成畸形外，还有很多药物可对胎儿造成畸形，并且妊娠期又是一个疾病多发期，孕妇很容易患病，但无论孕妇患什么病，一定要在医生的指导下谨慎用药，切不可自作主张，擅自服用。

十月怀胎全程指导
17 准妈妈感冒怎么办

孕妇怀孕期间，抗病能力下降，极易患感冒。孕妇患了感冒服药治疗又怕影响胎儿，下面介绍几种不用吃药打针就能治疗感冒的办法：

① 感冒初起喉头痒痛时，立即用浓盐水每隔10分钟漱口及咽喉1次，10余次即可见效。

② 喝鸡汤可减轻感冒时鼻塞、流涕等症状，而且对清除呼吸道病毒有较好的效果。经常喝鸡汤可增强人体的自然抵抗能力，预防感冒的发生。

③ 用一把金属匙子放在沸水里加温后（以不烫伤手为度）放在手掌表面"治感冒穴"上按摩，如果某处感觉异常，则在该处加强按摩。热按摩片刻后，再用一把泡在冷水里的匙子刺激该处。轻感冒或咳嗽者，按上述方法刺激5~10次即可。手掌的治感冒穴位于左手掌大拇指食指之间(近虎口处)以及右手大拇指第二关节以下部分的掌面。

④ 在保温茶杯内倒入42℃左右的热水，将口、鼻部置入茶杯口内，不断吸入热蒸汽，1日3次。

⑤ 咳嗽者可用鸡蛋1只打匀，加入少量白砂糖及生姜汁，用半杯沸水冲服2~3次即可止咳。

⑥ 感冒初起，刚感到鼻、喉发痒时做下述体操2~3次即能痊愈。方法是：两脚稍分开直立，脖子伸直，头尽量上顶，两眼睁大，尽量伸长舌头，两手十指伸直，然后从头顶至手、脚趾使劲用力，直至全身震颤，并不断发出"嗳"声，反复2~3次。

小贴士　孕妇可以服用什么药

虽然怀孕时用药确实有着这样那样的坏处，但在某些特殊情况下，准爸爸和准妈妈们还是需要在医生的指导下服用一些药物，如：斯利安是预防神经管缺陷的药物。据我国卫生部的建议，所有新婚妇女从结婚时起到怀孕后3个月，都应该服用"斯利安片"，经产妇再次怀孕时，也应从孕前开始服用此药，因为斯利安可预防神经管畸形的发生。另外，如果准妈妈孕前有轻度贫血，要在医生指导下补充一些铁剂；如果缺碘，也要在医生指导下补碘。

十月怀胎全程指导

18 孕妇能做X线检查吗

X线是一种放射线，对人体具有一定的危害，特别是对胎儿。妊娠3个月以内，正是胚胎器官形成时期，照射X线有很强的致畸作用，可使流产、死胎的发生率大大提高。在妊娠中期，胎儿的骨骼、神经、生殖腺等还在继续发育，因而也应避免X线检查。

如果必须进行X线检查，应注意以下几点：

尽可能在妊娠晚期进行检查，这时胎儿各器官均已完成发育，很小剂量的X线摄片不致引起胎儿的变化。特别是用于诊断胎儿骨骼发育是否异常时，此期胎儿骨骼发育成熟，易于识别。

如孕妇需要做X线检查时，应避开腹部，只照需要检查的局部。

如必须做X线检查时，最好做X线摄片检查，摄片的X线剂量远远小于透视。

在孕早期做过大剂量X线检查，特别是腹部检查的孕妇，可请医生做产前诊断，了解胎儿是否发生畸形。

19 做B超检查会不会伤害宝宝

B超检查，是利用超声波的物理特性和人体组织结构的声学特点密切结合的一种物理学检查方法，已广泛运用于疾病诊断。为孕妇进行B超常规检查，对降低胎儿死亡率，保证出生婴儿质量具有很重要的意义。

1 B超检查时，超声强度低，持续时间不超过30分钟，对胎儿是安全的。但检查次数最好不要超过3次：

2 妊娠头3个月内做一次B超检查，以确定宫内妊娠，并了解早期胚胎发育情况，核对孕周等。

3 妊娠中期即4~7个月时，做一次B超检查，主要是监测胎儿生长发育，了解有无明显先天畸形等。

4 妊娠晚期或接近分娩时做B超检查，目的是了解羊水量、胎盘功能，监测胎儿是否宫内缺氧等。

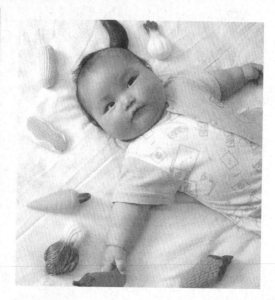

十月怀胎全程指导

20　B超检查时间不宜过早

在胚胎发育的早期，特别是妊娠5~8周，即胚胎分化和形成的关键时期，是胚胎的高敏阶段，此时若进行B超检查，有可能造成胚胎的发育异常。因为B超检查所使用的高频超声波，波长短，能量集中，强度大，振动较剧烈，结果可能产生机械、光、电、化学及生物等多种效应。

美国有专家做动物试验表明，妊娠大鼠在孕早期连续受超声扫描后，鼠胎仔出生时体重下降；湖北医科大学对怀孕6~9周的孕妇做超声扫描后，取绒毛组织分析，发现姐妹染色体交换（SEC）明显上升，而姐妹染色体交换升高是染色体DNA受损的敏感指标；我国的一些医学研究也证明，B超检查对孕早期绒毛超微结构、细胞膜有直接损害。

因此，孕早期妇女应慎做或不做B超检查。如果有明显适应证要做，应以少剂量、小的辐射强度和最短的辐射时间为宜。

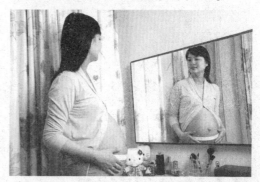

十月怀胎全程指导

21　孕妇不宜做CT检查

孕妇怀孕头3个月内接触放射线可能引起胎儿脑积水、小头畸形或造血系统缺陷、颅骨缺损等严重恶果。

CT是利用电子计算机技术和横断层投照方式，将X线穿透人体每个轴层的组织，它具有很高的密度分辨力，要比普通X线强100倍。所以，做一次CT检查受到的X线照射量比X线检查大得多，对人体的危害也大得多。因此，孕妇做CT检查会产生严重的不良后果。所以，如果不是病情需要，孕妇最好不要做CT检查。

孕妇应注意远离电磁辐射

最新研究报道指出，怀孕早期的妇女如果每周在电脑前工作20个小时以上，其流产率增高90%，畸形胎儿的出生率也会提高。因此，孕前及怀孕早期妇女还是尽可能远离手机与电脑。

专家提议，应让孕前女性及孕妇暂时离开电脑、电视等视屏岗位，至少在怀孕的头3个月，即胎儿器官形成期，暂离此类工作环境，仍在这一工作岗位的，必须穿着特殊防护服装。长期在电磁辐射环境下工作的孕妇，即使顺利产下婴儿，婴儿的智力和体质也可能已经受到损伤。

家庭是电磁辐射较为集中的场所，孕妇应远离电视、电脑、微波炉，必要时可穿屏蔽电磁辐射的特殊防护服。

中草药对胎儿有没有不良影响

近几年的优生遗传研究证实，部分中草药对孕妇及胎儿有不良影响。中草药中的红花、枳实、蒲黄、麝香等，具有兴奋子宫的作用，易导致宫内胎儿缺血、缺氧，甚至引起流产、早产。大黄、芒硝、大戟、商陆、巴豆、芫花、牵牛子、甘遂等中草药，可通过刺激肠道，反射性引起子宫强烈收缩，从而导致流产、早产。有些中草药本身就具有一定的毒性，如斑蝥、生南星、附子、乌头、一枝蒿、川椒、蜈蚣、甘遂、芫花、朱砂、雄黄、大戟、商陆、巴豆等，所含的各种生物碱及化学成分十分复杂，可直接或间接影响胎儿的生长发育。

在怀孕最初3个月内，除慎用西药外，中草药亦应慎用，以免造成畸胎。对含上述中草药的中成药也应警惕，避免服用。

24 孕妇不宜擅自服药

十月怀胎全程指导

过去人们曾认为，母亲的胎盘能保护成长中的胎儿不受母体内有害因素的影响。事实上，母亲消化吸收的所有东西都会在一定程度上，以某种方式进入她子宫内的新生命。药物能像氧、二氧化碳、氯化钠、水一样透过胎盘。

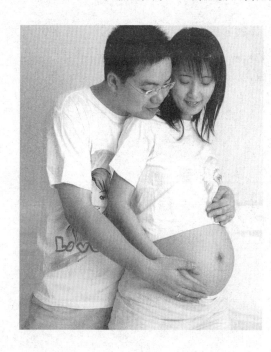

由于胎儿各器官功能发育不完善，对药物的敏感性高，分解、解毒能力低，排泄慢，特别是妊娠头3个月，最易受药物的影响，一些对母体并无损害的药物却能造成胎儿畸形。原则上，孕妇绝对不能自己擅自用药，就是一些常用的感冒药和泻药也会引起子宫收缩，刺激肠道，导致不良后果。镇静剂、安眠药等会导致畸形儿，是绝对不能服用的，泻药不能轻易服用。服用效力过强的泄泻药，会导致流产或早产。

近年来，即使是那些对孕妇来说可能是有益的综合维生素药剂，也要经过医生同意，确定无弊后方能使用，不能擅自服药。

25 孕妇不宜涂用清凉油、风油精

十月怀胎全程指导

清凉油、风油精中含有樟脑，而樟脑经皮肤吸收对人体有一定的危害。若孕妇用了樟脑制剂，樟脑可通过胎盘屏障危及胎儿，甚至造成胎儿死亡。因此，孕妇特别是在怀孕头3个月内不要使用清凉油、风油精，也要避免接触含樟脑成分的各种制剂。

十月怀胎全程指导

26 孕妇不宜使用利尿剂

随着妊娠月份的增加，孕妇下肢等处会出现不同程度的水肿，俗称"胎肿"。对于孕期水肿，一般无须处理，除非是高度水肿并伴有大量蛋白尿，要到医院进行适当处理。有些孕妇为了减轻水肿，自己使用利尿剂是非常危险的。

利尿剂，特别是噻嗪类药物，不但可导致低钠血症、低钾血症，还可以引起胎儿心律失常、新生儿黄疸、血小板减少症。现已证明，在妊娠期间使用利尿剂，还可使产程延长、子宫收缩无力及胎粪污染羊水等。还有报道，使用噻嗪类利尿药可使胎儿患出血性胰腺炎。

十月怀胎全程指导

27 孕妇不宜服用驱虫药和泻药

肠寄生虫病，特别是蛔虫症，在卫生习惯不太好的人群中相当普遍。妊娠期间，若无紧急症状，一般不主张驱虫治疗，因目前所用的各种驱虫药物均有不同程度的毒性和不良反应。在妊娠期间特别是妊娠早期(妊娠前3个月内)，胎儿处于器官分化阶段时，不宜使用有毒性药物。此外，驱虫时需要在服药后加用泻药，而泻药偶可使肠蠕动增快，引起流产、早产，故孕期不宜服用。

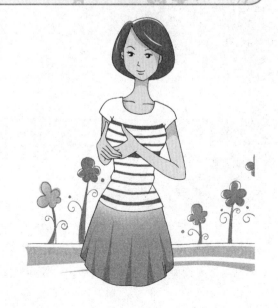

28 预防先天性风疹综合征

　　妊娠早期即妊娠12周以前，是胚胎及胎儿各组织器官生成和分化的时期，对外界因素比较敏感。若在此时感染病毒，诸如风疹病毒、巨细胞病毒等，则病毒可通过胎盘累及胎儿，使胎儿出现各种畸形，尤其感染风疹病毒后，胎儿致畸的可能性最大。

　　风疹是一种经呼吸道由风疹病毒引起的急性传染病，临床表现特征为发病后出现低热或中度发热，伴头痛、咳嗽、流涕等症状，一般于发热1~2天后即出现皮疹，先见于面部，迅速蔓及全身，为粉红色斑丘疹，可持续3天左右，疹退后病情逐渐好转而恢复。风疹病毒可以通过胎盘，使胎儿发生先天性风疹，重者胎死宫内，幸存者出生后可出现风疹综合征，表现为先天性白内障、先天性心脏病、严重听力障碍和智力发育迟缓。这些症状不一定出生后立即

出现，有时在出生后数周乃至数月才表现出来。此种出生缺陷婴儿的发生率，因孕妇患病时期不同而不一样。据报道，妊娠1~4周感染，畸胎发生率高达50%，5~8孕周为22%，9~12孕周为10%，13~16孕周为11%，17~25孕周为6%，26~40孕周仅为1%。因此，孕妇特别是在妊娠12周以前，应尽量少去公共场所，尤其是在风疹流行时期，应避免接触风疹病人。

　　对有风疹接触史或疑有风疹症状的孕妇，可测定风疹抗体，如发现异常时，说明近期有过风疹病毒感染，为避免出生畸形婴儿应考虑终止妊娠。

　　近年来，许多国家对育龄期妇女普查风疹抗体，对缺乏抗体的妇女常规接种特制的风疹疫苗，使其获得免疫而不再受风疹病毒感染，但接种后3个月内应避免妊娠。

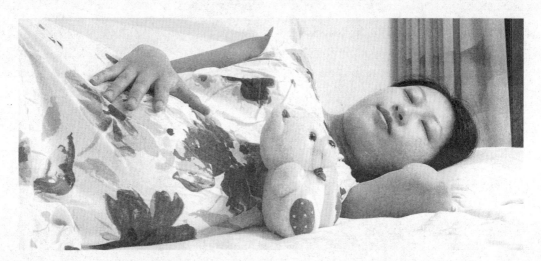

十月怀胎全程指导

29 孕妇不宜从事的工作

不宜从事下列工作:

1 接触有刺激性物质或有毒化学物质的工作。

2 受放射线辐射的工作。

3 经常抬举重物的工作。

4 频繁上下楼梯的工作。

5 震动或冲击能波及腹部的工作。

6 长时间站立的工作。

7 高度紧张、不能适当休息的工作。

8 在室温过高或过低的地方作业的工作。

9 远离别人、独自一人进行的工作。

十月怀胎全程指导

30 孕妇应避免接触的化学物质

从事化工行业的女工经常会接触某些化学毒物,有些化学毒物会对母婴健康造成严重危害,并且极易造成婴儿先天畸形。

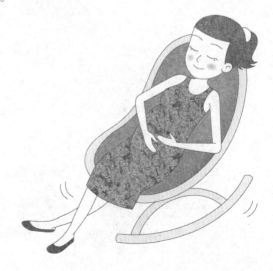

如经常接触含铅、镉、甲基汞等重金属的化工产品,会增加孕妇流产和死胎的危险性,其中甲基汞可导致胎儿中枢神经系统的先天疾患。

铅与婴儿智力低下有密切关系。

妇女怀孕后接触二硫化碳、二甲苯、苯、汽油等有机物,流产发生率明显增高,其中二硫化碳、汽油还会促进妊娠中毒症的发生。

据报道,从事氯乙烯加工和生产的妇女所生婴儿先天痴呆率很高。

31 孕妇接触农药危害大

当孕妇接触农药后，大部分农药会被孕妇吸收，并通过胎盘进入胎儿体内，甚至在胎儿体内的浓度比母体血中的浓度还高，从而导致胎儿生长迟缓、发育不全、畸形或功能障碍等，这也是引起流产、早产和胎儿宫内死亡的原因之一。特别是怀孕早期，正是胚胎重要器官组织分化发育的关键时期，对外界有害因素的干扰与损害特别敏感，如此时孕妇接触农药将非常容易导致胎儿畸形。

农药中铅、汞、砷等毒性物质如果进入胎儿体内，由于胎儿肝脏和肾脏的代谢、解毒、排泄功能还不完善，很容易因毒物积聚而中毒，而且胎儿对有毒物质的敏感性高。所以，一旦发生中毒，对胎儿的危害性将比成人大得多。

为了保障母婴的健康，孕妇应避免接触农药。

32 孕妇要谨防煤气中毒

一氧化碳俗称煤气，是无色、无味的气体。当空气中的一氧化碳浓度达0.06%时，1小时便能引起中毒；如果达0.32%，只需30分钟就可使人陷入昏迷而死亡，因此要提高警惕，谨防煤气中毒。

孕妇吸入的氧气不但要供给本身需要，还要满足腹中胎儿生长发育的需要。孕妇心脏功能、肾的排泄功能、肝的解毒功能等较平时大大增强，孕妇身体的代偿能力几乎达到了极限，而且孕妇血红蛋白本来就偏低，如果孕妇血液中一氧化碳浓度上升，会使本已偏低的血红蛋白和一氧化碳大量结合，使血红蛋白和氧结合的机会大大下降，容易造成供氧不足和发生一氧化碳中毒，中毒症状较为严重。

在孕早期，一氧化碳中毒可影响胎儿生长发育，造成胎儿畸形、流产或胎死宫内。在孕晚期，一氧化碳中毒可造成胎盘早剥、早产、胎儿死亡。因此，孕妇一定要谨防煤气中毒。

十月怀胎全程指导
33 孕妇开车应谨慎

孕妇中有不少人是上班族，有的还是开车族。开车时，长时间固定在车座上，准妈妈盆腔和子宫的血液循环都会比较差。开车还容易引起紧张、焦虑等不良情绪，不利于胎儿的生长发育。如遇紧急刹车，方向盘容易冲撞腹部，引起破水。怀孕期间，准妈妈的反应会变得比较迟钝，开车容易发生危险。所以，准妈妈最好不要开车。如果必须开车，准妈妈请遵守以下"安全平安开车守则"：

1 时速勿超过60千米。

2 避免紧急刹车。

3 每天沿熟悉的路线行驶，而且连续驾车不要超过1小时。

4 不要在高速公路上开车。

5 怀孕32周以上的孕妇最好不要开车。

6 开车时请系好安全带。

十月怀胎全程指导
34 孕期可以旅行吗

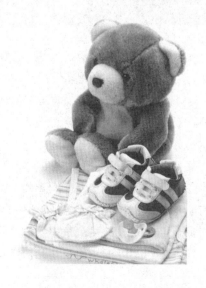

在妊娠中期，早孕反应已过，生活恢复规律，腹部又不算太大，行动还算灵活，所以此时很适宜外出旅行。既可更换生活环境，呼吸新鲜空气，观赏美景，又有利于孕妇和胎儿的身心健康。但孕妇出外旅行也有一些不利因素，如旅途疲劳和颠簸可能会造成早产或流产，卫生和营养得不到保障会感染疾病和造成营养不良。因此孕妇如果打算出外旅行，首先，要征得医生的同意，外出前需去医院检查身体，征询医生对外出的意见，如果经过医生检查同意孕妇外出，也要听从医生的劝告；其次，旅行生活很紧张，要事先制订计划，留出宽松的休息时间，免得身体疲劳，精神紧张；再次，在旅途中必须要有人陪伴，外出旅行有很多繁琐事宜，需要有人跟前跑后，孕妇也需要人照顾，出现异常情况，能帮助联系和护送医院治疗；另外，注意避免去路途颠簸、人多拥挤的地方，应选择较为平稳的交通工具。一般最好选择在天气好的时候去郊游，既观光美景、呼吸新鲜空气，又不会发生危险，达到有利于孕妇和胎儿的身心健康的目的。

35 孕妇出游做足安全准备

十月怀胎全程指导

旅游就是让自己充分休息。行程紧凑的旅行团不适合准妈妈参加，定点旅行、半自助式的旅行方式比较适合准妈妈。在出发前必须查明旅游地区的天气、交通、医疗与社会安全等状况，若自觉无法掌握，不去为宜。

途中要有人全程陪同。孕妇不宜一人独自出游，与一群陌生人出游也不恰当，最好是丈夫、家人或好友等关心、爱护自己的人在身边陪伴，不但旅程较为愉快，也有人可以照顾，或视情况改变行程。

避免吃生冷、不干净或吃不惯的食物，以免消化不良、腹泻等身体不适。奶类、海鲜等食物易腐坏，若不能确定是否新鲜，应不食为宜。多喝开水，多吃水果，可防脱水与便秘。

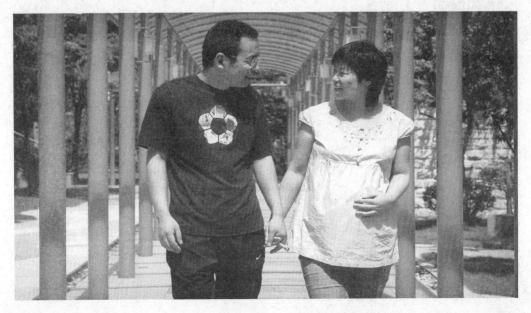

旅游前应观察当地气候，衣着以穿脱方便的保暖衣物为主，如帽子、外套、围巾等，以预防感冒，若天气炎热，帽子、防晒油、润肤乳液则不可少，平底鞋方便舒适，最好准备一双好走的鞋；新鞋别带出门，以免脚痛，托腹带与弹性袜可减轻不适，多带纸内裤以备不时之需。

避免到交通不便的地区，蚊蝇多、卫生差的地区更不可前往旅游，传染病盛行的地区尤应避免。

最好选择卫生环境较佳的饭店投宿，回到房间若觉双脚疲累，可抬高脚休息或按摩放松。若身体不适，最好有同伴留在饭店陪伴休息，不要勉强一定得参加全程旅游。

坐车、搭飞机一定要系好安全带，尤其须先找到离座位最近的洗手间在哪里，因为孕妇容易尿频，憋尿对孕妇不利，最好能每小时起身活动十分钟。登山、走路也都注意不要太费体力，一切要量力而为。更具刺激性的行程等生完宝宝再说吧！运动量太大，容易造成体力不堪负荷，容易导致流产、早产及破水。

36 如何让怀孕期间的工作舒适轻松

怀孕期，将办公室做一些简单的布置，就可以舒适地工作了，每一点微小的变化都会给你带来一天的好心情，试试看吧！

1 把脚放舒服：可以在办公桌底下放个鞋盒作搁脚凳，并放双拖鞋。

2 穿舒适的鞋：最好选择一双松软、合脚、低鞋跟的鞋。

3 穿宽松舒适的连衣裙：制服的弹性适合你坐下并站起。

4 找其他做过母亲的同事帮助。

5 多喝水：在你的办公桌上准备一个大水杯，随时填满你的喝水杯。

6 如果你不得不去洗手间，应尽快去。

7 把你的桌椅调整得尽可能地舒适。

8 避免危险的工作场所。

9 自我减压：如果在工作场所不能自己调节压力，尝试一些办法去对付它，如深呼吸、舒展肢体、做简短的散步等。

10 接受帮助：如果你的同事小心地照料你，你不要介意，应为有一个支持你的空间而满意。在你的生命里，这是一个非常特殊的时期，所以不必感到害羞而拒绝别人的帮助。

11 工作一段时间后要适当地做做伸展运动，拍腿并适当按摩小腿部以放松压力。

37 缓解妊娠期疲劳的方法

　　孕妇的身体承受着额外的负担，孕妇会变得特别容易疲倦、嗜睡、头晕、乏力，这种疲倦感在孕早期和孕晚期尤为明显。专家建议，怀孕期间，孕妇想睡就睡，不必做太多事，尽可能多休息，早睡觉。

　　以下列举6种减轻疲倦、恢复精力的方法：

1 想象：想象一些自己喜欢去的地方，例如公园、农家小院、海边、小溪、高山、一望无际的平原等。把思绪集中在美好的景色上，可以使人精神饱满、心旷神怡。

2 聊天：聊天是一种排解烦恼、有益心理健康的好方法，不仅可以释放和减轻心中的种种忧虑，而且可获得最新的信息。在轻松愉快的聊天中，也许你会忘却了身体的不适。

3 按摩：闭目养神片刻，然后用手指尖按摩前额、双侧太阳穴及后脖颈，每分钟16拍，可健脑养颜。

4 听胎教音乐：选择一些优美抒情的音乐或胎教磁带来听，以调节情绪。

5 发展兴趣：动手制作一些小玩具、小动物、小娃娃，或学习插花艺术，为即将出生的宝宝做一些小衣物。

6 散步：去洁净、安全、充满鸟语花香的公园或其他场所散步。

38 注意预防胎儿唇腭裂

　　影响胚胎发育、造成唇、腭裂畸形的因素，主要包括遗传因素及环境因素。

🎵 遗传因素

　　有20%左右的唇、腭裂患儿显示存在遗传因素，在他们的直系或旁系血亲中，有类

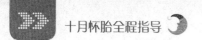

似的畸形存在，而这种遗传性，可以因生活条件的改变或新陈代谢的变异而发生变化，不是一成不变地遗传给后代。

妊娠反应、厌食、慢性疾病、消化吸收不良等造成营养失调，从而影响胎儿发育。

病毒感染：在妊娠头3个月内患风疹的孕妇，出生的婴儿很多患有唇腭裂。除风疹病毒外，孕妇被其他病毒感染也可导致婴儿先天畸形。

🎵 环境因素

营养不良：在妊娠头3个月内，孕妇因

---

39 孕妇居室不宜铺地毯

十月怀胎全程指导

很多孕妇的居室内都铺有地毯，人们认为它能够吸收噪声和尘埃。尤其是那些气候寒冷的地区，原本并没有铺地毯，为了让孕妇脚下保暖特意铺上地毯。

这对于孕妇不太适宜。因为地毯上可储存人们从外界带回的铅元素，它对胚胎有毒害作用；地毯还是螨虫栖身的好地方，可使螨虫在这里排泄，排泄出的小颗粒极易被孕妇吸入，使她们发生过敏性哮喘；地毯对水果、蔬菜及家用防腐剂的吸附力也很大，即使多年停用后仍有毒物存在，使用吸尘器也无济于事。

---

40 哮喘病患者孕期注意事项

十月怀胎全程指导

妇女怀孕后，机体发生了复杂的变化，但专家认为，绝大多数孕妇的病情与孕前相似。哮喘的轻度或中度发作对胎儿影响不大，但若发作持续24小时以上或经积极治疗12小时以上没得到缓解，则会造成体内严重缺氧，全身功能紊乱，危害母体和胎儿的健康。

在妊娠期，要注意避免哮喘发作，减少接触引起发作的因素，消除紧张情绪，积极休息。如果哮喘发作，仍可使用孕前所使用的较有效的药物。例如氨茶碱、麻黄碱、异丙肾上腺素气雾剂、沙丁胺醇（舒喘灵）气雾剂等，都可使用。但要避免用含有碘剂的药物，这类药可造成胎儿甲状腺肿或甲状腺功能减退。对一般的发作，最初可用沙丁胺醇（舒喘灵）气雾剂，这种药对全身的作用较弱，但心功能不全及高血压患者慎用。也可口服氨茶碱或麻黄碱。至于肾上腺素，严重高血压、心律不齐者忌用，而且在妊娠早期及妊娠晚期，对胎儿均会产生不良影响。

对严重的哮喘发作，可否使用皮质激素呢？国内外专家认为，严重哮喘发作或哮喘持续状态对母体及胎儿的危害性要比皮质激素引起的不良反应更严重，在关键时刻应尽早使用。但应用皮质激素，压制了孕妇自身的垂体——肾上腺轴，需停药1年左右才能恢复。在此期间，患者对分娩、出血、麻醉、手术的耐受性较差。

适量的丙酸培氯松气雾剂对母体和胎儿都较安全，如在孕前已使用此药，妊娠期可继续使用，使母子安全度过妊娠难关。

哮喘伴有呼吸道感染者，可用红霉素治疗，不宜使用青霉素。

41 孕妇在春季的注意事项

十月怀胎全程指导

孕妇在春季应注意：

♫ 保持良好的心理状态

胎儿生长所处的内分泌环境与母体的精神状态密切相关，孕妇保持心情舒畅、乐观豁达、情绪稳定，有利于胎儿生长及中枢神经系统的发育。春季气候多变，容易干扰人体固有的生理功能。如自身适应能力差，可出现机体内外失衡，导致心理混乱的状况。因此，春季调节情绪很重要。

♫ 提倡户外运动

冬季日照短，紫外线不足，户外运动少，容易造成维生素D缺乏。春季来临之际提倡孕妇走出家门，多晒太阳，呼吸新鲜空气，适当的日光浴有利于钙、磷的吸收及胎儿骨骼的生长，并可以防止孕期缺钙引起的小腿抽筋现象，另外提醒敏感体质的孕妇，春季空气中花粉含量增高，户外运动应避免去人多拥挤之地，如出现过敏反应需及时就医。

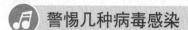

警惕几种病毒感染

风疹病毒：是一种致畸病毒，主要经呼吸道传播，可以引起先天性心脏病、白内障、耳聋等先天畸形，早孕妇女不能接种风疹疫苗，疫苗中的减毒病毒同样会毒害胎儿，孕妇应避免接触风疹患者，如有接触史，应尽快到医院检查血液以早期诊断。

戊肝病毒：春季是肝炎的多发季节。戊肝以孕妇及中老年多发，主要经消化道传播。预防戊肝需要做好个人卫生，饭前便后洗手，避免不洁饮食，消灭传播媒介，灭蝇灭蟑等。

十月怀胎全程指导

42 孕早期应警惕的危险症状

孕早期，多数孕妇都会出现不同程度的早孕反应。如恶心、呕吐、乏力、头晕等，这是怀孕后体内一系列代谢变化和生理改变造成的。对早孕反应，目前没有什么特效的治疗方法。因此，一般的早孕反应不需要治疗。但如果出现以下异常情况，应立即去医院治疗。

孕早期突然出现小腹剧痛，并伴有恶心、呕吐，甚至发生晕厥，或有少量阴道流血。遇到这种情况，应考虑到宫外孕。特别是输卵管妊娠，管腔破裂，出血会很急，严重者在短时间内大量失血休克，甚至死亡。因而遇到这种情况，一刻都不要停留，立即送医院检查。

阴道流血伴有轻微腹痛、腰酸，可能是先兆流产。出现这种情况要到医院检查，出现先兆流产后，如果医生认为胎儿正常，经过休息和适当治疗，流血可停止。

一般的早孕反应是正常的，经过休息、饮食调理，绝大多数孕妇不影响学习和工作。但如果呕吐剧烈，不能进食，应请医生治疗，纠正电解质不平衡，以免影响母胎健康。

胎儿在宫内生长的速度有一定的规律性，子宫底的高度随妊娠月份而变化，孕妇体重也随妊娠月份增加。如果子宫增大速度与妊娠月份不符，有两种可能：一是子宫增大速度过慢，可使胎儿发育迟缓或胎死宫内；二是子宫增大过快，可能是多胎妊娠、羊水过多或葡萄胎等，应请医生诊断。

十月怀胎全程指导

43 本月推荐菜谱

🥕 拌藕丝

原料：鲜藕250克，山楂糕50克，白糖50克，醋、香油、味精各适量。

制作：

1 将鲜藕洗净，去皮，切成丝。

2 将山楂糕切成丝，放入盘中备用。

3 将藕丝用沸水烫透，捞出用凉水过凉，控出水分。

4 将醋、香油、白糖调成汁。

5 将藕丝盛入盘中，把山楂糕丝放在藕丝上，码成塔形，把兑好了的汁浇丝上即成。

特点

酸甜可口，是消暑的佳肴，也是孕吐期孕妇开胃食品。

🥕 八宝饭

原料：糯米500克，蜜枣6克，桂圆肉6克，南瓜子仁3克，红绿色瓜条6克，莲子6克，青梅片6克，豆沙90克，白糖90克，板油丁15克，猪油30克。

制作：

1 糯米淘洗干净，冷水泡2小时取出，放入蒸笼蒸25分钟。

2 把糯米饭倒入瓷盆，加入白糖90克，猪油30克拌匀。

3 大碗一个，碗内涂上猪油，摆上红绿色瓜条、莲子、青梅片、蜜枣、桂圆肉、南瓜子仁，摆成各种鲜艳喜欢的图案。舀出部分糯米饭放在大碗内，摊成碗形，中间放入猪油，豆沙，板油丁，再舀

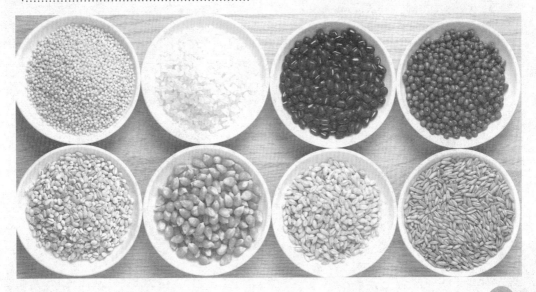

些糯米饭盖在上面，贴牢。

④ 把装好桂圆肉、蜜枣等配料及糯米饭的大碗放入蒸笼上蒸透，蒸至油、糖和饭融合在一起，糯米饭呈红色为止，覆扣在盘中。拿掉扣碗，即可食用。

特点

花色美观，香甜可口。功能是滋阴养血，非常适合孕妇食用。

🥕 什锦苹果

原料：苹果5个（大小均等），梨脯30克，山楂糕30克，葡萄干30克，杏脯30克，白糖50克。

制作：

❶ 将梨脯、山楂糕、杏脯均切成2厘米方丁，放入葡萄干搅拌均匀，分成5份。

❷ 苹果去皮，放在案板上，从上面片下一片厚约1厘米的片，把苹果中间的核用刀除去，成为一个小碗状，将片下的片放回原处，仍为一个苹果。

❸ 在苹果中间放上果脯，将盖盖好，

放入平盘中码整齐，送入蒸锅蒸约15分钟，取出。

④ 炒锅洗净，放清水80毫升，放入白糖，糖汁熬至略浓时，淋在苹果表面即可上桌。

特点

口味丰富，香甜适口。蒸苹果时，不可将其蒸时间过长，以免破坏完整性。

🥕 水晶菠萝

原料：菠萝250克，白糖250克，凉粉200克，白醋和盐各少量。

制作：

❶ 将菠萝切成片，分别摆在几个小碗中。

❷ 将白糖、醋、盐、水，上蒸笼，蒸至溶化，稍微放凉后倒在小碗中，然后放在冰箱中。

特点

凉甜可口，具有浓香菠萝味。

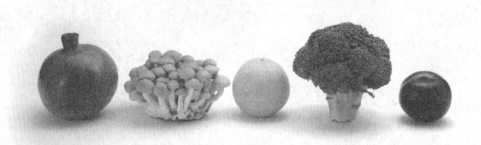

Part 4

第三个月(9~12周)：
重要的过渡期

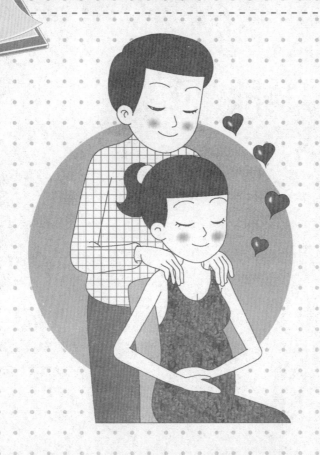

1 胎儿的成长

从此期开始胚胎可正式被称为"胎儿"了。身长7.5~9厘米，体重约为20克。

胎儿外观几乎与常人完全一样。尾巴不见了，眼、鼻、耳等器官清晰可辨。手、足及指（趾）一目了然，指（趾）甲、睫毛开始形成。

内脏器官愈加发达并开始发挥其功能。例如，肾脏开始产生尿液并有排泄功能，外生殖器官成形，此期男女性别会迅速发育，可从外观上区分男女。

胎儿周围充满羊水，开始制造胎盘组织。

自怀孕10周左右，多普勒超声波可以清晰听到胎儿的心跳。

2 母体的变化

这个时期是早孕反应最为严重的阶段。除了恶心、呕吐外，胃部不适感明显，胸部还会有闷、热等症状。很多人会出现便秘、头痛、倦怠等症状，阴道分泌物增多，但无异味。

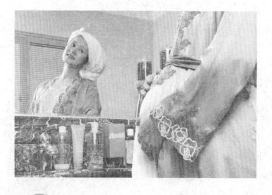

子宫如拳头般大小，直接压迫膀胱，出现尿频现象；腰部也感到酸痛；脚部容易出现痉挛现象。

乳房比以前增大明显，孕妇自觉胀痛，乳头和乳晕颜色加深、变暗。

此期虽然腹部隆起不明显，缺乏外在的"孕味"，但是严重的"害喜"症状足以使孕妇"孕感"十足啦！

3　本月应该了解与准备的事

至少应在本时期之前接受初次的产前检查，然后每3～4周作一次定期检查。

4　本月注意事项

和怀孕两个月时相同，此时也容易流产，生活细节上须留意小心。

平常如有做运动的习惯，仍可持续，但必须是轻松且不费力，如舒展筋骨的柔软体操或散步，剧烈运动应避免尝试，也不宜搬重物和长途旅行，至于操持家务可请丈夫分担，不要勉强，上下楼梯要平稳，尤其应随时注意腹部不要受到压迫。

上班的职业妇女，应保持愉快的工作情绪，以免因心理负担过重、压力太大而影响胎儿的发育。此时若能取得同事和上司的谅解，继续工作应不成问题。

在这个阶段，夫妻最好不要行房事，至少也需要节制，且避免压迫到腹部的体位，时间则越短越好。

此外，为预防便秘，最好养成每日定时如厕的习惯，可在清晨起床后饮用凉牛奶或凉开水。下腹不可受寒，注意时时保暖，不熬夜，保持有规律的生活。分泌物若增加，易滋生病菌，应每天淋浴，以保持身体的清洁。

如果发生下腹疼痛或稍许出血时，可能是流产的征兆，应立刻去医院求诊。

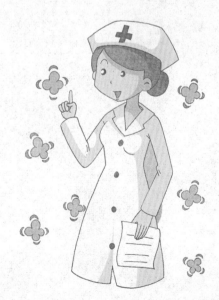

5 孕早期应停止或减少性生活

十月怀胎全程指导

在怀孕早期，由于有早孕反应，又考虑胎儿的事情，孕妇的性欲和性反应受到抑制。但是，丈夫并没有这些困扰，因此这是难办之处。

这个时期胎盘还没有完全形成，处于不稳定状态，具有把胎儿维护在子宫里的功能的孕激素分泌还不充分，因此是最容易发生流产的时期。所以性交次数应比平时减少，也要减少刺激。

性交的体位，如果是正常位，要让在上面的丈夫伸开胳膊，不要压迫孕妇的身体，特别是腹部。还有，孕妇采取将两腿伸直的伸张位，使男性的生殖器不能插入很深，也是理想的。

性交高潮时，要注意慢慢地抽动，进行中不要频繁变换体位。

有习惯性流产的人，或曾经流产身体已恢复了的人，也不是绝对禁止性交，但要遵医嘱。

6 孕妇的情绪与优生

十月怀胎全程指导

人的情绪与人的身体健康有着密切的关系，尤其对于孕妇来说，愉快稳定的情绪是保证胎儿健康生长的重要条件。孕妇的情绪波动会影响内分泌和血液生成，从而影响胎儿的发育。例如，过度紧张会分泌过多的皮质激素，能阻碍胎儿上颌骨的发育而造成腭裂。情绪不稳定的孕妇，发生难产的机率比较高。长期处于忧虑的产妇，常会引起早产、流产等。因此，准妈妈在孕期一定要心情舒畅、情绪稳定，生活要有节律，避免生气、过度狂欢等不良情绪刺激，努力培养良好的情绪。

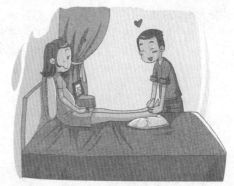

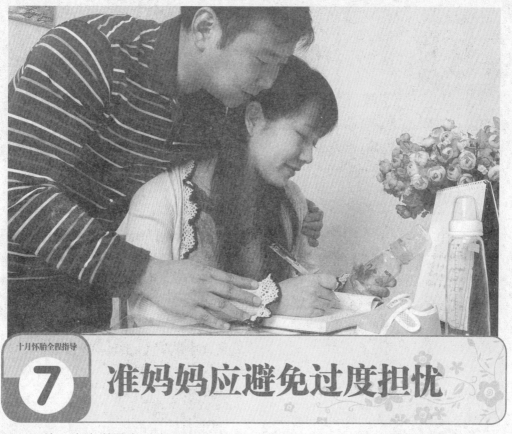

十月怀胎全程指导

7 准妈妈应避免过度担忧

目前，大多数孕妇为初孕妇，她们对孕后会产生的一切都是陌生的，对将要发生的事有一种担心和恐惧的心理。孕妇担心孩子会不会有缺陷，担心自己过去接触过的有毒物质会不会对胎儿产生不良影响，患过病的妇女担心自己服过的药会影响到胎儿的发育，特别是有高血压、心脏病的孕妇担心怀孕会加重自身病情的同时影响到胎儿的健康成长。高龄孕妇则担心会生个畸形儿，同时又担心分娩时会难产。诸如此类的担心和忧虑，常使孕妇处于不良的心理状态中。

所有这些担心、恐惧和思虑都会使肾上腺皮质激素的分泌增加，如果长期处于担惊受怕、精神高度紧张的状态之中，通过神经分泌机制的调节，肾脏会分泌大量肾上腺皮质激素。因体内肾上腺皮质激素堆积过多，会直接影响到胎儿的生长发育。

因此，对于孕妇的担心心理，要及时消除。这主要是依靠科学手段，分析症结，及时解决。有遗传病史的高龄孕妇要随时查看胎儿的发育情况，便于发现问题尽快处理。如果孕妇患有高血压、心脏病等疾病，则应按时到医院就诊，随时听取医生的建议，以保证孕妇和胎儿的健康。对于一些不必要的担心心理，孕妇通过咨询，就可放心。

孕妇应重视心理保健

人体是一个复杂的自动控制系统，人的情绪变化能引起机体内一系列连锁反应。如兴奋、精神饱满、精力充沛时，食欲增加、疾病减轻。悲伤、哀愁时，食欲减退、病情加重。愤怒时，面红耳赤、血压升高。恐惧时，脸无血色、身上冒虚汗。

胎儿在母亲子宫内生长发育期间与母体形成一个整体，母体内环境的变化与胎儿息息相关。孕妇的情绪会影响胎儿的发育，情绪异常的孕妇比情绪正常的孕妇生的孩子素质差，有的甚至发生先天缺陷。孕妇的紧张、烦躁、悲愤、忧愁情绪对胎儿有着很大的不良影响，如易导致胎动异常，甚至发生腭裂、胎儿畸形。因为孕妇心情愉快时（积极的情绪），可以使血液

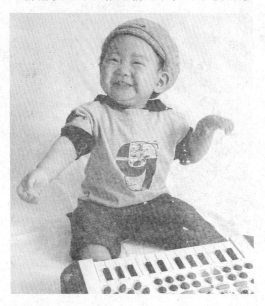

中有益于健康的化学物质增加，有利于母体的健康和胎儿的身心发育。而消极的情绪则会使血液中产生有害的化学物质，这种化学物质可随着血液通过胎盘进入胎儿体内，使胎儿产生与母体一样的情绪特征，对胚胎发育具有明显的破坏作用。如孕妇在焦虑状态下能促进肾上腺皮质激素的分泌，血液中过量的肾上腺皮质激素可以阻碍胚胎中某些组织的联合，特别是在孕早期胚胎中某些组织发育的敏感阶段，腭裂、唇裂的孩子的母亲大多在孕7～10周，即胎儿腭部发育期，有过情绪的紊乱和紧张焦虑。

因此孕妇应保持精神愉快、心情舒畅、情绪稳定，避免情绪波动、精神紧张、心情压抑，给胎儿创造一个优雅安逸的好环境，使胎儿良好发育。

孕妇应自觉控制自己的情绪，尽量不要发脾气、动怒、吵架。对工作、家庭、生活中的一些琐事不要太较真、太在意，应心胸开阔、积极乐观，遇事沉着冷静，尽量不要有烦躁、颓丧的情绪。工作不要太繁重，不要让自己经常感觉到劳累。

孕妇应认识到分娩是自然的生理过程，把生孩子想象得十分恐怖是没有必要的。胎位不正是可以纠正的，骨盆狭窄也可以在产时不出问题或少出问题，孕妇本身也会对顺产增加信心。

9 不良情绪对妊娠的影响

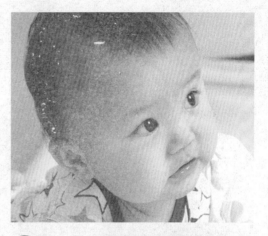

焦虑

孕妇的焦虑情绪主要表现为怕产痛、怕难产、怕产畸形胎儿，甚至对生男生女也忧心忡忡，也有少数孕妇因家庭或工作原因而产生焦虑情绪。如果焦虑情绪持续相当长的时间，孕妇就会坐立不安，消化和睡眠也会受到影响，甚至使胃酸分泌过多，发生溃疡病。据说孕妇妊娠中毒症也与焦虑和情绪紧张有关。焦虑还可使胎儿胎动频率和强度倍增，胎儿长期不安，影响健康发育，出生后可有瘦小虚弱、体重较轻、躁动不安、喜欢哭闹、不爱睡觉等表现。

悲伤

孕早期孕妇如果情绪悲伤，肾上腺皮质激素分泌就会增加，可能导致流产或生出畸形儿。孕妇如果受到强烈的精神刺激、惊吓或忧伤、悲痛，自主神经系统活动就会加剧，内分泌也会发生变化，释放出来的乙酰胆碱等化学物质可以通过血液经胎盘进入胎儿体内，影响胎儿正常的生长发育。孕妇情绪由于悲伤，过于消沉，也会影响食欲，导致消化吸收不好。同时，身体各器官都会处于消极状态，对胎儿产生不良影响。

发怒

孕妇发怒不仅有害自身健康，而且殃及胎儿，可以使胎儿把母亲的情绪"复制"并承袭下来。发怒还会导致孕妇体内血液中的白细胞减少，从而降低机体的免疫功能，使后代的抗病力减弱。

大笑

孕妇如果大笑，会使腹部猛然抽搐，在妊娠初期会导致流产，妊娠晚期会诱发早产。

由此可见，孕妇在整个孕期应保持稳定、正常的情绪，不要过于焦虑、悲伤、愤怒，既为了自身健康，也为了给胎儿创造一个良好的内环境。

10 双胞胎孕妇注意事项

孕妇怀双胞胎或多胎后，母体处于超负荷状态，若不合理调节，就会在妊娠、分娩和产后的不同阶段，发生各种程度不同的异常变化，严重时可导致孕妇和胎儿的死亡。因此，怀双胞胎的孕妇要特别注意以下事项：

要尽早发现双胎妊娠

怀孕后，要随时注意子宫的大小，如发现子宫偏大，尤其在孕20周，子宫底高度超过正常范围，要考虑双胎妊娠的可能，应及时去医院检查，如明确是双胎妊娠，便在妊娠28周起，得到系统随访，采取各方面的保健措施。

预防双胞胎出现意外

❶ 怀双胞胎的孕妇应加强营养，以免发生贫血。通过加强营养，摄入足够的蛋白质、维生素，并加服铁剂、叶酸，以保证母婴的健康。

❷ 双胞胎孕妇在妊娠晚期容易发生急性羊水过多、胎膜早破、早产、胎儿过小等，死亡率也较高。对此，应在医生指导下加强预防。

❸ 双胞胎孕妇容易合并高血压综合征、仰卧位低血压综合征及胎儿宫内生长迟缓等，应请医生经常检查。

❹ 由于子宫过度伸展，胎盘过大，有时容易形成胎盘前置或低置，发生产前出血，也可因产后子宫收缩不良引起产后大

出血，应特别注意。

❺ 如果一胎是臀位，另一胎是头位，羊膜破后，分娩时可发生两胎头交锁，导致难产。

❻ 预防早产：由于两个胎儿在子宫内同时生长，常导致子宫过度膨胀，如果并发羊水过多，子宫的肌张力就更大，往往难以维持到足月而提前分娩。妊娠28～37周，尤其是34周后，卧床姿势最好采取左侧卧，不宜取坐位、半坐位及平卧位。若出现先兆流产征兆，应及时住院接受治疗。

预防双胞胎分娩并发症

对双胞胎孕妇采取保健措施后，一般均能使孕期延长到37周以后。这时胎儿各方面都已发育成熟，基本上具备了存活能力，以后随着胎龄的增长，胎儿不断增大，母体子宫肌肉长期处于高张力状态，如果缺乏充分的准备，突然进入分娩期，就容易发生宫缩无力、产程延长、胎膜早破、胎盘早期剥离、脐带脱垂、胎位异常、产后流血、产褥期感染等严重并发症。应对孕妇分娩并发症的措施有以下几种：

1 妊娠已足37周，可停服沙丁胺醇片，并可入院待产，以请医生帮助分娩。

2 孕妇应充分注意休息。

3 医生可进行人工破膜，为发动宫缩打下良好的基础。对做了人工破膜的产妇，医生可在产程中适当给予静脉滴注低浓度缩宫素（催产素），以调解产力，防止子宫破裂、脐带脱垂和胎盘早期剥离。

4 分娩以后，适当合理地应用一些子宫收缩剂和抗生素，有利于预防产后出血及产褥期感染。

十月怀胎全程指导

11 妊娠早期居家注意事项

孕妇应选择安静的生活环境，清新的空气以及清洁卫生的居室轻松悠闲地度过孕期。除了保证舒适的生活环境外，还应注意平时的生活起居，良好的生活习惯会保证胎儿的正常发育。

保证充分的休息与睡眠

怀孕后，身体负担逐渐加重，为了适应这一变化，孕妇的生活起居要规律，适当增加休息和睡眠的时间。一般夜间睡眠不要少于8小时，有条件的应增加午睡，避免过于劳累。睡眠时，孕妇应注意选择舒适的体位，一般认为，左侧卧位可减轻子宫右旋对血管的压迫，利于胎儿的血液供应。休息时，尽量抬高下肢，有助于减轻孕妇下肢水肿和静脉曲张。

轻松娱乐

良好的情绪是胎儿健康生长、发育的内环境。准妈妈可多听优美舒缓的音乐，远离噪声。

避免性生活

正常妊娠对性生活虽然无严格禁忌，但妊娠3个月内，由于胎盘尚未完全形成，性生活刺激易导致流产，所以应尽可能避免性生活。

合适的衣着

孕妇新陈代谢加快，容易出汗，应穿宽松、柔软、舒适的棉织衣物，腹部不宜用皮带勒紧。夏季注意避暑，勤换衣服，冬季注意保暖。乳房应用合适的乳罩托住，不宜勒紧。孕期不宜穿高跟鞋，以免跌倒损伤，导致流产。

🐰 避免负重与出行

怀孕后孕妇要尽量避免冷水的刺激，避免无节制的负重，少去人流拥挤的公共场所，不宜独自长时间旅行。

🐰 控制不良嗜好

首先应戒烟。香烟中的尼古丁等有害物质可以通过胎盘进入胎儿体内。有资料表明，吸烟的孕妇发生流产、早产、胎儿宫内发育迟缓、死胎及新生儿死亡的概率均高于不吸烟的孕妇；胎儿畸形，尤其是先天性心脏病的发病率也将增高，将来儿童的智力发育也会受到影响。孕妇被动吸烟同样会对胎儿产生危害。所以，孕妇的丈夫也应戒烟，至少吸烟时要远离孕妇，尽量保持孕妇所处环境的空气清新。其次还应戒酒。酗酒会造成慢性酒精中毒，影响受精卵和胚胎的发育，容易引起流产，孩子出生后可能会有畸形、智力低下、反应迟钝等现象。所以，孕妇及其丈夫均应戒酒。另外，孕期应尽量避免或减少食用含有咖啡因的饮料和食物，如咖啡、茶、巧克力及可乐等。

🐰 避免其他有害因素

热水浴与桑拿产生的高温会损伤胎儿的中枢神经系统。电热毯、微波炉、电脑显示器产生的电磁波或微波会影响胎儿器官的发育。怀孕3个月内要禁止接触放射线，哪怕做小剂量的胸透，也要在怀孕7个月以后进行。受精第18～72天是致畸的敏感期，高峰在第30天左右，在这段时间内，要避免接触化学有毒物质和服用致畸药物。由于病毒能通过胎盘进入胎体，可造成胎儿畸形，因此要设法提高母亲身体的抵抗力，及时治疗病毒感染所致的疾病。

12 妊娠早期膳食原则

孕早期，早孕反应会使孕妇吃不下太多东西。这时应在不影响营养的情况下，尽量照顾孕妇的喜好。早餐可选择牛奶、鸡蛋和淀粉类食品，如面包、馒头、饼干等。午餐作为一天的主餐，营养丰富，除主食外，配以肉类、蛋类、蔬菜类等。晚餐应清淡、易消化和营养全面。两餐之间可食用为孕妇准备的专业配方奶粉、牛奶、果汁及水果。具体来说：

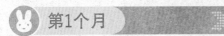

第1个月

　　孕妇往往不知道自己已经怀孕，不太注意饮食问题。其实，此时就应该多吃含必需氨基酸较多的食物，并开始多食新鲜水果。

第2个月

　　孕妇出现早孕反应，心情比较烦躁，食欲比较差，此时应多吃一些能开胃健脾、使心情愉悦的食品，如苹果、枇杷、石榴、米汤、白豆、赤豆、鸭蛋、鲈鱼、白萝卜、白菜、冬瓜、山药、大枣等。

第3个月

　　孕妇仍可能有早孕反应，情绪仍会波动，还容易发生便秘。膳食大致与第1个月相似，但必须增加含纤维素较多的新鲜蔬菜。

十月怀胎全程指导

13 孕妇饮食十忌

1　油腻而难以消化的食物：如油炸食物、香肠、熟猪肉制品、动物的头肉等。

2　辛辣食物。

3　易发生食物中毒的食物：如甲壳动物、淡菜、蚌类、野生蘑菇等，另外还有不新鲜的食物，剩饭剩菜。

4　使人发胖的食物。

5　生鱼、生肉，未熟的肉制品：如不太熟的涮羊肉、烤羊肉串、生鱼片、生肉片。

6　酒精饮品。

7　食品添加剂过多的食物和饮料。

8　罐头食品。

9　浓茶、咖啡及含咖啡因饮料。

10　不吃山楂及山楂制品。

 小贴士

准妈妈吃水果有讲究

　　孕期活动量减少，进食过多的水果，可使过多的糖储存于体内，出现肥胖，多余的糖也可通过胎盘进入胎儿体内储存，使胎儿偏胖。所以，准妈妈吃水果不是越多越好，要根据主食量的多少进食水果，但不要以水果代替主食和蔬菜，选择水果要选含糖类较少的水果为好。

14 孕妇不宜过分滋补

怀孕对家庭来说是一件大事，特别是现在，家家都希望自己的孩子健康聪明。因而不仅对孕妇呵护备至，而且用上各种补品来培育胎儿。孕妇需要营养丰富的食物，但如果滥用补品，则是有害无益了。

❶ 不要过多服用鱼肝油：鱼肝油的主要成分是维生素A和维生素D。适量服用有利于胎儿发育，防止孕妇缺钙抽筋。但如果鱼肝油用量太大，服用时间长，就会刺激胎儿骨细胞，引起严重的骨畸形。还可引起胎儿血钙过高，造成大动脉发育障碍及智力发育迟缓。

❷ 不要过量使用维生素：推荐的孕妇膳食，即可保护孕妇免于发生维生素缺乏症。如果孕妇有哪方面的症状，可在医生指导下补充。如果超量使用维生素，其毒

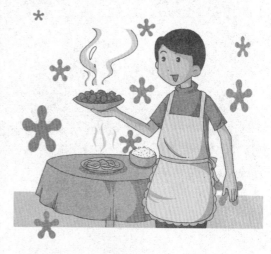

性和不良反应对胎儿及孕妇都有害。如维生素E可使人出现疲倦、头痛、恶心和肌无力。维生素K可抑制凝血酶原的产生等。

❸ 桂圆、干荔枝：其含有葡萄糖、维生素等，具有补心安神，养血益脾的功能。但其性温大热，而孕妇往往阴虚内热，多吃可造成大便干燥、胎热，出现阴道流血、腹痛等先兆流产症状。

❹ 人参：人参容易导致气盛阴耗，阴虚火旺，不仅对胎儿和孕妇无益，反而会加重妊娠反应、妊娠高血压综合征，促使流产。

另外，鹿茸、鹿胎膏、胡桃等温热大补之物孕妇也不宜服用。

小贴士

准妈妈可适当地吃些玉米

在嫩玉米粒的胚乳中，含有丰富的维生素E，而维生素E有助于安胎，可用来防治习惯性流产、胎儿发育不良等。另外，嫩玉米中所含的维生素B₁，能增进食欲，促进发育，提高神经系统的功能。在嫩玉米中还含有丰富的维生素B₆，也可有效缓解妊娠期的不适症状，对妊娠有益。

15　孕妇补充营养的注意事项

十月怀胎全程指导

女性怀孕后，为了胎儿的健康成长，特别注重营养的补充。但是，补充营养不可盲目进食，要注意以下几个方面：

不要过多地增加主食，而应增加副食品的种类和数量，尤其要注意摄入足够的蛋白质类营养物质。

饮食要多样化，避免挑食、偏食，做到营养均衡全面。

饮食要做到因人而异，根据孕妇的具体情况，并注意因地、因时、因条件地安排膳食，使饮食尽可能地符合不同孕妇的条件，避免盲从。常吃精米、精面的孕妇应多补充B族维生素，而常吃杂粮和粗粮者则不必多做补充。夏季可多吃新鲜蔬菜，秋季可多吃新鲜水果。身材高大、劳动量和活动量大的孕妇应多补充一些营养物质。不喜欢吃肉、蛋、乳制品的孕妇易缺乏优质蛋白质，可适当多吃豆类和豆制品，也可补充优质蛋白质。

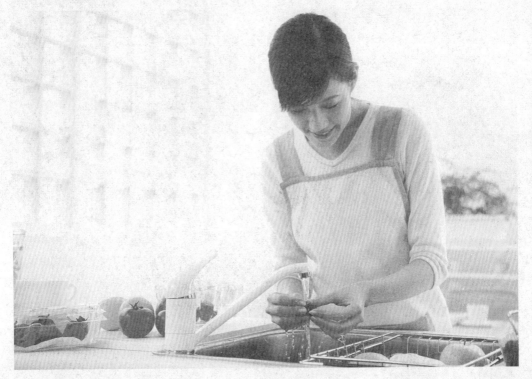

16 孕妇可适当多吃的食物

　　孕妇妊娠期需要各种营养素，因此多吃些营养丰富的鱼、肉、蛋等，对于孕妇和胎儿是十分必要的，同时不可忽略那些平时不为人注意而营养价值高，尤其对孕妇和胎儿有特别益处的食品。这里介绍几种以供参考：

　　水果：胎儿在发育过程中，需要维生素参与细胞的合成。虽然蛋类、乳类、豆类、蔬菜中维生素的含量也不少，但它们都易溶于水，往往在烹调过程中大量流失掉。而水果可以洗净生吃，这样就避免了加热过程中维生素的损失。所以孕妇适当吃些水果，特别是新鲜水果，对补充自身和胎儿对维生素的需求是非常有利的。

　　小米：中医学认为，小米有滋养肾气、健脾胃、清虚热等作用。小米可用来蒸饭、煎小米饼、做小米面、窝窝头、煮小米粥等。小米是适宜孕妇常吃的营养价值较高的食品。

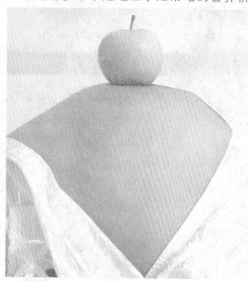

　　海鱼：海鱼营养丰富，含有易被人体吸收的钙、碘、磷、铁等无机盐和微量元素，对于大脑的生长、发育、健康和防治神经衰弱症有着极高的效用，是孕妇应经常食用的美味佳肴。

　　鹌鹑：医学界认为，鹌鹑肉对营养不良、体虚乏力、贫血头晕者适用，故也适合孕产妇食用。鹌鹑肉富含的卵磷脂、脑磷脂是高级神经活动不可缺少的营养物质，对胎儿有健脑的功效。

　　核桃：核桃含有丰富的不饱和脂肪酸，丰富的蛋白质，较多的磷、钙和各类维生素，还含有碳水化合物、铁、镁、硒等。中医学认为，核桃有补肾固精、温肺止咳、益气养血、补脑益智、润肠通便、润燥化痰等作用，孕妇常吃核桃可防病健身，有利于胎儿健脑。

　　黑木耳：黑木耳营养丰富，具有滋补、益气、养血、健胃、止血、润燥、清肺、强智等功效，是滋补大脑和强身的佳品。黑木耳炖大枣具有止血、养血的功效，是孕妇、产妇的补养品。

　　花生：花生被世界公认为是一种植物

性高营养食品，被称为"长生果"、"植物肉"、"绿色牛奶"。中医学认为，花生具有醒脾开胃、理气补血、润肺利水和健脑抗衰等功效。吃花生不要去掉红色仁皮，红皮是利血物质。

芝麻： 芝麻含有丰富的钙、磷、铁，同时含有15.7%的优质蛋白质和近10种重要的氨基酸，这些氨基酸均为构成脑神经细胞的主要成分。中医学认为，芝麻有填精、益髓、补血、补肝、益肾、润肠、通乳、养发的功能，孕妇适当多吃芝麻对己对胎儿都有益。

豆类： 这里所说的豆类主要是指大豆和大豆制品。大豆的营养价值很高，具有健脑作用，大豆制品营养也很丰富，且易消化吸收。孕妇适当多吃些大豆制品，可补充多种人体必需的营养素，对己对胎儿都有益。

十月怀胎全程指导

17 什么是叶酸

叶酸是一种维生素，它对红细胞分裂、生长，核酸合成具有重要作用，是人体必需物质。科学家发现，孕妇缺乏叶酸，可导致胎儿发生神经管畸形，如常见的无脑畸形和脊柱裂等。新生儿的唇腭裂畸形及先天性心脏病，也与叶酸缺乏有关。

中国妇婴保健中心和美国疾病控制中心从1991年起，进行了大范围人群干预研究，结果表明，从计划怀孕时起到孕后3个月每天服用小剂量叶酸，可以减少70%以上的神经管畸形病例的发生，可减少83.7%唇腭裂和35.5%的先天性心脏病。除此之外，还可减少自然流产率，减轻妊娠反应，促进胎儿生长发育，纠正孕妇贫血。

据调查，我国育龄妇女普遍存在叶酸缺乏，农村妇女缺乏状况高于城市妇女，北方妇女缺乏状况高于南方。

计划怀孕的妇女应在医生指导下服用叶酸：

1 应在准备怀孕前3个月开始服用叶酸。

2 孕妇的最佳补充剂量是400微克，如斯利安片，每日1片。普通每片5毫克的叶酸，不适于健康孕妇长期服用。

3 计划怀孕的妇女也可服用每片含400微克叶酸的多种维生素、矿物质及微量元素的复合剂。如福施福孕妇营养素软胶囊，可从孕前3个月服用至哺乳期结束。

18 叶酸与妊娠

叶酸因存在于植物叶子中而得名，叶酸参与许多重要物质的代谢转变及合成，特别是核糖核酸（RNA）、脱氧核糖核酸（DNA）以及蛋白质的合成。孕期妇女膳食中的叶酸摄入不足时，体内叶酸缺乏对细胞分裂与增长产生影响，对胎儿的生长发育也造成障碍，不仅影响胎儿的身长、体重，甚至造成生活能力低下，还可能造成新出生的小宝宝发生贫血。更为严重的是导致胎儿畸形，特别是神经管畸形，如神经管闭合不全、无脑儿、脊柱裂等。

大量研究表明，孕妇妊娠早期体内缺乏叶酸是造成神经管畸形发生的主要原因。因此，为了提高人口素质和生命质量，在孕前期、孕早期应及时补充叶酸，这样可有效预防大部分神经管畸形的发生。因为胎儿的神经管是在母亲怀孕早期的3、4周时逐渐形成的，所以提倡从孕前1个月至孕早期3个月内每日补充叶酸0.4毫克；大量服用叶酸也有不良反应，故应在医生指导下合理服用。

叶酸含量较高的食品有：动物肝脏、肾、蛋类、鱼类等；植物性食物中的绿叶蔬菜、菠菜、芹菜、菜花、马铃薯、莴苣、蚕豆等；水果类如梨、柑橘、香蕉、柠檬等；坚果类及大豆类。

19 孕妇应注意摄入蛋白质

蛋白质是构造人体内脏、肌肉以及脑部的基本营养素，与胎儿的发育关系极大，孕妇万万不可缺乏蛋白质。

如果孕妇蛋白质不足，不但会导致胎儿发育迟缓，而且容易引起流产或者发育不良，造成先天性疾病和畸形，同时产后母体也不容易恢复。有的妇女就是因为孕期蛋白质不足，分娩后身体一直虚弱，还引起多种并发症，给身体带来极大的损害，对喂养婴儿也不利。实验结果表明，如果孕妇孕期缺乏蛋白质，新生儿体重、身长、肝脏和肾脏重量就会降低，有的肾小球发育不良，结缔组织增多，肾功能出现不良。因此，孕妇要注意摄入蛋白质。

富含蛋白质的食物有牛肉、猪肉、鸡肉、鲤鱼、肝类、蛋、牛奶、乳酪等，豆腐、黄豆粉、百叶、炒花生仁、绿豆、赤小豆、紫菜等植物性食物含蛋白质也较丰富，如果孕妇能把以上的动物食品、植物食品结合食用，将是极好的蛋白质补充方法。

十月怀胎全程指导
20 孕妇应注意摄入"脑黄金"

二十二碳六烯酸（DHA）俗称"脑黄金"，是一种多元不饱和脂肪酸，为胎儿脑神经细胞发育所必需。脑营养学家研究发现，DHA、胆碱、磷脂等是构成大脑皮质神经膜的重要物质，是储存与处理信息的重要结构。DHA是人脑营养必不可少的高度不饱和脂肪酸，能维护大脑细胞膜的完整性并有促进脑发育、提高记忆力的作用。据报道，日本产妇乳汁中的DHA含量高于澳大利亚、美国产妇乳汁。美国学者科勒斯特认为，日本儿童较聪慧，除胎教、早期教育开发等原因外，还与胎儿大脑发育期母亲摄入DHA物质较多有关。

DHA并不神秘，富含天然亚油酸。亚麻酸的核桃仁等坚果摄入后经肝脏处理能合成DHA。此外，海鱼、鱼油、甲鱼等也含有DHA物质，可供选食。当然，必要时可以补充些DHA制剂。

人的脑部有一个"屏障"称为"血脑屏障"。这个屏障能控制物质的进入，而DHA是极少数能通过的物质之一，它具有使细胞膜的分子构造变得非常柔软的特性。脑细胞的突触会朝四面八方伸展以接近其他脑细胞。分布在突触外侧膜上的DHA含量越多，其柔软性就越大，神经细胞间的信息传递就越顺畅。脑细胞的信息传递越顺畅、越快，学习能力和记忆力也会跟着增强，所以DHA是一种能使头脑聪明的重要营养素。既然知道DHA与头脑发达、学习能力有着密切关系，因此应该适量摄取DHA，尤其是怀孕妇女更应该补充DHA以供给发育中的胎儿。

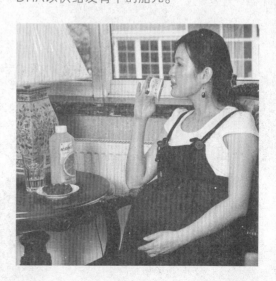

21 孕妇应注意摄入足够的热量

十月怀胎全程指导

孕妇在妊娠期间能量消耗要高于未妊娠时期。因此，孕妇对热量的需要会随着妊娠的延续而增加。所以，保证孕期热量供应极为重要。如果孕妇妊娠期热量供应不足，就会动用母体内贮存的糖原和脂肪，人就会变得消瘦、精神不振、皮肤干燥、骨骼肌退化、脉搏缓慢、体温降低、抵抗力减弱等。

此外，葡萄糖是胎儿代谢所必需也是唯一的能量来源，由于胎儿消耗母体葡萄糖较多，当母体供应不足时，不得不动用脂肪、蛋白质储备，易引起酮血症，继而影响胎儿智力发育，摄入量少可使出生胎儿体重下降。因此，孕妇应摄入足够的热量，保持血糖正常水平，避免血糖过低对胎儿体格及智力生长发育产生不利影响。

妇女怀孕后代谢增加，各器官功能增强，为了加速血液循环，心肌收缩力增加，糖类可作为心肌收缩时的应激能源。脑组织和红细胞也要靠碳水化合物分解产生的葡萄糖供应能量。因此，糖类所供能量对维持妊娠期心脏和神经系统的正常功能、增强耐力及节省蛋白质消耗有非常重要的意义。因此，孕妇必须重视糖类食品的摄入。

综上所述，人体所需要的热量都来自产热营养素，即蛋白质、脂肪和糖类，如各种粮谷食品等。

22 孕妇饮食不宜过饥或过饱

有些孕妇对饮食不加节制，大吃特吃，吃得过饱会造成肠胃不舒服，一次吃得过多，人体大量的血液就会集中到胃里，造成胎儿供血不足，影响胎儿生长发育。也有的孕妇长期饮食过量，这样不但会加重孕妇的胃肠负担，还会造成胎儿发育过大，导致分娩时难产。

同样，有的孕妇由于妊娠反应的干扰，不愿吃饭，可能孕妇本人并不觉得饥饿，但实际上因身体得不到营养的及时供应，对胎儿生长发育不利。

孕妇一定要做到定时定量，正常用餐，保证自身和胎儿营养的及时补充和均衡吸收。

十月怀胎全程指导

23 孕妇进食不宜狼吞虎咽

孕妇进食是为了充分吸收营养，保证自身和胎儿的营养需要。狼吞虎咽的饮食习惯会使食物不经过充分咀嚼进入胃肠道，这样做的弊端有以下几种：

不能使食物与消化液充分接触

食物未经充分咀嚼就进入胃肠道，食物与消化液接触的面积会大大缩小，会影响食物与消化液的混合，有相当一部分食物中的营养成分不能被人体吸收，这就降低了食物的营养价值，多吃食物并不能多吸收营养成分，对孕妇和胎儿都是不利的。此外，有时食物咀嚼不够，还会加大胃的消化负担或损伤消化道黏膜，易患肠胃病。

小贴士

妊娠期准妈妈摄糖要适度

如果摄入过量的糖，会损害大脑的功能，容易造成神经敏感和神经衰弱等各种大脑功能障碍，孩子出生后易哭闹，吃奶差等。

使消化液分泌较少

人体将食物的大分子结构变成小分子结构，有利于消化吸收。这种变化过程是靠消化液中的各种消化酶来完成的。人在进食时，慢慢咀嚼食物，可通过神经反射引起唾液和胃液的分泌，使消化液增多，这无疑对人体摄取食物营养是有利的。咀嚼食物引起的胃液分泌比食物直接刺激胃肠而分泌的胃液数量更大，含酶量高，且持续时间长。可见，咀嚼食物对消化液的分泌起着重要作用。

综上，进食时应细嚼慢咽，促进人体对营养物质的吸收。这对需要更多营养成分的孕妇来说非常必要。

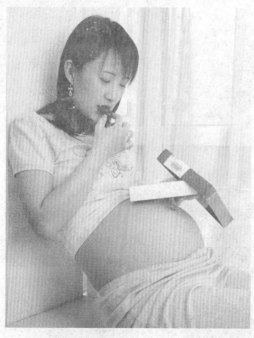

十月怀胎全程指导
24 孕妇不要偏食

胎儿在母亲体内生长发育，全靠母体的营养来供给。母体营养充足与否，与胎儿生长发育密切相关。如果孕妇营养缺乏，胎儿的代谢物质来源不足，生长发育就会受到影响。要使婴儿健壮、聪明，首先要保证孕妇营养充足合理。有些妇女平时偏食、挑食，营养本就缺乏，怀孕之后，妊娠反应较重，进食更少，愈加缺乏营养，母体不但不能保证自身的营养需要，更不能满足胎儿生长发育的需要了。不少孕妇由于营养不足，不仅体重轻，往往导致早产，还会使胎儿机体功能低下，或者发育不良、畸形，甚至流产或胎死宫内。有的即使足月生产，孩子的体重也较同龄儿轻。据某市妇产医院1985年对几十名生畸胎的妇女的头发进行微量元素测定，发现她们头发中的锌、铜、铁、锰、钙、硒等微量元素的含量都明显低于同龄健康妇女。经调查，这些妇女平时多以素食为主，或偏食，或挑食。提醒偏食、挑食的孕妇，为了您的宝宝的健康，一定要改掉偏食、挑食的不良习惯，合理调整自己的饮食。

十月怀胎全程指导
25 孕妇不宜全吃素食

孕妇不注意饮食营养，长期素食，所生的婴儿由于缺乏维生素B_{12}往往会患不可逆的脑损害症。这种损害表现在婴儿出生3个月后，会变得感情淡漠，头颈柔软不稳定，并出现舌和腕等不自主运动，严重者可以发生巨幼细胞性贫血和显著的神经损害。不仅严重影响婴儿身体的正常生长发育，还会影响孩子的智力发育。

人大脑细胞的60%左右是由不饱和脂肪酸构成，35%是由蛋白质构成。B族维生素可以促进脑细胞兴奋和抑制功能更好地协调而发挥作用。如果孕妇长期素食，只食蔬菜、腌菜等，不注意进食鱼、肉、蛋等营养食物，就会导致不饱和脂肪酸、蛋白质及B族维生素等营养成分摄取量的不足，满足不了胎儿脑细胞的生长繁殖的需要，进而损害了脑发育，使生下的婴儿患脑损害症，造成孩子智力发育不全。有的孕妇担心营养过度会使胎儿发育过重，引起难产，因而素食，这种想法是不正确的。

为了避免婴儿脑损害，孕妇要特别注意饮食营养的平衡调配、荤素搭配，适当补充含脂肪、蛋白质、B族维生素，尤其是富含维生素B_{12}的食物，如肉类、蛋类、乳类，以及动物肝、心、肺等，以利胎儿脑细胞、脑神经的生长发育。

十月怀胎全程指导

26 孕妇应重视吃早餐

有的孕妇有不吃早餐的不良习惯，这对身体非常不利。

人们通常上午工作劳动量较大，所以在工作前应摄入充足营养，才能保证身体需要。孕妇除日常工作外，更多一项任务，就是要供给胎儿营养。如果孕妇不吃早餐，不仅饿了自己也饿了胎儿，不利自身的健康和胎儿的发育。

为了克服早晨不想吃饭的习惯，孕妇可以稍早点起床，早饭前活动一段时间，比如散步、做操和参加家务劳动等，激活器官活动功能，促进食欲，加速前一天晚上剩余热量的消耗，以产生饥饿感，促使多吃早饭。

早晨起床后，可以喝一杯温开水，通过温开水的刺激和冲洗作用，激活器官功能，使肠胃功能活跃起来。体内血液被水稀释后，可增加血液的流动性，进而增强各器官功能。

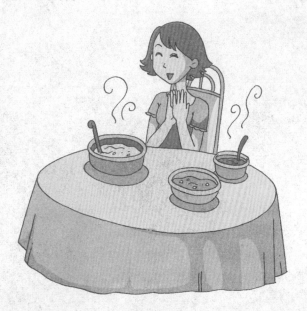

27 孕妇晚餐不宜多吃

有些孕妇白天忙忙碌碌，到了晚上则大吃特吃，这对健康是很不利的。

晚饭既是对下午劳动消耗的补充，又是对晚上及夜间休息时热量和营养物质需求的供应。但是，晚饭后人的活动毕竟有限，晚间人体对热量和营养物质的需求量并不大，特别是睡眠时，只要能提供较少的热量和营养物质，使身体维持基础代谢的需要就够。所以，晚上饭菜不必吃得过于丰盛。如果晚饭吃得过饱，营养摄入过多，还会增加胃肠负担，特别是饭后不久就睡觉，人在睡眠时胃肠活动减弱，更不利于消化食物。

晚餐宜少，并以稀软清淡为宜。这样不仅有利于消化，也有利于睡眠，还可为胎儿正常发育提供条件。

28 孕妇应少吃罐头食品

孕妇应少吃罐头食品。罐头为延长水果或食物的保存期，均加入了防腐剂。另外，为了色佳味美，加进了一定量的添加剂，如人工合成色素、香精、甜味剂等，这些物质在允许标准范围内对人体健康影响不大，但过多连续服用也会产生积蓄，带来不良反应，这对孕妇，尤其是对胎儿发育不利。因为胎儿处在形成时期，各器官对一些有毒化学物质的解毒功能还未健全，所以受到损害更大。同时，母体在摄入较多的防腐剂后，体内各种代谢过程和酶的活性会受到影响，从而波及胎儿。

从营养学角度看，罐头食品在生产过程中经过高热蒸煮杀菌的工序，使这类食品，尤其是水果、蔬菜类的营养成分有很大损失。因此，在孕妇超出日常营养素需要量时期，还是以多吃新鲜食品来增加营养素摄入量为好。为了母体和胎儿的健康，妊娠期间要少吃或不吃罐头食品。

29 孕妇应少吃方便食品

孕妇营养不良会使新生婴儿体重不足。很多母亲吃得太少，过分依赖方便食品，尤其是在怀孕以前。

这种饮食的结果，虽然吃了足量的蛋白质，但却使必要的脂肪酸未达到营养需要，容易直接影响胎儿的生长发育，主要是胎盘及其有丰富供应能力的血管，出生后的婴儿也会体重较轻。因为多种不饱和脂肪酸是形成胎儿血管和神经等细胞的构造成分，严重缺少脂肪酸的胎儿会受到不良发育的影响。所以，孕妇在调剂饮食时，一定不要怕麻烦只图方便，要遵照医嘱制定出丰富多样的食谱。

30 孕妇不宜吃黄芪炖鸡

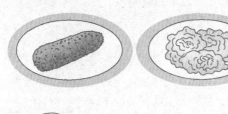

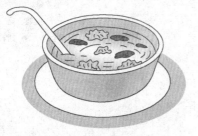

孕妇，尤其是要临产的孕妇，吃黄芪炖鸡后，不少人会引起过期妊娠，胎儿过大而造成难产。不得不采用会阴侧切、产钳助产，甚至剖宫来帮助生产，给孕妇带来痛苦，同时也有可能损伤胎儿。孕妇食用黄芪炖母鸡造成难产，是由于黄芪有益气、升提、固涩作用，干扰了妊娠晚期胎儿正常下降的生理规律。黄芪有"助气壮筋骨、长肉补血"功用，加上母鸡本身是高蛋白食品，两者起滋补协同作用，使胎儿骨肉发育生成过猛，造成难产。黄芪有利尿作用，通过利尿，羊水相对减少，以致产程延长。

31 十月怀胎全程指导 孕妇不宜喝长时间熬的骨头汤

不少孕妇爱喝骨头汤，而且认为熬汤的时间越长越好，不但味道更好，对滋补身体也更有效。其实这种说法是错误。

动物骨骼中所含的钙质是不易分解的，不论多高的温度，也不能将骨骼内的钙质溶化，反而会破坏骨头中的蛋白质。因此，熬骨头汤的时间过长，不但无益反而有害。肉类脂肪含量高，而骨头上总会带点肉，因此熬的时间长了，熬出的汤中脂肪含量也会很高。

熬骨头汤的正确方法是用压力锅熬至骨头酥软即可。这样，熬的时间不太长，汤中的维生素等营养成分损失不大，骨髓中所含磷等微量元素也可以被人体吸收。

32 十月怀胎全程指导 孕妇不宜食用的几种食物

怀孕时孕妇的食物应有所选择，一些食物应少吃或不吃。下面我们就将孕期应禁忌的食物列举出来，以帮助孕妇合理避免食用这些食物：

含咖啡因的饮料和食品，如咖啡、可可、茶叶、巧克力和可乐型饮料，大量饮用后，因咖啡因导致的交感神经兴奋作用，孕妇会出现恶心、呕吐、头痛、心跳加快等症状。咖啡因不仅影响母体，还可以透过胎盘进入胎儿体内，兴奋胎儿交感神经，进而影响胎儿大脑、心脏和肝脏等器官的正常发育。

辛辣食物如辣椒、胡椒、花椒等调味品刺激性大，大量食用后，可引起上火、胃痛、便秘及消化功能障碍等。同时，此类食品的刺激有时也可引起交感神经兴奋。

喝酒不存在任何安全量和最低限度，应在准备怀孕时停止喝酒。酒精是导致胎儿畸形和智力低下的重要因素。酒后性交受孕的胎儿质量下降，如已经怀孕，酒精会严重地影响胎儿生长发育。

糖代谢大量消耗钙，孕期钙本来就

相对缺乏，大量摄入糖会加重体内钙的不足，钙的缺乏影响胎儿牙齿、骨骼的发育和钙化，而且糖过量后会转化为脂肪，造成孕妇体重超重。

我国医学认为，孕妇大多数阴血偏虚，服用人参引起气盛阴耗，会加重早孕反应、水肿和高血压等；桂圆辛温助阳，服用后易动血、动胎。

另外，味精的主要成分谷氨酸钠摄入过多会影响锌的吸收，不利于胎儿神经系统发育；含有添加剂和防腐剂的食品是导致畸胎和流产的危险因素；火锅加温时间短，不能完全消灭食品中的致病菌或寄生虫；制作油条使用的明矾含铝，铝增多抑制孕妇对铁质的吸收并影响胎儿智力的发育。

以上这些食物对于孕妇及胎儿都有很大的影响，所以在妊娠期，孕妇应尽量避免，最好是不要食用。

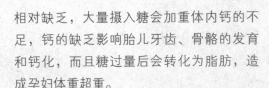

33 孕妇不宜滥用滋补药品

有些孕妇觉得自己腹中的胎儿生长发育所需的营养物质全靠自己供给，"一个人吃，两个人用"，害怕自己供给不足，宝宝长得不壮，因此便想多吃些滋补药品。她们常自作主张，买回很多滋补药品，如人参蜂王浆、鹿茸、鹿胎胶、鹿角胶、胡桃肉、胎盘、洋参丸、蜂乳、参茸丸、复合维生素和鱼肝油丸等，长期服用，希望使自己的身体由弱变强，保证胎儿顺利生长发育。然而，孕妇滥用补药弊多利少，常常造成事与愿违的不良后果。孕妇不宜滥用补药的原因有以下几种：

❶ 任何药物，包括各种滋补品，都要在人体内分解、代谢，并有一定不良反应，包括毒性作用和过敏反应。可以说，没有一种药物对人体是绝对安全的。如果用之不当，即使是滋补性药品，也会对人体产生不良影响，给孕妇和腹中的胎儿带来种种损害。蜂王浆、洋参丸和蜂乳等大量服用时均可引起中毒或其他不良后果。鱼肝油若被孕妇大量服用，会造成维生素A、维生素D过量而引起中毒。

❷ 母体摄入的药物都会通过胎盘进入胎儿的血液循环，直接影响胎儿的生长发育。妊娠期间，母体内的酶系统会发生某些变化，影响一些药物在体内的代谢过程，使其不易解毒或不易排泄，因而比常人更易引起蓄积性中毒，对母体和胎儿都有害，特别

是对娇嫩的胎儿危害更大。孕妇如果发生鱼肝油中毒，可引起胎儿发育不良或畸形。有些药物还能引起流产或死胎。

当然，也不是对孕期服用滋补药品一律排斥，经过医生检查，确实需要服用滋补性药品的孕妇应该在医生指导下正确合理地服用。

34 孕妇不宜用沸水冲调营养品

麦乳精、蜂乳精、猕猴桃精、多种维生素、葡萄糖等滋补营养佳品都是以炼乳、奶粉、蜜糖、蔗糖等为主要原料加工制作的，其中所含的各种营养素在高温下极易分解变质。近年来，经有关部门试验证明，这类滋补饮料当加温至60～80℃时，其中大部分营养成分均分解变化。如果用刚刚烧沸的水冲饮这类滋补佳品，因温度较高，会大大降低其营养价值。所以，在饮用麦乳精、葡萄糖等营养品时，最好用60℃左右的温开水冲服，以免破坏其营养成分。

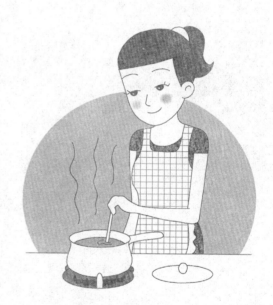

35 孕妇不宜多服温热性补品

如果孕妇经常服用温热性的补药、补品，势必导致阴虚阳亢，因气机失调，气盛阴耗，血热妄行，会加剧孕吐、水肿、高血压、便秘等症状，甚至会发生流产或死胎等。

36　孕妇不宜多吃精米精面

有的孕妇长期只吃精米精面，殊不知，这样非常容易造成孕妇和胎儿的营养缺乏。

人体必需的微量元素对孕妇和胎儿来说更为重要，当孕妇缺乏微量元素时，会引起更严重的后果，如早产、流产、死胎、畸胎等。因此，孕妇更需要食用"完整食品"。"完整食品"即未经过细加工的食品或经过部分加工的食品，其所含营养尤其是微量元素更丰富，多吃这些食品可保证对孕妇和胎儿的营养供应。相反，一些经过细加工的精米精面，其中所含的微量元素和维生素常常已流失掉。所以，越是多吃精米精面的人，越缺乏人体所需的微量元素和维生素。因此，孕妇要多食用一些普通的谷类和面粉，避免造成某种营养缺乏。

37　孕妇不宜多吃动物肝脏

过去，人们都提倡孕妇的饮食中必须包括动物肝脏，因肝脏含有丰富的维生素和微量元素，认为是孕妇食谱中必不可少的食品。但是，过多食用动物肝脏，也会导致不良反应。近年来英国学者研究发现，孕妇过多食用动物肝脏易导致体内维生素A达到危及胎儿的水平，并可能有致畸作用。英国学者通过对一些畸形儿，包括耳朵缺陷、头面形态异常、唇裂、腭裂以及眼睛缺陷、神经系统缺陷和胸腺发育不全的患儿调查，发现其患病均与孕妇过量食用动物肝脏有关。

专家们建议，孕妇最好减少食用动物肝脏，以偶尔吃一次为宜，每次控制在30~50克。至于动物肝脏中含有的丰富维生素A、B族维生素和锌等，可以从其他食品中获得。例如，新鲜蔬菜、水果等。因为胡萝卜、菠菜、白菜和橘子等所含的胡萝卜素可以转化为维生素A。此外，可以从鱼类、瘦肉中补充B族维生素和微量元素锌等。

十月怀胎全程指导
38 孕妇不宜多吃鸡蛋

有的家庭认为鸡蛋是完美的孕产期食品，每天给孕妇吃许多鸡蛋，有的多达10～20个，这种做法很不正确。鸡蛋虽然是营养全面均衡的理想食品，但并不是说多多益善。孕妇吃鸡蛋应适度，如果每天吃太多的鸡蛋，或基本依赖于鸡蛋提供营养，非但不会对身体有利，反而会有害。

首先，鸡蛋吃得过多会增加孕妇胃、肠的负担，不利于消化吸收；其次，鸡蛋虽然营养丰富，但毕竟没有包括所有的营养素，不能取代其他食物，也不能满足孕妇在整个孕期对多种营养素的需求；第三，孕妇吃鸡蛋过多，则摄取了过多的蛋白质，造成生物利用率降低，没有被充分消化吸收，其实是一种浪费。因此，孕妇每天吃鸡蛋4个左右比较合适，最多也不要超过7个鸡蛋。

十月怀胎全程指导
39 孕妇不宜过量食用的几种水果

各种新鲜水果都含有丰富的维生素、无机盐和微量元素等多种人体必需的营养成分。如果孕妇经常适量吃些水果，可以帮助调整机体酸碱平衡，增加消化功能，促进食欲，对身体健康大有益处。但是，以下这些水果，孕妇如果吃得过量，不仅无益，反而有害。

葡萄。葡萄有补血、消除疲劳、利尿、增进食欲的作用，如果孕妇吃葡萄过多，易产生内热、腹泻等症。另外，葡萄含糖量较高，便秘者不宜多食。

梨。梨有止咳、润肺、利尿、通便的功效，如果孕妇吃梨过多，则会损伤脾胃。

苹果。苹果有生津、健脾胃、补心益气、降压、助消化、通便、润肺化痰、止咳等功效，但过量食用会损害肾脏。另外，因为苹果内有发酵糖类，是一种较强的腐蚀剂，多食容易引起龋病，因此食后应及时刷牙或漱口。

柿子。柿子具有降压止血、消热解渴等功效，但其性寒，孕妇不宜食用。若空腹大量食用，因其含有单宁、果胶，与胃酸、未被消化的纤维相遇，在胃里易形成结石。特别是刚吃过富含蛋白质的螃蟹后，不宜立即吃柿子，否则会出现结石，造成消化道梗阻。

十月怀胎全程指导

40 孕妇不宜过多食用鱼肝油

孕妇可以适量吃些鱼肝油，因为鱼肝油所含的维生素D可促进人体对钙和磷的吸收，但孕妇体内如果积蓄维生素D过多，则对胎儿不利。研究表明，如果孕妇体内维生素D含量过多，会引起胎儿主动脉粥样硬化，影响其智力发育，导致肾损伤及骨骼发育异常。资料表明，如果孕妇过量食用维生素A(鱼肝油的主要成分之一)，会出现进食锐减、头痛及精神烦躁等症状。

胎儿在母体内长到5个月时，牙齿开始钙化，骨骼迅速发育，这时特别需要对钙质的补充。孕妇可以多吃些肉类、蛋类和骨头汤等富含矿物质的食物。此外，孕妇还应经常到户外活动，在紫外线的照射下，可以自身制造维生素D，不需要长期服用鱼肝油，也完全可以保证胎儿正常发育。

十月怀胎全程指导

41 孕妇应少吃刺激性食物

刺激性食物主要是指葱、姜、蒜、辣椒、芥末、咖喱粉等调味品。用这些调味品烧菜可起到促进食欲、促进血液循环和补充人体所需的维生素、微量元素（如锌、硒）等作用。这些刺激性食物一般都具有较重的辛辣味，孕妇不宜食用。

当这些辛辣物质进入母体后，会随母体的血液循环进入胎儿体内，容易给胎儿带来不良刺激。妊娠期间，孕妇大多呈现血热阳盛的状态，而这些辛辣食物性质都属辛温，会加重孕妇血热阳盛、口干舌燥、生口疮、心情烦躁等症状。因此，为保证胎儿正常发育，孕妇应少吃刺激性食物。

42 孕妇不宜多吃油条

在制作油条时，须加入一定量明矾，而明矾正是一种含铝的无机物。炸油条时，每500克面粉就要用15克明矾，也就是说，如果孕妇每天吃两根油条，就等于吃了大约3克的明矾，这样天天积蓄起来，其摄入的铝相当惊人了。这些明矾所含铝通过胎盘，侵入胎儿的大脑，会使其形成大脑障碍，增加痴呆儿的发生概率。因此妊娠期妇女不宜多吃油条。

43 孕妇应适量食用豆类食品

豆类食品是健脑食品，孕妇适量吃豆制品，将对胎儿智力发育有益。

大豆中含有相当多的氨基酸和钙，正好弥补米、面中营养的不足。谷氨酸、天冬氨酸、赖氨酸、精氨酸在大豆中的含量分别是米中的6、6、12、10倍，而这些营养物质都是脑部所需的重要营养物质，可见大豆是很好的健脑食品。

大豆中蛋白质含量占40％，不仅含量高，而且是适合人体智力活动需要的植物蛋白。因此，从蛋白质角度看，大豆也是高级健脑品。

大豆脂肪含量也很高，约占20％。在这些脂肪中，油酸、亚油酸、亚麻酸等优质多不饱和脂肪酸又占80％以上，这也说明大豆是高级健脑食品。

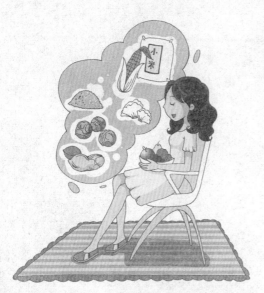

的好食品。

豆制品中，首先值得提倡的是发酵大豆，也叫豆豉，含有丰富的维生素B_2，其含量比一般大豆高约1倍。维生素B_2在谷氨酸代谢中起着非常重要的作用，而谷氨酸是脑部的重要营养物质，多吃可提高人的记忆力。

豆腐也是豆制品的一种，其蛋白质含量占35.3%，脂肪含量占19%。因此，豆腐是非常好的健脑食品。其他如油炸豆腐、冻豆腐、豆腐干、豆腐片(丝)、卤豆腐干等都是健脑食品，可搭配食用。

豆浆和豆乳中亚油酸、亚麻酸、油酸等多不饱和脂肪酸含量都相当多，可谓是比牛奶更好的健脑食品。孕妇应经常喝豆浆，或与牛奶交替食用。

与黄豆相比，黑豆的健脑作用比黄豆更明显。毛豆是灌浆后尚未成熟的大豆，含有较多的维生素C，煮熟后食用，是健脑

十月怀胎全程指导

44 孕妇不宜多吃菠菜

有人误认为菠菜富含铁质，多吃菠菜可供给人体较多的铁元素，以利补血，对胎儿生长发育有益。其实，菠菜中铁的含量并不多，其主要成分是草酸，而草酸对人体所需的重要营养素锌、钙有着不可低估的破坏作用。

锌和钙是人体内不可缺少的微量元素，如果锌、钙被草酸所破坏，将给孕妇和胎儿健康带来损害，如果体内缺锌，人就会感到食欲缺乏、味觉下降；儿童一旦缺钙，有可能发生佝偻病，出现鸡胸、

"O"形腿以及牙齿生长迟缓等现象。

因此，孕妇不宜多吃菠菜，其中的铁元素可通过进食其他含铁丰富的食物提供，如动物肝脏、动物全血、鱼类等。

45 孕妇不宜吃桂圆

桂圆为中药，也称龙眼肉，其味甘、性温，能补益心脾、养血安神、生津液、润五脏。民间也有孕妇食用桂圆能壮力助产之说。且不知，内有痰火及患热病者不宜食用桂圆。俗话说"产前宜凉"，妇女怀孕后，大多出现阴虚内热的症状，常表现为大便干结、小便短赤、口干咽燥等，

如在此时服用性温的桂圆来进补，使内热更重，不但不能补养安胎，反而会增添胎热，动血动胎，出现漏红腹痛、小腹坠胀等先兆流产现象。所以，孕期应禁服桂圆汤。至于产后产妇体质虚弱，则可适当服用桂圆汤来滋补身体。

46 孕妇不宜吃山楂

大部分妇女怀孕后有妊娠反应，而且爱吃酸甜类的东西。但要注意，山楂果及其制品孕妇以不吃为宜。山楂对妇女子宫有收缩作用，如果孕妇大量食用山楂食品，就会刺激子宫收缩，甚至导致流产。因此，孕妇多吃山楂是不适宜的。

47 孕妇不宜吃热性调味料

八角茴香、小茴香、花椒、胡椒、桂皮、五香粉、辣椒粉等热性调味料，其性大热且具有刺激性，孕妇食用这些热性香料，很容易消耗肠道水分，使胃肠腺体分泌减少，造成肠道干燥、便秘或粪石梗阻。肠道发生秘结后，孕妇必然用力屏气解便，这样就会引起腹

压增大，压迫子宫内的胎儿，易造成胎动不安、胎儿发育畸形、羊水早破、自然流产、早产等不良后果。所以，孕妇不宜吃热性调味料。

十月怀胎全程指导
48 孕妇饮水不宜过多

水是人体必需的营养物质，约占人体总量的60%。水能够参与人体其他物质的运载和代谢，调节体内各组织间的功能，并有助于体温的调节。孕妇和胎儿都需要水分，因此，孕妇比孕前的用水量明显增加，孕妇每天必须从饮食、饮水中获得足够的水分。

但是，孕妇饮水量也应有一定限度，并不是多多益善。如果孕妇水分摄入过多，就无法及时排出，多余的水分就会潴留在体内，引起或加重水肿。一般来说，孕妇每天喝1～1.5升水为宜。当然，这也不是绝对的，要根据不同季节、气候、地理位置以及孕妇的饮食等情况酌情增减，但不要超过2升。特别是妊娠晚期，更应该控制饮水量，每天1升以内为宜，以免对自己及胎儿造成不良影响。

十月怀胎全程指导
49 孕妇不宜用饮料代替白开水

有些孕妇常以饮料代替白开水喝，并且认为这样做既能解渴，又能增加营养。其实这种认识是错误的。

研究证明，白开水是补充人体液体的最好物质，它最有利于人体吸收，而又极少有不良反应。各种果汁、饮料都含有较多的糖及其他添加剂，含有大量的电解质。这些物质能较长时间在胃里停留，会对胃产生许多不良刺激，不仅直接影响消化和食欲，而且会增加肾脏过滤的负担，影响肾功能。摄入过多糖分还容易引起肥胖。因此，孕妇不宜用饮料代替白开水。

50 孕妇不宜吃发芽的马铃薯

马铃薯中含有丰富的优质蛋白质，其中有18种人体所需的氨基酸。另外，其所含的黏体蛋白质能预防心血管疾病。马铃薯中维生素B_1的含量，也居常食蔬菜之冠。但马铃薯中含有一种叫龙葵素的毒素，而且较集中地分布在发芽、变绿和溃烂的部分。有人测定，每千克马铃薯嫩芽中龙葵素的含量可高达5 200毫克，高出土豆块中60～65倍。

龙葵素吸收进入血液后有溶血作用，还可麻痹运动、呼吸中枢，刺激胃黏膜，最终可因呼吸中枢麻痹而死亡。此外，龙葵素的结构与人类的雄激素、雌激素、孕激素等性激素相类似，孕妇若长期大量食用含生物碱较高的土豆，蓄积体内会产生致畸效应。因此，孕妇切不可食用发芽的马铃薯。

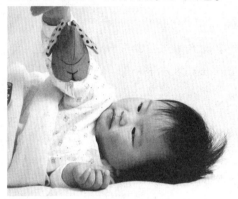

51 孕妇不宜多吃盐

孕妇易患水肿和高血压，因此人们主张妊娠期内应忌多吃盐。事实上，一点盐都不吃是毫无道理的，对孕妇也并非全有益，只有适当少吃些盐才是必要的。如果因为孕妇有某些病，可根据医生嘱咐，不吃盐或少吃盐。如以下几种情况：

1 患有某些与妊娠有关的疾病(心脏病或肾脏病)时，孕妇必须从妊娠一开始就少盐饮食。

2 孕妇体重增加过度，特别是同时还发现水肿、血压增高、有妊娠中毒症状者应少盐饮食。

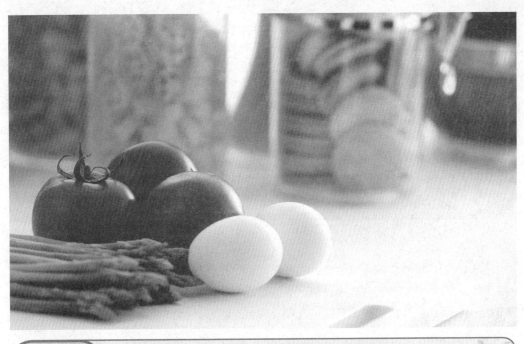

十月怀胎全程指导

52 孕妇不宜长期采用高脂肪饮食

　　美国医学家研究发现，在孕期高脂肪膳食的妇女，可增加其女儿以后患生殖系统癌症的机会。医学家指出，脂肪本身不会致癌，但长期多吃高脂肪食物，会使大肠内的胆酸和中性胆固醇浓度增加，这些物质的蓄积能诱发结肠癌。同时，高脂肪食物可增加泌乳激素的合成，促使发生乳腺癌，不利母婴健康。

十月怀胎全程指导

53 孕妇不宜长期采用高糖饮食

　　意大利比萨国家研究院的医学家们发现，血糖偏高组的孕妇生出胎儿体重过高的可能性、先天畸形的发生率、出现妊娠高血压综合征的机会或需剖宫产的次数，分别是血糖偏低组孕妇的3倍、5倍和2倍。另一方面，如果血糖过高，会加重孕妇的肾脏负担，不利孕期保健。大量医学研究表明，摄入过多的糖分会削弱人体的免疫力，使孕妇抗病能力降低，易受病菌、病毒感染，不利优生。

十月怀胎全程指导 54 孕妇不宜食用过敏性食物

孕妇食用过敏性食物不仅能流产、早产、导致胎儿畸形，还可导致婴儿多种疾病。有过敏体质的孕妇可能对某些食物过敏，这些过敏食物经消化吸收后，可从胎盘进入胎儿血液循环中，妨碍胎儿的生长发育，或直接损害某些器官，如肺、支气管等，从而导致胎儿畸形或罹患疾病。

十月怀胎全程指导 55 孕妇不宜过多饮浓茶

妇女在怀孕期间过多饮茶对胎儿会产生危害。茶叶中含有大量的鞣酸，鞣酸可与食物中的铁元素结合成一种不能被机体吸收的复合物。孕妇如果过多饮用浓茶，就有可能引起妊娠贫血，也将给胎儿留下先天性缺铁性贫血的隐患。科学家进行试验，用三氯溶液作为铁质来源给人服用，发现饮白开水者铁的吸收率为21.7%，而饮浓茶水者铁的吸收率仅为6.2%，绿茶也含有一定量的鞣酸。

为避免对铁的吸收的影响，孕妇不妨在饭后或服用铁制剂60分钟后再饮茶，最好是在妊娠期停止饮茶。

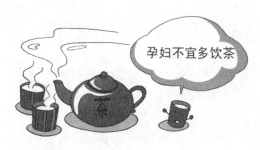

孕妇不宜多饮茶

十月怀胎全程指导
56 孕妇不宜饮用咖啡和可乐型饮料

咖啡和可乐的主要成分为咖啡因、可乐定等生物碱。咖啡因和可乐定是一种兴奋中枢神经的药物。据测定，一瓶340克的可乐型饮料中含咖啡因50～80毫克，如果一次饮用含量达1克以上的咖啡因饮料，就会导致中枢神经系统兴奋，表现为躁动不安、呼吸加快、肌肉震颤、心动过速、期前收缩及失眠、眼花、耳鸣等。即使服用1克以下，由于对胃黏膜的刺激，也会出现恶心、呕吐、眩晕、心悸及心前区疼痛等中毒症状。胎儿对咖啡因尤为敏感，咖啡因能迅速通过胎盘而作用于胎儿，使胎儿受到不良影响。有科学家对孕鼠注射咖啡因实验证实，孕鼠易发生腭裂、脑膜膨出、脊柱裂、无下颌、无眼、骨骼异常、矮小、四肢畸形等现象。为了下一代的健康，孕妇应当慎饮或禁饮咖啡及可乐型饮料。

十月怀胎全程指导
57 孕妇不宜贪吃冷饮

孕妇在怀孕期，胃肠对冷的刺激非常敏感。多吃冷饮能使胃肠血管突然收缩，胃液分泌减少，消化功能降低，从而引起食欲缺乏、消化不良、腹泻，甚至引起胃部痉挛，出现剧烈腹痛现象。

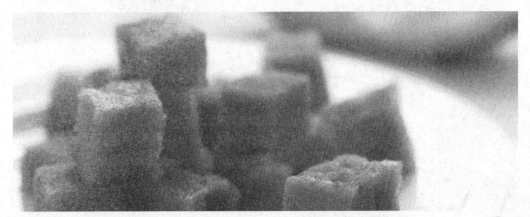

　　孕妇的鼻、咽、气管等呼吸道黏膜往往充血并伴有水肿，如果大量贪食冷饮，充血的血管突然收缩，血液减少，可致局部抵抗力降低，使潜伏在咽喉、气管、鼻腔、口腔里的细菌与病毒乘虚而入，引起嗓子痛哑、咳嗽、头痛等。严重者能引起上呼吸道感染或诱发扁桃体炎。

　　有人发现，胎儿对冷的刺激也极敏感，当孕妇喝冷饮时，胎儿会在子宫内躁动不安，胎动变得频繁。因此，孕妇吃冷饮一定要有所节制。

58　孕妇不宜多饮汽水

十月怀胎全程指导

　　孕妇不宜经常饮用汽水，因为汽水饮用过量可能导致缺铁性贫血。

　　汽水中含有磷酸盐，进入肠道后能与食物中的铁发生化学反应，形成难以被人体吸收的物质而排出体外，所以大量饮用汽水会大大降低血液中的含铁量。正常情况下，食物中的铁本来就很难被胃肠道吸收，怀孕期间，孕妇本身和胎儿对铁的需要量比任何时候都要多，如果孕妇多饮用汽水，势必导致缺铁，从而影响孕妇的健康及胎儿的发育。另外，充

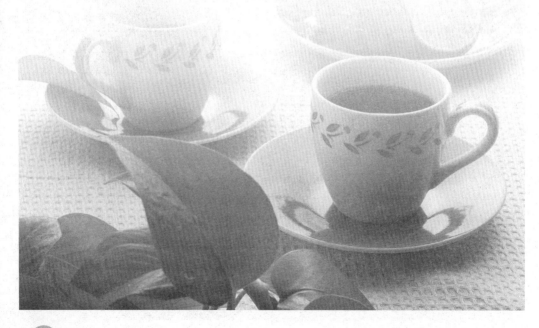

气性汽水里含有大量的钠，若孕妇经常饮用这类汽水，会加重水肿。由此可见，孕妇不宜经常饮用汽水。

59 孕妇不宜贪吃火锅涮肉

很多孕妇都喜欢吃火锅涮肉，尤其在天气寒冷时。然而，大多数的牛、羊体内均有弓形虫寄生，但人们用肉眼并不能看见，吃火锅时只是把肉片在热汤里烫一下就捞出来吃，在很短时间内不可能将弓形虫烫死。孕妇感染上弓形虫，可引起流产、早产、胎儿畸形，甚至死亡，因此孕妇最好不吃火锅涮肉。

60 孕妇不宜过多摄入甜食

孕妇吃甜食过量可以引起高血糖。无论是糖尿病患者妊娠，还是妊娠后高血糖，都容易继发各种感染，如果血糖浓度持续增高可导致胎儿巨大，体重可达4 000克甚至更多，容易并发难产、滞产、死产、产后出血及感染。

甜食除糖类外，还包括蛋糕、水果派、饼干、果酱、加糖的起泡饮料、加糖的水果汁、巧克力、冰淇淋等，这些食品只含糖，营养成分不多，吃了以后还容易发胖。

孕妇在怀孕晚期应尽量避免食用这类食品，以免体重上升过快，增加分娩的难度。所以，孕妇每日食糖量控制在50克之内为宜。

61 孕妇少吃腌熏食品

咸肉、火腿、香肠、腌鱼、咸菜以及各种熏烤食品，如羊肉串、鸡肉串、鹌鹑串、肥肠串等，有着特殊香味，颇为诱人，但在制作过程中会产生强烈的致癌物质——苯并芘和仲胺，这种物质进入胃里后在酸性环境中会进一步形成亚硝胺，这两种物质都可使精子和卵子中的遗传物质DNA发生畸变，导致受精卵畸形，因此最好不吃或少吃。

62 孕妇喝酸牛奶好

酸牛奶是在消毒牛奶中加入适当的乳酸菌，放置在恒温下经过发酵制成的。由于酸牛奶改变了牛奶的酸碱度，使牛奶的蛋白质发生变性凝固，结构松散，容易被人体内的蛋白酶消化。另外，牛奶中的乳糖经发酵，已分解成能被小肠吸收的半乳糖与葡萄糖。因此可避免某些人喝牛奶后出现的腹胀、腹痛、稀便等乳糖不耐受症状。由于乳酸能产生一些抗菌作用，因而酸牛奶对伤寒等病菌，以及肠道中的有害生物的生长有一定的抑制作用，并且在人肠道里能合成人体必需的多种维生素。因此酸牛奶更含有别具一格的丰富营养，对孕妇、产妇更为适宜。但是，切不可把保存不当受到污染而腐败变酸的坏牛奶当做酸牛奶喝。

63 孕妇不宜服用人参蜂王浆

人参蜂王浆是人们熟悉的滋补品之一，具有增强体质、调节机体免疫功能、增强机体抗肿瘤能力、改善机体内分泌功能、延缓衰老等作用。但人参蜂王浆中的人参成分药性偏温，又动血，加之蜂王浆成分可刺激子宫，引起宫缩，导致流产，对胎儿发育也有不利影响，因此孕妇不宜服用人参蜂王浆。

64 孕妇不宜营养过剩

年轻的父母都希望未来的宝宝营养充足，从怀孕之日起，便注重补充营养，摄入大量高营养物质，除供母体及胎儿生理需要外，多余的部分逐渐蓄积在体内，并使血管受到一定的损害而引发妊娠高血压综合征。也有的因营养过剩，新生儿往往成为巨大儿，造成产程延长或产后大出血等。据我国21省、自治区调查表明，我国孕产妇死亡率达4.88%，主要是由于产后大出血和妊娠高血压综合征而引起的。孕妇要适当增加营养，但不宜过分集中，量也不宜过大，以免营养过剩而致后患。

65 孕妇不宜过度肥胖

十月杯胎全程指导

孕妇肥胖可导致分娩巨大胎儿，并造成妊娠糖尿病、妊娠期高血压病、剖宫产、产后出血情况增多等。因此妊娠期一定要合理营养，平衡膳食，不可暴食，注意防止肥胖。已经肥胖的孕妇，不能通过药物来减肥，可在医生的指导下，通过调节饮食来控制体重。肥胖孕妇饮食要注意下面几点：

控制进食量

主要控制糖类食物和脂肪含量高的食物，米饭、面食等均不宜超过每日标准供给量。动物性食物中可多选择含脂肪相对较低的鸡、鱼、虾、蛋、奶，少选择含脂肪量相对较高的猪、牛、羊肉，可适当增加一些豆类，这样可以保证蛋白质的供给，又能控制脂肪量。少吃油炸食物、坚果、植物种子类的食物，这类食物含脂肪量也较高。

多吃蔬菜和水果

主食和脂肪进食量减少后，往往饥饿感较严重，可多吃一些蔬菜和水果，注意要选择含糖分少的水果，既可缓解饥饿感，又可增加维生素和有机物的摄入。肥胖孕妇要注意饮食有规律，按时进餐，不要选择饼干、糖果、瓜子仁、油炸薯片等热量比较高的食物作零食。

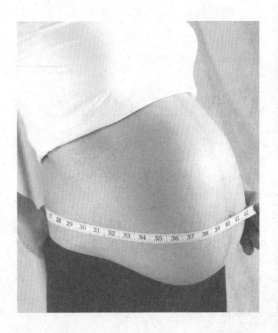

125

十月怀胎全程指导

66 重视孕期检查

为了顺利度过怀孕、分娩、产褥期，培育一个健康的婴儿，怀孕期母体的健康是至关重要的。为此，要按时接受必要的检查、测定和定期做产前检查，利用妇幼保健院（站）开展的孕妇保健指导等，注意预防异常早期发现，早期治疗。

在怀孕期进行的检查

🐰 血型检查 >>

为分娩时做输血的准备（有大量出血时），同时，也有预测有无血型不合的检查。在初诊时，做ABO型和Rh型检查。此时把丈夫的血型也一起检查一下为好。

🐰 贫血检查 >>

除在初诊检查之外，在怀孕的中期、晚期再查一查为好。因为即使早期没有贫血，随着怀孕月份的增加，也容易发生贫血。

🐰 尿检查 >>

在初诊和定期检查时都要做尿的检查。查一查尿中的糖和蛋白质，有利于对糖尿病和妊娠中毒症的早期发现。

🐰 B型肝炎抗原(HB抗原)的检查

B型肝炎（乙肝）是以血液为媒介传染的疾病，因此，分娩时有传染给胎儿、医生和助产士的危险。

🐰 风疹抗体的检查 >>

是为了检查母体是否被风疹感染。如被风疹感染，容易出现畸形儿。特别是在怀孕早期就被感染了的，可能性更大。因此，这项检查非常必要。

🐰 其他检查 >>

除以上各项检查外，在怀孕中期以后，可听到胎儿心脏跳动了，为查看有无葡萄胎的可能性和是否双胎，要做听取胎儿心音的检查，做多普勒超声检查。为查看有无妊娠中毒症的症状，要做水肿的检查。

此外，血糖值、肝功能检查、止血功能检查、血象、血小板数、红细胞沉降率等的血液检查，更进一步的检查，像尿中雌三醇值的测定、羊水分析等的胎儿胎盘功能检查、心电图、胸部X线检查、腹部X线检查、骨盆X线检查、超声波断层摄影，应根据需要进行，无特殊症状及不适，不必检查。

在怀孕期进行主要的测量

身高测量、体重测量、腹围测量、子宫底测量、血压测量及骨盆外测量等。其中身高的测量和骨盆外测量，在初诊时进行，其他测量在每次定期健康检查时进行。

体重的异常增加，有可能是妊娠中毒症。测量体重，就是为了发现有否此症。

腹围、子宫底的测量，是为了查看胎儿是否正常生长。

按怀孕周数的比率，腹围过大时，可能是双胞胎或羊水过多症等。

测量血压，是为了检查有无高血压、低血压。如血压升高，有妊娠中毒症的危险。

所谓骨盆外量，就是用骨盆仪测量骨盆的入口、出口和直径的尺寸，由此得知产道的大小，可以判断能否自然分娩。这项测量对初产的人是特别重要的。

但也不能说，骨盆狭小的人就一定不能自然分娩。如果婴儿脑袋不大的话，也就不成问题了。

 # 孕妇的产前检查

产前检查，原则上按以下要求进行：

1. 怀孕27周之前，每4周查1次。
2. 怀孕28～35周，每2周查1次。
3. 怀孕36周以后，每周查1次。

有异常情况及有妊娠中毒症、贫血、心脏病等影响怀孕的病史时，检查的次数应增加。

当然，如有水肿、出血、疼痛等异常现象出现，即使在指定检查日以外，也应与医生联系，听取医生指导。在产前检查中，除内诊、外诊、乳房的检查外，以上的各项检查和测量根据需要进行。

内诊应在初诊和怀孕早期及晚期的每次检查时进行。根据这项检查弄清子宫的位置、大小、柔软度、胎儿的位置等。

从怀孕16周前后开始进行从上往下触摸腹部的外诊。这是为查看胎儿发育状况和位置的检查，由此可以判断是否有胎位异常。

与此同时，乳房的检查也要在每次产前检查时开始进行。在查看乳腺发育情况的同时，如发现乳头凹陷、乳头过小时，应在分娩前治愈。

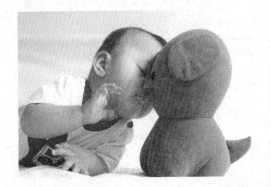

67 办公室准妈妈须知

　　装修精美、设备先进的现代化写字楼看似环境优雅、舒适、远离风吹日晒，但存在着各种各样的污染源，这些对腹中的胎儿来说都是无形的杀手。为了优生优育，长期在写字楼里工作的准妈妈应该知道怎样为胎儿创造一个良好的环境。

　　办公室里的头号污染源是空调。写字楼里的中央空调人工制造了一种凉爽宜人的环境。但据德国的一项研究显示，长期在空调环境里工作的人，50％以上有头痛和血液循环方面的问题，而且特别容易感冒。这是由于空调使得室内空气流通不畅，负氧离子减少所致，这就是在有空调的房间里待久了会出现头昏、疲倦、心情烦躁等感觉的原因。所以担负着两个人健康责任的准妈妈一定要定时开窗通风，排放室内废气，有条件的话，尽量每隔两三小时到室外待一会儿，呼吸一下新鲜空气。

　　电脑是导致畸形儿的罪魁祸首。电脑现在是写字楼里不可或缺的办公用品。但是电脑显示器散发出的电磁辐射，对细胞分裂有破坏作用，在怀孕早期会损伤胚胎的微细结构，从而导致畸形儿。

　　电话是最容易在写字楼里传播疾病的办公用品。如果办公室里有人患感冒，或是上厕后未把双手洗干净就去打电话，那么电话听筒上有2/3的病毒或细菌就会传播给下一个打电话的人，如感冒和腹泻等疾病很快就会在办公室里蔓延开来，这样就

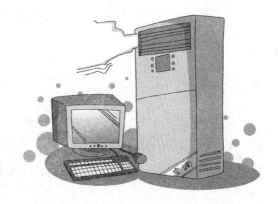

很可能殃及腹中的胎儿。所以对怀孕妇女来说，最好能够独立拥有一部电话，如果不得不与其他同事共用，至少应该减少打电话的次数，或者干脆勤快一点，经常用酒精擦拭一下听筒和键盘。

　　复印机也是办公室重要的污染源。复印机具有静电作用，空气中会产生出臭氧，启动时，还会释放一些有毒的气体，因此会使人头痛和晕眩，而一些体质过敏的人还会发生咳嗽、哮喘。对于怀孕妇女来说，要把打印机放在空气流通较好的地方，并要避免日光直接照射，尽量避免使用复印机。另外在饮食中要适当增加含维生素E的食物。

68 孕妇感染与胎儿畸形

病毒性疾病是孕早期容易导致胎儿畸形的疾病，可引起多种传染病。孕妇受传染后，病毒能通过胎盘或生殖道黏膜传染给胎儿。

现在比较肯定能使胎儿致畸的病毒有风疹及巨细胞病毒；单纯疱疹、水痘、带状疱疹致畸的可能性也存在；流感、脊髓灰质炎、流行性腮腺炎、麻疹、肝炎有可疑致畸作用。弓形体原虫感染致畸胎率则很高。

69 孕妇发热危害多

胎儿在母体内发育，尽管有子宫保护，但也不是安全无恙，常常受到来自外界的干扰，其中孕妇因感染而高热，可直接危害胎儿的正常发育。科学家指出，高热是人类先天性畸形的原因之一。

过去认为流感使先天性畸形发生率升高，是流感病毒和治疗药物所造成的。然而调查证实，体内被流感病毒感染而无发热等症状的孕妇生下的婴儿畸形发病率并不高。因此认为，畸形儿是由母亲感冒时高热造成的，而且高热在妊娠早期，对胎儿危害较大；高热程度越高，持续时间越长，重复次数越多，畸形出现率越高。

胎儿的神经细胞在妊娠早期繁殖旺盛，易受损伤，一次高热可使胎儿8%～10%的脑细胞受到伤害，损伤后的脑细胞由胶质细胞来充填，这些细胞无神经细胞功能，所以会表现出脑发育迟缓。高热也同时损伤其他器官，形成千奇百怪的畸形儿。由此可知，凡是能够使孕妇体温升高的一切因素都能影响腹中胎儿，最终导致畸胎。因此孕妇一旦体温升高，应立即就诊，解除高热，治疗基础病。另外，平时还应注意预防一切发热性疾病，以保母婴平安。

70 葡萄胎的诊断

葡萄胎是病理妊娠，属于良性滋养细胞疾病（滋养细胞疾病包括葡萄胎、侵蚀性葡萄胎及绒毛膜癌）。葡萄胎是指妇女怀孕后由胎盘绒毛形成大小不等的水泡，小的水泡如小米粒或黄豆大，大的水泡如葡萄珠大，而且有蒂相连成一串串，形状如同葡萄，故叫葡萄胎。葡萄胎有两种：完全性葡萄胎，即整个子宫内腔充满水泡状物，无胎儿及其附属物；部分性葡萄胎，即胎盘绒毛的一部分形成水泡，另外还有胎儿或胎盘样组织，胎儿可死亡或存活。

葡萄胎发病原因至今尚不十分清楚。多年来认为与种族因素、病毒感染、营养、卵巢功能紊乱、孕卵缺损或免疫因素相关。近年来发现葡萄胎的发生与精子的染色体异常有关。这种疾病多发生在已婚年轻妇女，而且常发生在第一次怀孕的妇女身上，如果恶化就会严重威胁妇女健康并给家庭带来不幸。我国是本病的高发区，应特别重视对葡萄胎的早期诊断与治疗。

葡萄胎的症状如下：

🐰 闭经

以往月经规律的妇女，葡萄胎早期可有长短不一的闭经史。

🐰 阴道出血

葡萄胎患者常于闭经后1～2个月，最迟2～3个月开始出现反复阴道出血，这是最常见的症状。最初血量少，呈暗红色，逐渐增多，时出时止。患者常有不同程度

的贫血。

当葡萄胎即将自行排出前，常发生大量出血，若处理不及时，可导致休克甚至死亡。所以，当闭经后出现不规则阴道出血时一定不要盲目保胎，应及时到医院做B超检查。

若在排出的血液中见到小水泡，即可确定诊断。

🐰 妊娠呕吐及妊娠高血压综合征

由于增生的滋养细胞产生大量绒毛膜促性腺激素（HCG），因此呕吐往往比正常妊娠的早孕反应严重。有的患者在妊娠早期即出现水肿、高血压、蛋白尿等，而发生妊娠高血压综合征，甚至发生急性心力衰退。

🐰 子宫异常增大

葡萄胎子宫常比相应月份的正常妊娠

子宫大，但也有少数患者子宫小于妊娠月份，可能与水泡退变、停止发育有关。

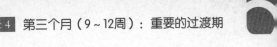

卵巢黄素囊肿

由于大量HCG刺激，患者双侧或一侧卵巢往往呈多发性囊肿改变。葡萄胎排出后，绝大多数卵巢黄素囊肿亦随之逐渐缩小，直至自然消失，对以后的卵巢功能无影响。

十月怀胎全程指导
71　患过葡萄胎后，还能再次正常怀孕吗

患过葡萄胎后对再次妊娠并无影响，但再次发生葡萄胎的可能性仍然存在。一般主张绒毛膜促性腺激素（HCG）阴性，随诊2年后再怀孕。但目前HCG检测技术和B超技术有所提高，怀孕后可早期明确诊断是正常妊娠还是葡萄胎，所以，有人主张HCG阴性，随诊1年后月经正常后即可怀孕，但怀孕后应早期做B超检查，排除再次葡萄胎的可能。

十月怀胎全程指导
72　做羊膜腔穿刺对孕妇、胎儿有害吗

羊膜腔穿刺抽取羊水做羊水检查，是当今国内外普遍使用的方法。

胎儿、胎盘、羊膜、绒毛膜和脐带，都由受精卵发育而成。经羊膜腔穿刺抽取羊水，培养羊水中的脱落细胞，检查细胞核型，可以诊断胎儿有无染色体异常；检查细胞或羊水中的酶，可以诊断胎儿有无酶缺陷性疾病；检查羊水中的甲胎蛋白(AFP)，可以诊断胎儿是否为无脑儿、开放性脊柱裂等神经管开放性缺陷。可见，羊水检查为临床医生探测胎儿提供了成功的方法，使患染色体病及一些代谢性遗传病胎儿的出生率大大下降。

抽取羊水对母亲和胎儿的健康有无影响呢?一般来说，受精卵在第7天开始形成羊膜腔，便生成与胎儿直接接触的羊水。

但羊膜腔穿刺以妊娠16～22周进行为好。这时，可在腹壁外清楚地摸到子宫体，羊水量为200～400毫升。相对280克的胎儿来说，羊水较多。不仅容易抽出，还不易损伤胎儿。这时抽取20～30毫升羊水，对继续妊娠，对胎儿都没太大影响。如果过早抽取羊水，子宫小，羊水少，对胎儿影响较大；过晚抽取则羊水中的细胞老化，培养后不易存活。

羊膜腔穿刺前，先用B超对胎儿、胎盘进行定位，然后避开胎盘，在羊水较多处，麻醉后穿刺抽取羊水。这种检查方法是一种安全、简便、可靠的方法，但对母体和胎儿来说终究是一个刺激。因而，有先兆流产的孕妇及有盆腔宫腔感染的孕妇，不宜进行此项检查。

十月怀胎全程指导

73 本月推荐菜谱

茄汁苹果

原料：苹果250克，淀粉50克，料酒3毫升，盐3克，白糖20克，醋10毫升，油150毫升，鸡蛋2个（约120克），番茄酱30克。

制作：

❶ 将苹果去皮，去核，切成长2厘米、宽1厘米、厚1厘米的块，放入干淀粉中裹匀并取出。将鸡蛋和淀粉调成糊状。

❷ 炒锅放油，烧至七成热时，将苹果块裹上糊浆放入，炸至呈淡黄色时，定型取出。

❸ 炒锅内放底油20克，放入番茄酱略炒，放入料酒、盐、糖、醋，加水150克，放入苹果，用小火烧2～3分钟，待原料成熟后，改用大火。将溶于水的2克淀粉放入，把汁勾浓，翻炒几下，即可装盘。

特点

口味酸甜，质地软烂，适合孕妇食用。

金针菇炒肉丝

原料：猪肉150克，金针菇150克，酱油5毫升，料酒5毫升，油50毫升，葱5克，姜5克，白糖4克，香油3毫升。

制作：

❶ 将猪肉洗净，顺其纤维方向切成丝。金针菇取出，滤干水分，并用沸水烫一下。葱、姜切丝。

❷ 炒锅放入油烧热，放入肉丝炒。待炒至六七成熟时，放入葱、姜略炒，再放入金针菇，再放酱油、料酒、白糖，炒匀后淋入香油，即可装盘。

特点

咸鲜略带甜味，色泽淡红。

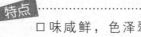 **翡翠虾仁**

原料：虾仁300克，油菜叶200克，盐8克，味精4克，胡椒面0.5克，葱10克，姜10克，淀粉4克，鸡蛋1个（约60克），油50毫升，料酒6毫升。

制作：

❶ 将虾仁洗净，去掉沙线，加入盐2克，料酒3毫升，鸡蛋清1个，淀粉2克上浆，抓匀。

❷ 葱剖开，切成0.5厘米长的段。姜切成长和宽均为0.5厘米，厚0.1厘米的片。油菜切成丝，放入2克盐，腌2分钟，放在干净的薄布上挤压，将菜汁挤在碗中，菜汁色泽浓绿。

❸ 在盛有菜汁的碗中加入盐、味精、料酒、胡椒面、姜、葱、淀粉和少许水，调成汁。

❹ 炒锅加入油50毫升，烧热，将虾仁放入炒熟，立即放入汁，使汁挂匀后装盘。

特点

口味咸鲜，色泽翠绿。制作时应武火快炒，也可加入冬笋等作为配料。

酱爆茄子

原料：长茄子500克，葱3克，姜2克，酱油2毫升，白糖4克，味精1克，甜面酱20克，香油3毫升，料酒2毫升，鸡汤20毫升，油70毫升，蒜适量。

制作：

❶ 将茄子去掉皮和把儿，顺长轴切成厚1~1.5厘米的大片。葱姜蒜切成末。

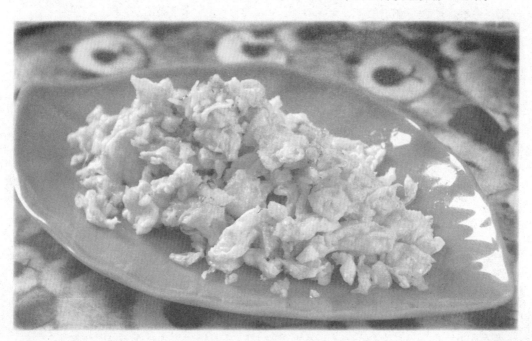

② 锅放油40毫升，将茄子放入炒至软嫩，熟后放入盘中。

③ 炒锅放油30毫升，放入葱、姜、蒜，炒出香味，即放入甜面酱炒，再放入酱油、料酒、糖、味精、鸡汤，随即将茄子放入翻炒，使汁裹均匀后，即可淋入香油，出锅装盘。

特点

口味甜咸，味香茄软，色泽红亮。注意甜面酱不可炒煳，面酱熟后再加调料，否则制成菜肴有生酱味。

🥕 蜜汁鲜果

原料：苹果100克，梨100克，菠萝100克，橘子瓣150克，红樱桃15个，绿樱桃15个，白糖250克。

制作：

① 炒锅洗净，加清水150毫升，放入250克白糖，使之全部溶解，用中火熬制，待糖汁浓如蜂蜜时，倒入碗中。

② 将苹果和梨去皮去核，切成2厘米的方块；橘子瓣开，共同放在一个平盘中，搅拌均匀后，把红、绿樱桃点缀在上面。

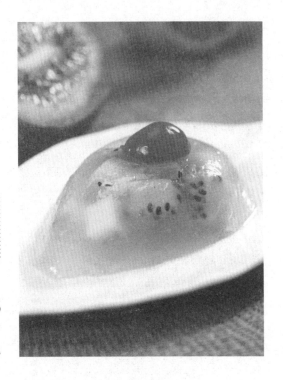

③ 食用时将熬好放凉的糖汁浇在上面即可。

特点

糖汁蜜甜，水果清香。制作时熬过的糖汁不可搅拌，否则糖汁立即反沙，无法使用。

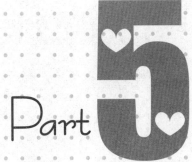

Part **5**

第四个月(13～16周)：
一切都变得明朗

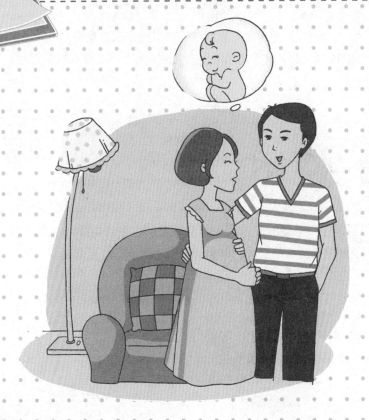

1 胎儿的成长

胎儿生长迅速，完全具备人的外形；皮肤汗腺及皮脂腺形成，体毛开始出现；上颌窦开始发育；肺中出现弹性纤维；十二指肠及大肠固定；出现外阴的差异，可辨认男女；手脚可做一些微小的动作。

2 母体的变化

孕吐结束，食欲增强；尿频与便秘逐渐改善；阴道分泌物量无变化；基础体温下降；体重增加约2千克；略显大肚子；子宫如新生儿头部大小；子宫底在脐耻之间。

3 本月注意事项

孕吐及压迫感等不舒服的症状消失，身心安定，但仍须小心。此时乃胎盘发育的重要时期，最好保持身心的平静，以免动了胎气。

为了使胎儿发育良好，必须摄取充分的营养，蛋白质、钙、铁、维生素等营养也要均衡，不可偏食。此时有可能出现妊娠贫血症，因此对铁质的吸收尤其重要。

身体容易出汗、分泌物增多、容易受病菌感染，每天必须淋浴，并且勤换内衣裤。

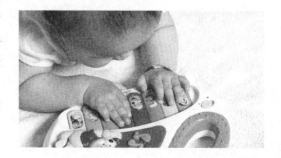

4 本月应该了解与准备的事

十月怀胎全程指导

　　孕妇应充分了解有关怀孕、分娩的各项知识。除了能消除怀孕期间的不安及恐惧外，更有助于顺利分娩。目前有成套妊娠大全丛书供孕妇购阅，因此孕妇可就近到各地书店购买。

　　此外，为了使生产较为轻松，最好开始做些孕妇体操，但应以体能负荷的范围为限，千万不可过分勉强。

　　再过一个月，平时的衣服就会穿不下了，应趁着身体情况良好时先行准备。上街理发时，可请师傅设计一个易梳洗、易整理的发型，除让人看起来清爽外，自己也心情愉快。而加大、宽松的内衣裤，也是必备的怀孕用品，4个月这一时期，是能够发现较为罕见的葡萄胎的时期。例如，发现内裤上沾有黑色的碎血块，有时还有鲜血流出(当然也有流产的可能)，应去医院检查。怀有葡萄胎时，多数情况下胎儿已在子宫内死亡，组成胎盘的绒毛组织发育异常，孕妇尿中有大量绒毛膜促性激素，出现水肿及尿蛋白，妊娠初期反应严重。

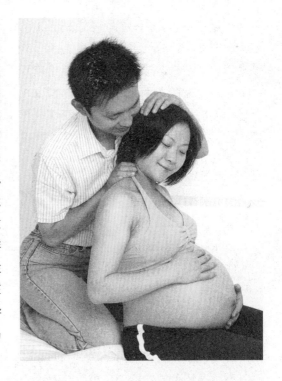

小贴士　准妈妈受外伤是否易于流产呢？

　　可能很多人认为这个问题是理所当然的。实际上，有研究表明，一般的外伤并不易引起流产，如在孕期手术、摔伤、挤撞，发生流产的概率都不高。可见胚胎如果发育正常，是相当结实的。所以，只要你注意养胎，别做太对不起"胎儿"的事，正常的生活、运动，一般不会对胎儿造成太大危害。

5 孕期性生活原则

有人认为，孕期性生活会对胎儿造成不利影响，却又担心孕期禁欲影响夫妻感情。那么怎样过性生活才较安全呢？

怀孕最初3个月不宜性生活，因为这时期胎盘还没有完全形成，胎儿处于不稳定状态最容易引起流产。怀孕4个月后，胎盘发育基本完成，流产的危险性也相应降低了，适度的性生活可带来身心的愉悦，但还是不能和非孕时完全相同，在次数和方式方面都要控制。分娩前3个月也不宜性交，以免引起早产和产后感染。

在不宜性生活时期，可考虑采取其他的方式，如温柔的拥抱和亲吻等得到满足。

妊娠4~9个月孕妇比较安定，可每周一次性生活。发生关系前孕妇排尽尿液，清洁外阴，丈夫要清洗外生殖器，选择不压迫孕妇腹部的姿势。时间不宜过长，并注意不要直接强烈刺激女性的性器官，动作要轻柔，插入不宜过深，频率不宜太快，每次时间以不超过10分钟为度。结束后孕妇应立即排尿，并洗净外阴，以防引起上行泌尿系统感染和宫腔内感染。

倘若这个阶段性生活过频，用力较大，或时间长，就会压迫腹部，使胎膜早破，胎儿因得不到营养和氧气，就会很快死亡，导致流产。即使胎膜不破，未流产，也

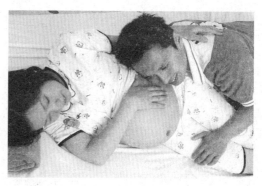

可能使子宫感染，重者可致胎儿死亡，轻者胎儿身体和智力发育也会受到影响。

妊娠晚期，特别是临时前1个月，即妊娠9个月后，胎儿开始向产道方向下降，孕妇子宫颈逐渐张开，倘若这个时期发生关系，羊水感染的可能性较大，有可能发生羊水外溢（即破水）。同时，孕晚期子宫比较敏感，受到外界直接刺激，有突发子宫加强收缩而诱发早产的可能。所以，在孕晚期必须绝对禁止性生活。

另外，在孕期里过性生活时，最好使用避孕套或体外排精，以精液不入阴道为好。因为精液中的前列腺素被阴道黏膜吸收后，可促使怀孕后的子宫发生强烈收缩，不仅会引起孕妇腹痛，还易导致流产、早产。

6 准妈妈在冬季要加强保健

据医学统计，冬季妇女妊娠畸形儿的发病率为四季之首，故冬季孕妇应加强自身保健。

注意预防流行疾病

冬季是各种病毒感染性疾病流行与高发季节，一般来讲，冬季孕妇病毒感染次数越多，症状越重，病程越长，其畸形儿的发病率就越高。故冬季孕妇应适时添衣，注意防寒，保持居室空气流通，坚持户外锻炼，提高机体耐寒及抗病能力，增强免疫力，抵御疾病的入侵。严寒的冬天空气干燥，很容易感冒，孕妇应特别注意预防感冒，不要去人多拥挤的地方，特别是感冒流行的区域，以免被感染。

注意空气流通

因天气寒冷，人们常将门窗紧闭，不注意通风，因此造成室内空气污浊，氧气不足，孕妇会感到全身不适，还会对胎儿的发育产生不良影响。

适量运动

散步是孕妇最适宜的运动，不要因天气寒冷就躲在家中，应该在阳光充足、气候比较温暖的下午坚持散步，使肌肉筋骨活动，血液流通畅快，又可呼吸新鲜空气。

注意防止路滑摔跤

下雪天孕妇外出时应有伴同行，且宜穿上防滑的鞋，以免滑倒。

保持心情舒畅

在加强冬季保暖的同时，孕妇还应做到心情舒畅，情绪稳定，心胸豁达，进行自我心理调节，保持良好的精神状态。

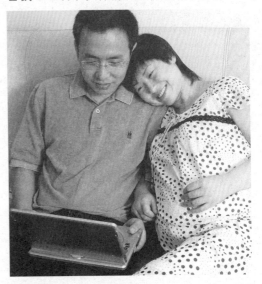

7 孕妇要多喝牛奶

怀孕期间每天饮用一杯牛奶和三杯牛奶的母亲，生下的婴儿体重有很大差别。据统计，怀孕母亲每天多喝一杯牛奶，孩子出生时的体重平均会增加41克。

同时，母亲在怀孕期间缺乏维生素D的摄入，孩子的骨骼发育将受到影响，长大后也容易患骨骼疏松症和增加骨折的危险。

而一杯牛奶中大约含有25毫克的维生素D，这种物质对于胎儿的骨骼发育和强化骨质十分重要；另外，一杯牛奶中还含有50毫克钙，孕妇需要通过脐带向婴儿传输钙，同样能促进婴儿骨骼发育。可见，孕妇多喝牛奶，好处多多。

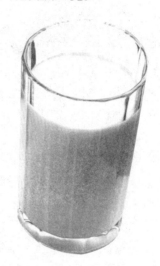

8 孕妇为什么容易发生腿抽筋

有的孕妇在妊娠后半期常常出现小腿抽筋，大多发生在妊娠3~8个月的时候。这是由于血钙水平低下造成的，医学上称之为下肢痉挛。成年未孕女子每日需钙600毫克。胎儿构成骨骼与牙齿都需要钙，妊娠中期，胎体仅含钙1克左右。到妊娠末期，增加到约含钙30克。按日计算的话，胎儿每日需积聚钙250毫克，而孕妇本身也需储存约30毫克的钙以待泌乳需要。因此，妇女怀孕时每日约需1 000毫克的钙。

血液中的钙是维持肌肉神经稳定的重要因素，血钙水平下降时，可出现心率加快，甚至心律不齐，神经肌肉兴奋性提高而发生肌肉收缩，如果肌肉收缩呈持续状态，感觉到的就是抽筋。夜间睡眠时，大脑皮质处于抑制状态，受到大脑皮质管理的神经系统却相对兴奋，所以小腿抽筋多在夜晚发生。

孕妇如果长期缺钙或缺钙程度严重，不仅可使母体血钙水平降低，诱发小腿抽筋或手足抽搐，还可导致孕妇骨质疏松，进而产生骨质软化症，胎儿亦可能产生先天性佝偻病和缺钙抽搐。

为预防因缺钙造成的小腿抽筋，孕妇平时应多食含钙丰富的食品，如牛奶、豆及豆制品、硬果类、芝麻、虾皮、蟹等。还要注意在饮食中补充维生素D，多晒太阳，从而促进对钙的吸收

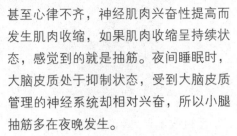

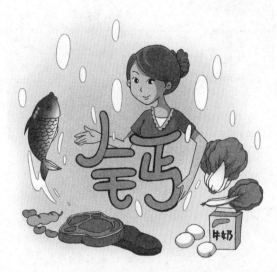

和利用。孕妇还可以在医生的指导下服一些钙片和维生素D，也有利于钙的吸收。病情严重者则需到医院治疗，补充钙剂。

十月怀胎全程指导

9　孕妇不宜节食

有人认为，怀孕期应该节制饮食，可使胎儿小些，便于分娩。另外，有的孕妇害怕产后过于肥胖，也在孕期节食。这些做法是不正确的，会直接影响优生。

孕妇除自身的营养需要外，还要供给胎儿生长所需要的一切营养。一个受精卵生长发育为一个重3 000克左右的胎儿，营养是不可缺少的。除了遗传因素外，营养是大脑发育生长的重要物质基础。大脑神经细胞的60%由脂质构成，因此营养不良，特别是脂质供应不足，会影响胎儿脑细胞的生长发育。

宝宝大脑生长发育的重要时期，是孕后4个月至出生后的6个月，这个时期称为脑神经细胞激增期。因此，孕妇不宜节食，以免胎儿脑细胞分裂增殖永久性减少，影响脑细胞体积增大和髓鞘形成，致使胎儿智力发育障碍。

10 孕妇不宜长期食用高钙饮食

钙是母体和胎儿骨骼发育不可缺少的元素，如果摄取不足可引起佝偻病，严重的还可影响脑组织发育而造成智力障碍。但是，孕妇盲目地采用高钙饮食，大量服用鱼肝油，加服钙片、维生素D等，其实对胎儿有害无益。

孕妇如果长期高钙饮食，胎儿有可能患高血钙症，出生后婴儿囟门过早关闭，腭骨变宽而突出，鼻梁前倾，主动脉窄缩，既不利于胎儿生长发育，又有损于颜面美观。如果孕妇血中钙浓度过高，会出现软弱无力、呕吐和心律失常等，这都不利于胎儿生长。有的胎儿生下时萌出牙齿，原因有二：一种可能是由于婴儿早熟的缘故；另一种可能是由于孕妇妊娠期间大量服用钙剂、高钙食品或维生素C，使胎儿的牙滤泡在宫内过早钙化而萌出。因此，孕妇不宜长期高钙饮食。

11 孕妇不宜过量服用含钙剂

有些孕妇为了使胎儿健康活泼，盲目地大量服用鱼肝油等含钙剂。这样对体内胎儿的生长是很不利的。因为长期大量食用鱼肝油等含钙剂，会引起食欲减退、皮肤发痒、毛发脱落、感觉过敏、眼球突出，血中凝血酶原不足及维生素C代谢障碍等。同时，血中钙浓度过高，会出现肌肉软弱无力、呕吐和心律失常等，这些对胎儿生长都是没有好处的。因此，孕妇不要随意服用鱼肝油等含钙剂。

12 孕妇要注意补铁

正常成人每日铁的供给量标准为18毫克，孕中期每日摄取量应比孕前增加10毫克。我国规定，自孕4个月开始每日供给量标准为28毫克，铁对胎儿制造血红蛋白和肌红蛋白有重要作用，同时还要在肝脏内储存适量的铁，以满足小宝宝出生后

4~6个月的需要。另外，由于母体血容量增加，对铁的需要量也相应增加，再加上胎儿需要的铁完全靠胎盘从母体内运到胎儿体内，使母体内铁的消耗量相应地增加了，如果孕妇缺铁就会发生贫血，贫血会使未成熟儿、低体重儿、早产儿的发生概率明显增大，而且孕妇妊娠中毒症的发生率也明显高于正常孕妇，还会使得分娩时间延长，出血量增多，增加了铁的丢失，所以要注意铁的补充。

十月怀胎全程指导 13 补铁吃什么

铁的主要食物来源有：动物肝脏、动物全血、畜禽肉类、鱼类等。孕期妇女最好1周或隔1周吃1次动物肝脏；对于贫血的孕妇，单靠食物补充是不够的，应适当服用一些铁制剂，具体可以请教医生。

十月怀胎全程指导 14 孕妇要适量补锌

锌虽然在体内含量较少，但是它的作用却不容忽视。在肌肉、骨骼、皮肤、视网膜、心、脑、肾等人体内的各个器官都需要锌。锌有促进生长发育与组织再生、促进食欲、增强免疫功能、促进维生素A代谢、参与体内许多重要酶的组成等生理功能。锌对于胎儿的生长发育有着重要影响。

孕早期正是胚胎形成、器官分化、初具人形的时期，如果母体内锌含量不足可影响胚胎发育和形成，引起胎儿畸形。主要影响胎儿的神经系统，导致神经管闭合不全、脊柱裂、无脑儿、脑积水等。当母体缺锌时还可引起胎儿宫内发育迟缓，新出生的小宝宝体重低下，给新生命的健康和生后哺育带来很大困难。

锌对孕妇的健康也十分重要，当孕妇缺锌时会出现味觉减退，食之无味，食欲缺乏，影响各种营养物质的摄入，引起营养不良。锌可维护和保持免疫反应细胞的复制，当孕妇缺锌时抵抗能力下降，易发生感染、腹泻、口腔炎等症。并可使孕期和产时并发症增多，且在分娩时发生胎儿窒息的可能性增加，使新出生的小宝宝脑组织细胞缺氧，缺血，对小宝宝今后脑的发育产生影响，严重时可引起脑瘫，影响脑功能和行为发展，因此母体内缺锌不仅危害母体自身的健康，而且直接影响胎儿的生命质量。

十月怀胎全程指导
15 补锌吃什么

孕妇主要从食物中摄取所需要的锌，锌的主要食物来源为动物性食物，如动物肝脏、肉类、海产品等，尤以牡蛎中含锌最高。但是如果孕期妇女由于需要量增加或妊娠反应导致营养物质的丢失等因素，以及膳食中的锌不能满足需要时，应在医生的监测和指导下服用锌制剂。

十月怀胎全程指导
16 孕妇要注意补碘

碘对胎儿的影响在不同的孕期是不一样的，孕早期母体严重缺碘，可使胚胎形成和胎儿发育受到严重阻碍，以致发生流产或死胎。孕中晚期母体中度缺碘，可造成胎儿发育不良，使身长、体重低于正常胎儿，甚至可造成早产，或发生先天性畸形。我国规定正常人每日碘的供给量为150微克，妊娠期妇女为175微克。

含碘丰富的食物有海产品，如海带、紫菜、淡菜、海参等，还有鸡蛋或鸭蛋、干豆类及香菇、黑木耳等。我国普遍缺碘，最有效的补碘措施是食用加碘的食盐。但是要注意使用过程中避免碘的丢失，例如炒菜时要在出锅前放盐、不要在热油中烧等。尽量从食物中摄取碘，建议孕妇每周喝紫菜汤2~3次，不要盲目地服用碘制剂，如果膳食中供给不足，应在医生的指导下进行正确的补碘，如果碘摄入过多也会引起中毒，甚至危及生命。

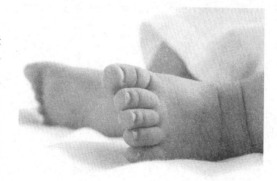

17 孕妇要适量补充维生素A

维生素A又名视黄醇，主要存在于海产鱼类肝脏中。妊娠期，母体与胎儿均需要大量的维生素A。

如果维生素A供应不足，可引起胚胎发育不良，严重不足时可导致婴儿骨骼和其他器官畸形，甚至流产。但摄入过量的维生素A，同样有引起胎儿畸形和影响胎儿正常发育的可能。

鉴于以上原因，我国营养学会推荐孕妇维生素A的供给量标准与非孕妇一致，皆为微克当量视黄醇，即3 300国际单位。

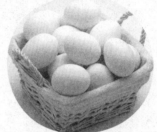

孕妇应多食富含维生素A的动物性食物和含有丰富胡萝卜素的食物，如肝脏、蛋、奶类和胡萝卜、油菜、苋菜等。

18 孕妇要适量补充维生素B₁

维生素B_1又称硫胺素，若人机体缺乏硫胺素，不仅使糖类代谢发生障碍，还将影响机体整个代谢过程，而且影响氨基酸与脂肪的合成。人们长期大量食用精制的大米和面粉，而又缺乏其他杂粮和多种副食品的补充，易造成硫胺素的缺乏。患者易发生脚气病，并表现为体弱及疲倦，然后出现肢端麻痹或功能障碍等多发性神经炎症状。孕妇如果维生素B_1不足或缺乏，疲倦、乏力、小腿酸痛、心动过速等症状将更加明显。

孕妇应适量摄入含维生素B_1较多的动物食品，如猪肉和动物肾、肝、蛋类；含维生素B_1较多的植物食品，如糙米、标准面、小米、玉米、豆类、花生仁、核桃以及葵花籽等。

19 孕妇要适量补充维生素B₂

维生素B₂又名核黄素。核黄素是人的机体中许多酶系统重要辅基的组成成分。这种辅基与特定蛋白质结合，形成黄素蛋白。黄素蛋白是组织呼吸过程中很重要的一类递氢体。由于妊娠期母体代谢旺盛，核黄素需要量有明显增加。研究发现，妊娠后4个月尿核黄素排量明显下降，而分娩后会迅速回升。孕妇如果在妊娠期核黄素不足或缺乏，可引起或促发孕早期妊娠呕吐、孕中期口角炎、舌炎、唇炎以及早产儿发生率增加，孕晚期其危害比孕早期小。因此，必须保证孕早期核黄素的补充。

核黄素存在于多种食物中，但从人体需要来看，均不够特别丰富。一般动物性食物含量比植物性含量高，以内脏最为丰富，如羊肝、牛肝、猪肝、猪心、羊肾、牛肾、猪肾、鸡肝、鸭肝等，鳝鱼、海蟹、鸡蛋、牛奶等食品中含量也较高。植物性食物中，如黄豆、菠菜、苋菜、空心菜、芥菜、金花菜、雪里蕻、韭菜、海带、黑木耳、紫菜、花生仁等，核黄素含量也是比较丰富的。蔬菜在膳食中占有较大比重，是膳食中核黄素的重要来源之一。

20 孕妇要适量补充维生素B₆

维生素B₆是中枢神经系统活动、血红蛋白合成以及糖原代谢所必需的辅酶。它与蛋白质、脂肪代谢密切相关。人体如果缺乏维生素B₆，可引起小细胞低色素性贫血、神经系统功能障碍、脂肪肝、脂溢性皮炎等。

孕妇在怀孕期间，由于雌激素增加，色氨酸代谢增加，维生素B₆需要量也就增加。此外，妊娠时血液稀释，孕妇血中维生素B₆水平可降至孕前水平的25%。胎儿5个月时是其中枢神经系统增长的高峰，对维生素B₆最为需要，因而必须重视维生素B₆的摄入量。

富含维生素B₆的动物性食品有牛肝、鸡肝、鸡肉、牛肉、猪肉、鱼、蟹、鸡蛋、牛奶等。

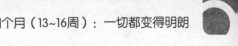

富含维生素B₆的植物性食品有葵花籽、花生仁、核桃、黄豆、扁豆、胡萝卜、菠菜、土豆、全麦粉、甜薯、香蕉、葡萄干、橘子等。

十月怀胎全程指导
21 孕妇要适量补充维生素B$_{12}$

维生素B$_{12}$具有促进红细胞生成、维持神经髓鞘代谢功能的作用。如果在妊娠期间维生素B$_{12}$摄入不足常会发生巨幼红细胞性贫血，新生儿可患贫血。在妊娠过程中，胎儿不断将维生素B$_{12}$储存于肝脏，足月胎儿体内共积存约30微克。专家指出，孕妇如果缺乏维生素B$_{12}$，胎儿的畸形发生率就有可能增加，所以维生素B$_{12}$对孕妇非常重要。

富含维生素B$_{12}$的食物主要是动物性食品，如牛肾、牛肝、猪心、鸡肉、鸡蛋、牛奶、虾、干酪等，另外豆豉、黄酱等也含有较多的维生素B$_{12}$。

十月怀胎全程指导
22 孕妇要适量补充维生素C

维生素C又名抗坏血酸，是连接骨骼、结缔组织所必需的一种营养素，能维持牙齿、骨骼、血管、肌肉的正常功能，增强对疾病的抵抗力，促进愈合。人体如果缺乏维生素C，可引起坏血病，并有毛细血管脆弱、皮下出血、牙龈肿胀流血或溃烂等症状。

怀孕期间，胎儿必须从母体中获取大量维生素C来维持骨骼、牙齿的正常发育以及造血系统的正常功能等，以致母体血浆中维生素C含量逐渐降低，至分娩时仅为孕早期的一半。

多吃各种新鲜水果蔬菜可以补充维生素C。含维生素C丰富的食物有柿椒(红、青)、菜花、雪里蕻、白菜、番茄、黄瓜、草莓、鸭梨、苹果等。在制作食物时，切不可烧、煮时间过长，以免维生素C大量流失。

23 孕妇要适量补充维生素D

十月怀胎全程指导

维生素D是类固醇的衍生物，具有抗佝偻病的作用，被称为抗佝偻病维生素。维生素D可增加钙和磷在肠内的吸收，是调节钙和磷正常代谢所必需的物质，对骨骼、牙齿的形成极为重要。

当孕妇缺乏维生素D时，会出现骨质软化。最先而且最显著的发病部位是骨盆和下肢，以后逐渐波及脊柱、胸骨及其他部位。严重者可出现骨盆畸形，由此可影响自然分娩。

维生素D缺乏可使胎儿骨骼钙化以及牙齿萌出受影响，严重者可造成小儿先天性佝偻病。

应多吃富含维生素D的食品，如鱼肝油、鸡蛋、鱼、动物肝脏、小虾等。孕妇还应常到室外晒太阳，适当参加劳动，可促进维生素D的吸收。

长期大量服用维生素D可引起中毒，中毒症状包括食欲下降、恶心、呕吐、腹痛、腹泻等。因此，不可过量食用富含维生素D的食品。

24 孕妇要适量补充维生素E

十月怀胎全程指导

维生素E又名生育酚，能促进人体新陈代谢，增强机体耐力，维持正常循环功能；还是高效抗氧化剂，保护生物膜免遭氧化物的损害；还能维持骨骼、心肌、平滑肌和心血管系统的正常功能。维生素E广泛存在于绿色植物中，动物体内含量较少。

孕妇保证维生素E的供给非常必要。研究认为，维生素E缺乏与早产儿溶血性贫血有关。为了使胎儿储存一定量的维生素E，孕妇应每日增加2毫克摄入量。

维生素E广泛分布于植物性食品中，

特别良好的来源为麦胚油、玉米油、菜籽油、花生油及芝麻油等。此外，猪肝、牛肉以及杏仁、土豆等食物中也含有维生素E。只要孕妇在饮食上做到多样化，维生素E就不会缺乏。

25 孕妇要适量补充维生素K

维生素K是正常凝血过程所必需的。维生素K缺乏与机体出血或出血不止有关。维生素K有止血功能，它经肠道吸收，在肝脏能生产出凝血酶原及一些凝血因子，从而起到凝血作用。若维生素K吸收不足，血液中凝血酶原减少，容易引起凝血障碍，发生出血症状。孕妇在妊娠期如果缺乏维生素K，会导致流产率增加。即使胎儿存活，由于其体内凝血酶低下，易出血，或者引起胎儿先天性失明和智力发育迟缓及死胎。

孕妇应注意每天多摄取富含维生素K的食物，如菜花、白菜、菠菜、莴苣、苜蓿、酸菜、圆白菜、番茄、瘦肉、肝等。必要时可每天口服维生素K 41毫克。

26 孕妇不宜盲目补充 维生素类药物

维生素摄取量不足可能会影响胎儿的发育，可是部分维生素如果摄取过量，对胎儿的健康可能有害无益。

医学专家对孕妇提出忠告，过量服用维生素A、鱼肝油等会影响胎儿大脑和心脏的发育，诱发先天性心脏病和脑积水。脑积水过多又易导致精神反应迟钝，故孕妇服用维生素A剂量每日不宜超过8 000国际单位。

孕妇如果维生素D摄入过多，则可导致特发性婴儿高钙血症，表现为囟门过早关闭、腭骨变宽而突出、鼻梁前倾、主动脉窄缩等畸形，严重的还伴有智商减退。故孕妇在怀孕前期每日摄钙8 00毫克，后期和哺乳期增至1100毫克，不宜再多。平时常晒太阳的孕妇可不必补充维生素D和鱼肝油。

孕妇为减轻妊娠反应可适量服用维生素B6，但也不宜服用过多。孕妇如果服用维生素B6过多，其不良影响主要表现在胎儿身上，会使胎儿产生依赖性，医学上称为"维生素B6依赖性"。当小儿出生后，维生素B6来源不像母体内那样充分，结果出现一系列异常表现，如容易兴奋、哭闹不安、容易受惊、眼球震颤、反复惊厥等，还会出现1～6个月体重不增，如诊治不及时，将会留下智力低下的后遗症。

妊娠中期一日食物量举例

食物类	一日所需量	总营养摄入总量
主食类	面粉150克；粳米150克	
杂粮类	玉米面50克；豆制品50克	
肉类	猪肉（牛、羊肉）50克，动物内脏（10～30克）	用此表食物烹调膳食，每日从中可摄入蛋白质85.9克、热量11 449千焦、钙1567.3毫克、锌20.5毫克、铁31毫克、维生素A₂259国际单位、维生素E16.2毫克。
蛋奶类	蛋类50克，牛奶、酸奶等150克	
脂类	动植物油各10克	
蔬菜类	各种蔬菜共计800～1 000克	
水果类	各种时令水果500克	
零食类	如坚果（干果是孕期内获取铁质最佳来源，特别是葡萄干、杏干、核桃等）、牛奶、巧克力等，不超过50克为宜	

一日食谱举例

早晨7：00	早餐：米粥（200克），煮鸡蛋一个，小馒头2个，小菜一碟，时令水果1个
上午10：00	加餐：牛奶150毫升，苏打饼干25克
中午12：00	午餐：米饭100克，紫菜蛋花汤50克，冬瓜排骨炖海带1份（冬瓜100克，排骨100克、海带25克），韭菜炒鸡蛋（韭菜200克，鸡蛋2个）
下午15：00	加餐：苹果1个、核桃3个
下午18：00	晚餐：清蒸鱼200克，香菇油菜1份（香菇50克、油菜200克）米饭100克，玉米面粥1小碗（50克）
晚上20：00	加餐：牛奶100毫升，苹果半个

27　孕妇选鞋注意事项

孕妇选鞋首先要考虑安全性，选择鞋子时应注意以下几点：

1　孕妇最好穿厚度为2~3厘米的中跟鞋。

2　鞋的前部应软而宽。

3　鞋帮要松软，面料有弹性，如羊皮鞋、布鞋等。

4　脚背部分能与鞋子紧密结合。

5　有能牢牢支撑身体的宽大后跟。

6　鞋底带有防滑纹。

7　能正确保持脚底的弓形部位。宽窄、长度均合适，鞋的重量较轻。

8　孕晚期，脚部水肿，要穿有松紧性、稍大一些的鞋子。

9　孕妇弯腰系鞋带不方便，应穿便于穿脱的轻便鞋。

28　散步是孕妇的最佳选择

产前经常做力所能及的活动对即将到来的分娩大有帮助。这时，身体沉重的孕妇最适宜的运动莫过于散步了。

1　肌肉力量得到锻炼加强，可帮助骨盆运动，有助于分娩时减轻疼痛。

2　改善孕妇脚部的血液循环，因而可促进全身的血液循环，使胎儿血液供应更充足。

3　通过散步可刺激脚下通向所有器官组织的60多个穴位，调理脏腑功能，使孕妇健身祛病。

4　散步能够安定神经系统，增加肺部换气功能，促进孕妇的消化、吸收及排泄功能。

孕期要保证适量的有氧运动

有氧运动(Aerobic exercise)，全称为有氧代谢运动，指以有氧代谢提供能量的运动，其特点是强度低、有节奏、不中断，持续时间长。这种运动过程可增加人体对氧气的吸入、输送和使用，提高机体的耗氧量，改善呼吸和心血管系统功能。

有氧运动的范围很广，包括散步、慢跑、爬山、划船、骑自行车等户外运动和各种有音乐伴奏的有氧健身，或是使用一些运动器材，如原地脚踏车等，都是有氧运动。因此，孕妈妈完全可以根据自己的喜好和时间，选择几种有氧运动，互相搭配进行。你会发现有氧运动的神奇功效，妙不可言。

第一功效：减缓孕期不适。有氧运动能够使人体肌肉获得比平常高出10倍的氧气，从而促进人体新陈代谢，减少机体的致癌因子和致病因数。对于孕妈妈来说，可以大大减轻怀孕期间的不适。

第二功效：预防身体衰老。有氧运动能够明显地提高大脑皮质和心肺系统的功能，使神经系统保持充沛的活力，并且使

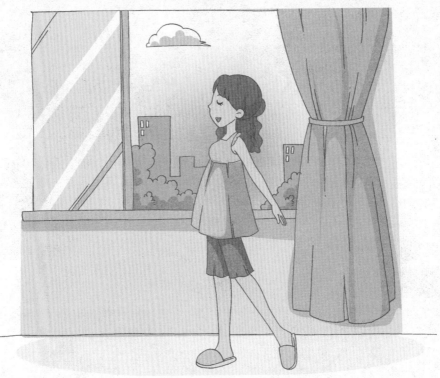

体内抗衰老的物质数量增加，推迟肌肉、心脏以及其他各器官生理功能的退化。

第三功效：恢复窈窕身段。坚持进行有氧运动，可以帮助身体处于"有氧"状态，从而真正燃烧体内过多的脂肪。避免孕期肥胖，促进产后身材的恢复。

第四功效：驱除大脑疲惫。有氧运动能够缓解、消除大脑疲劳，帮助大脑恢复功能至58%以上。

第五功效：放松紧张情绪。有氧运动不仅是恢复体能的快捷方式，还是快乐的新元素。孕妈妈在参加有氧运动的时候，能够加入到一个令人兴奋的健康群体里进行健身，会让你恢复饱满情绪，轻松而快乐。

有氧运动虽然有众多好处，但是它也要遵守孕期运动的禁忌。比如，强度不能过大，难度大的动作要量力而行，不能让自己过于疲劳等。有氧运动中还有一项专业的运动就是有氧体操。孕妈妈的有氧体操是一种全身运动，可使血流顺畅。怀孕中出现的气喘、腰痛、背痛等种种不适都可以通过有氧体操减轻症状，它也能够帮助顺产，同时也锻炼了孕妈妈的耐力。由于相当辛苦，也起到了防止肥胖的作用。

如果孕妈妈在运动过程中有腹部强烈紧绷现象，或持续1分钟以上紧绷时，请立即停止。休息片刻后如果不适感尚无缓解，应立即就医。

十月怀胎全程指导

30 孕妇妊娠期应适当增重

在妊娠期，母体要孕育小生命成长，需要大量的营养，母体血量大量增加，以供应胎儿的需要。随着妊娠月份的增长，母亲体重随之增加，其中除了胎儿的肌肉、骨骼、内脏及其他组织不断生长外，还有胎盘、羊水，母体的脂肪、乳房等。到分娩前，不论孕妇孕前体重是多是少，孕妇体重比孕前平均增加11~13.5千克，不得少于9千克。其中妊娠期前半期增加总量的1/3，后半期增加约2/3。即妊娠1~12周增加2~3千克，妊娠13~28周增加4~5千克，妊娠29~40周增加5~5.5千克。一般情况下，妊娠早期因早孕反应，孕妇厌食、挑食，甚至呕吐，体重增加不明显。到孕13周以后，孕妇食欲增加，食量大增，体重逐渐增加，平均每周增加350克左右，不超过500克，直到足月。

如果体重增加明显少于平均数，则胎儿宫内发育迟缓、早产、死胎的危险性增加。如果体重增加过多，则有羊水过多、多胎妊娠、葡萄胎等可能。当孕期体重增加异常时，应及时去医院检查。

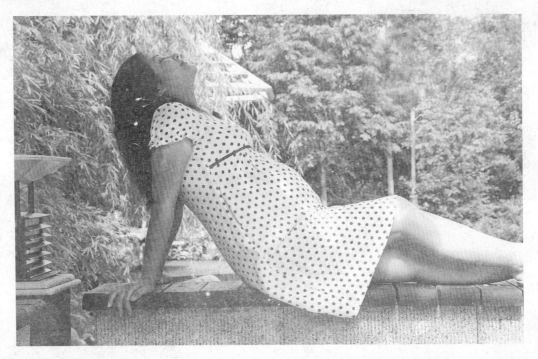

十月怀胎全程指导

31 孕期牙科治疗的限制

牙科医生建议，最好能在怀孕前做一次彻底的牙齿检查和治疗，因为孕期不宜做牙齿治疗，即使牙齿出现紧急状况，也只能做暂时性的症状治疗，拔牙或任何侵入性治疗应延至产后再进行。怀孕期间，建议每三个月检查一次牙齿。医生会提醒孕妇注意以下牙科问题：

怀孕前期(第1～3个月)：这个时期是胚胎器官发育与形成的关键时期，如服用药物不当或X线照射剂量过高，就可能会导致流产或胎儿畸形。所以，若非紧急状况，医师不建议进行牙科治疗。

怀孕中期(第4～7个月)：若一定要治疗牙齿，此时期是比较适当且安全的治疗时机，建议只做一些暂时性的治疗，如龋齿填补等。

怀孕后期(第8～10个月)：此时孕妇不适合进行长时间的牙科治疗，因为敏感的子宫容易因外界刺激而引发早期收缩，再加上治疗时长时间采取卧姿，胎儿会压迫下腔静脉，减少血液回流，引发仰卧位低血压，同时使心脏输出量下降，产生脑缺氧，从而有发生晕厥、丧失意识的可能。

32　孕期不宜拔牙

　　大量临床资料表明，在妊娠最初的2个月内拔牙可能引起流产；妊娠8个月以后拔牙可能引起早产；只有3~7个月时拔牙，才相对安全一些。因此，妊娠期除非遇到必须拔牙的情况，一般不宜拔牙。

　　妇女在妊娠期间身体产生了一系列生理变化，个别牙或全口牙的牙龈容易充血、水肿，牙龈乳头会明显增生，牙齿容易出现状况。妊娠期对各种刺激的敏感性增加，即使轻微的不良刺激也有可能导致流产或早产。有习惯性流产、早产的孕妇更要严禁拔牙。

　　对于妊娠期间必须拔牙的孕妇，拔牙的时间要选择在妊娠3~7个月，并要在拔牙前做好充分的准备工作。要保证孕妇有足够的睡眠，避免精神紧张。在拔牙前一天和拔牙当天可肌内注射黄体酮10毫克，拔牙麻醉剂中不可加入肾上腺素；麻醉要完全，以防止因疼痛而反射性引起子宫收缩导致流产。

33　孕期常见的牙周问题

　　孕期较常见的牙周问题有以下几种：

　　妊娠牙龈炎：这是由于怀孕期间激素改变，使牙龈充血肿胀，颜色变红，刷牙容易出血，偶尔有疼痛不适的感觉。

　　妊娠牙龈瘤：这种病症较少见。一般发生在怀孕中期，由于牙龈发炎与血管增生，形成鲜红色肉瘤，大小不一，生长快速，常出现在前排牙齿的牙间乳头区。

　　妊娠牙龈瘤通常不需要治疗，或只

　　针对牙周病进行基本治疗，如洗牙、口腔卫生指导、牙根整平等，这是为了减少牙菌斑的滞留及刺激。牙龈瘤会在产后随着激素恢复正常而自然消失，若出现妨碍咀嚼、易咬伤或过度出血等，可考虑切除，但孕期做切除手术容易复发。

　　其他症状：也可偶尔见到牙周囊袋加深、牙齿容易动摇等症状。

34 孕妇牙龈肿胀与出血

孕妇怀孕的头3个月，常出现牙龈红肿、出血、疼痛、口臭，这就是妊娠期牙龈炎的症状。妊娠期间由于性激素的分泌量增加，牙龈组织内血管扩张、弯曲，以致血流淤滞；妊娠时，牙龈对局部刺激的敏感性增强，体液和细胞易渗透到血管周围组织中，牙龈内肥大细胞被破坏，释放出组胺和蛋白水解酶，以致对局部刺激反应加重。此外，由于妊娠造成的维生素和微量元素相对不足，白天唾液分泌量增加，而夜间减少，以致对口腔的冲刷作用下降。还有的孕妇由于行动不便，刷牙减少，口腔不卫生，有利于细菌的生长繁殖，也可导致牙龈炎的发生。

为了预防牙龈炎的发生，孕妇要经常注意口腔卫生，早晚刷牙，饭后漱口。若口腔内有臭味时，可用3%过氧化氢（双氧水）清洗牙周，再用盐开水漱口，这样可以除臭和抑制细菌的繁殖。如有牙菌斑、牙垢、牙石，应去医院做刮治术，还要医治、充填龋洞。若孕妇牙龈出血较多时，可服乳酸钙、维生素K、维生素C片治疗，切勿滥用抗生素药物，以防药物对胎儿的致畸作用。

35 孕妇应注意预防感染

病毒可通过不同途径作用于胎儿。

1 直接感染生殖细胞(精子或卵子)，引起早期流产。

2 通过胎盘侵入胎儿血循环，影响胎儿健康发育成长。

3 分娩时通过产道感染胎儿，使胎儿直接感染病毒，产生一系列病症。

所以，妇女在怀孕期间应注意孕期的休息和锻炼，保持强壮的身体，避免病毒感染，特别是前3个月，是胚胎形成发育的关键时期，尤其要避免病毒感染；同时注意少到人口稠密的公共场所，尤其是在疾病流行时期，注意个人卫生，保证母子平安。

36 白带增多与外阴瘙痒

在妊娠期，由于阴道环境和体内激素水平的改变，大多数孕妇都会出现白带增多的现象，有的孕妇还可能出现外阴瘙痒、灼痛、白带有异味等症状，严重的还会出现尿频、尿急、尿痛。

健康女性中，有3%～15%的女性阴道内有滴虫，但并不都引发阴道炎。在妊娠期，由于阴道酸碱度的改变，寄生于泌尿生殖系统内的滴虫有可能引发阴道炎。由于阴道防御能力下降，孕妇更易发生细菌混合感染，使症状加重。

37 妊娠期滴虫性阴道炎的防治

滴虫性阴道炎是由阴道毛滴虫引起的一种常见的阴道炎。

孕妇患了妊娠期滴虫性阴道炎会感觉白带增多，呈黄绿色或灰黄色，伴有臭味，严重者白带混有血液。由于炎症和分泌物刺激，还伴有外阴瘙痒、灼热、疼痛及性交痛。炎症若侵及尿道可出现尿频、尿急、尿痛及尿血等尿道刺激症状。如果妇科医生检查可见阴道及宫颈黏膜红肿，阴道分泌物可查出滴虫。但约有半数带虫者并无任何临床表现。

防治妊娠期滴虫性阴道炎的措施：

1 妊娠前进行妇科病普查，如发现滴虫应积极治疗。

2 尽量不要使用公共浴池、浴盆、游泳池、坐厕及衣物等，减少间接传染。

3 丈夫有滴虫者，应尽早彻底治愈。

4 可用卡巴砷或乙酰胂胺等阴道栓剂，每晚睡前清洗外阴后，置入阴道深处1枚，10日为1个疗程。

5 治疗期间，防止重复感染，内裤和洗涤用的毛巾、浴巾应煮沸5～10分钟，以消灭病原菌。

注意在妊娠早期不易服驱虫药，以防有致畸作用。

十月怀胎全程指导
38 妊娠期真菌性阴道炎的防治

在妊娠期，孕妇尿糖含量增高，如果合并糖尿病，尿糖会更高。尿糖的增高会使真菌迅速繁殖，所以孕妇特别容易患真菌性阴道炎。孕妇如果患了真菌性阴道炎，会感觉外阴和阴道瘙痒、灼痛，排尿时疼痛加重并伴有尿急、尿频，性交时也会感到疼痛或不舒服。真菌性阴道炎的其他症状还有白带增多、黏稠，呈白色豆渣样或凝乳样，有时稀薄，含有白色片状物，阴道黏膜上有一层白膜覆盖，擦后可见阴道黏膜红肿或有出血点。如果进行涂片检查和培养，便可发现真菌。

治疗妊娠期真菌性阴道炎时，应选择正确的药物和用药方法。首先要彻底治疗身体其他部位的真菌感染，注意个人卫生，防止真菌感染经手指传入阴道。口服酮康唑和氟康唑有使胎儿畸形的危险，最好采用制霉菌素栓剂和霜剂局部治疗。

真菌性阴道炎可通过性生活感染，所以在治疗期间应避免性生活，而且丈夫也要同时治疗。

十月怀胎全程指导
39 孕妇应注意预防便秘

孕期由于激素水平的改变，影响了肠蠕动，孕妇又常常不爱活动，容易便秘。我们可以用以下方法预防便秘：

1. 锻炼身体，每日做步行及其他适当的运动，调节肠道功能；同时也能增加食欲。
2. 多吃水果，如香蕉、梨、苹果。
3. 多吃绿叶蔬菜，如韭菜，芹菜等。
4. 可以吃些粗粮谷物。
5. 增加纤维素和B族维生素。
6. 多饮水。
7. 养成定时排便的习惯。

40　孕妇应重视腹泻的治疗

和常人一样，孕妇也会发生腹泻，又和常人不一样，孕妇是"两个人"，更科学地讲，是胎儿母亲整体，这也是最重要的特点。在诊断和处理孕妇腹泻时，不能忽略或忘记这一特点。怀孕本身极少引起腹泻，也不会使已有的腹泻加重，但腹泻对妊娠来说是一个危险信号，提示有流产或早产的可能，因而不能大意。孕妇腹泻最常见的原因还是感染，最常见的病原体有沙门菌属、志贺痢疾杆菌、弯曲杆菌与病毒等。食物中毒或其他部位的病毒感染也可引起孕妇腹泻。

孕妇一旦发生腹泻，主要治疗措施是适当补液，补足因腹泻丢失的水分和电解质，尤其是钾离子，补充因腹泻而失去的热量；同时要密切观察胎儿情况是否良好，有无早产或流产的征兆。

41　孕妇应重视下肢静脉曲张的治疗

在孕晚期，孕妇的小腿、脚背及外阴部常可见到蚯蚓般的条状物，呈现出青色，形状突出，在腿上蜿蜒而行，这就是静脉曲张。这是下肢血液回流不畅，致使静脉血淤积而引起的静脉扩张。它使孕妇感到发胀、酸痛、麻木和乏力，有时血液积聚成球状，静脉壁非常薄，极易破裂。一旦破裂将会血流如注。对孕妇和胎儿都非常危险。因此，如果形成了静脉曲张应在生活中采取以下措施：

① 在刚发生静脉曲张时，不要长久站立，也不要久坐不动，而要经常变换体位休息；如果久坐要注意常活动脚部；每次蹲厕不要时间太长。

② 若条件允许，把双腿抬起以利静脉血回流。外阴静脉曲张时应适当卧床，取卧位休息。

③ 每天起床后趁静脉曲张和下肢水肿较轻时，穿上高弹力尼龙袜或在小腿缠上弹力绷带；外阴部可用弹力月

经带，待到晚上取下；内衣不要过紧地勒在腹部。这样，既可减轻静脉曲张的症状，也可避免磕碰等外伤造成的出血及感染。

④ 睡眠时用枕头垫高双腿，促使静脉血回流；避免用过冷或过热的水洗澡，与体温相同的水最为适宜；防止便秘，如有慢性咳嗽或气喘应彻底治愈，以减轻静脉压。

⑤ 少吃高脂肪食物，少吃糖和咸食。

⑥ 外阴静脉曲张应及时就医。外阴静脉曲张常伴有阴道和子宫颈静脉曲张，若不采取措施，临产时胎宝贝的头经过时易发生静脉破裂出血。同时，禁止骑脚踏车和性交。

十月怀胎全程指导

42 孕妇不宜忽视某些疼痛

在怀孕期间，由于孕妇身体的变化，常会出现一些疼痛。有些疼痛提示孕妇或胎儿有异常或危险，应及时就医。

腹痛： 有些准妈妈下腹两侧经常会有抽痛的感觉，尤其在早晚上下床之际，总会感到一阵抽痛，这种抽痛一般是因为子宫圆韧带拉扯而引起的抽痛感，并不会对怀孕过程造成危险。

如果下腹感觉到规则的收缩痛，就要怀疑是不是由于子宫收缩引起的，应该尽快到医院就诊，检查是否出现早产。如果的确属于早产前兆，应在子宫口尚未打开前赶快到医院就诊，只要找出早产的原因，还是可以顺利安胎的。如果延误了就诊时机，等到子宫口已开了3厘米以上，想安胎就很难了。

头痛： 有些孕妇在怀孕早期会出现头昏、轻度头痛等现象，这是较常见的妊娠反应。倘若在妊娠后3个月，突然出现头痛，要警惕子痫的先兆，特别是血压升高和水肿严重的孕妇尤应注意，应及早就医诊断。

胸痛： 孕期胸痛时有发生，好发于肋骨之间，如神经痛。此种情况可能是由于孕妇缺钙或膈肌抬高所致。可适当补充一些高钙食物，或服用少量镇静剂。

腰背痛： 随着怀孕月份的增加，不少孕妇常感到腰背痛。这是为调节身体平衡，孕妇过分挺胸而引起的脊柱痛。一般在晚上及站立过久时疼痛加剧。孕妇可适当减少直立体位，经常变换体位，或适当活动，可改善疼痛。

骨盆区痛：在妊娠末期，随着子宫的增大，骨盆关节韧带处于被压迫牵拉状态，常会引起疼痛，稍用力或行走时疼痛会加重。此类疼痛无须治疗，休息后可减轻。

腿痛：孕妇腿痛一般是腿部肌肉痉挛而引起的，往往是孕妇缺乏钙质或B族维生素所致。可服用钙片或B族维生素药品，或多吃一些含钙和B族维生素较高的食品，即可好转。

臂痛：妊娠晚期，当孕妇把胳膊抬高时，往往感到一种异样的手臂疼痛，或有一种蚂蚁在手臂上缓慢爬行的感觉。这种情况是因为怀孕压迫脊柱神经的缘故。孕妇平时应避免做牵拉肩膀的运动和劳动，可减少疼痛，分娩后即可恢复正常。

十月怀胎全程指导 43 孕妇应重视前置胎盘的治疗

孕妇在孕晚期发生前置胎盘较为常见。前置胎盘典型的症状是妊娠8个月以后或分娩时，出现无明显原因的无疼痛的反复阴道流血，其危险在于失血过多。

前置胎盘多发生在生育过多、过密或子宫内膜已受损伤的孕妇。为预防前置胎盘的发生，要做好计划生育，加强避孕措施，避免反复流产或刮宫，防止子宫内膜受损，还要预防妇科炎症的发生，这些都是行之有效的预防措施。

一旦发生前置胎盘，其治疗原则是尽快制止出血，纠正贫血。如果怀孕不足38周，出血较少，一般情况下，胎儿依然存活，可以继续观察，最好住院观察，多吃含铁丰富的食物，或使用硫酸亚铁药物0.3克，每日3次，以纠正贫血。孕妇如果发生大出血休克或反复出血，就需要立即住院治疗。

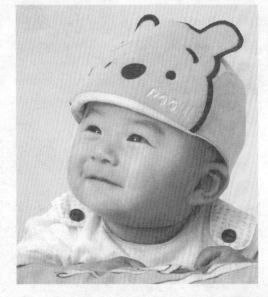

44 妊娠期痔疮的治疗

怀孕妇女特别容易患痔疮。这是因为妊娠可引起腹压增高，随着子宫体逐渐增大，下腔静脉受压日益加重，特别是胎位不正时，压迫更为明显，直接影响直肠下端、肛管的静脉回流，致使痔静脉充血、扩张，更加重了痔静脉的回流障碍，从而诱发痔疮。

另一方面，怀孕期一般活动量较少，胃肠蠕动减慢，粪便在肠腔内停留时间较长，粪便内的水分被重吸收，引起大便干燥，排便困难。干硬的粪便会擦破痔黏膜而致出血，甚至使原有的痔核脱出于肛门外，而致水肿、坏死，造成肛门剧烈疼痛、行走不便等一系列症状。

总之，妊娠期妇女患痔疮后，一般不主张立刻手术治疗，可选用一些保守疗法，等到产后再进一步治疗。这是因为产后随腹压的降低，静脉回流障碍的解除，体内孕激素含量的降低，痔核一般会在4个月内缩小或萎缩。此时若症状消失，可免手术之苦；若仍有痔核存在，再进行手术治疗。因为这时痔核已较妊娠时明显变小，手术痛苦就会相对减小，疗程亦会明显缩短，所以应尽量避免妊娠期手术治疗，可在孕期使痔疮局部保持清洁，并涂擦软膏，缓解症状。

45 妊娠期发生坐骨神经痛的原因

孕妇大多都会出现腰酸背痛的症状，这是一种生理表现，待分娩后症状都能随之消失，但也有一部分孕妇的症状比较严重，不易缓解。

怀孕期间发生坐骨神经痛是腰椎间盘突出引起的。怀孕后内分泌激素的改变使关节韧带松弛，为胎儿分娩做准备，但腰部关节韧带、筋膜松弛，稳定性即减弱。另外，怀孕时体重增加加重了腰椎的负担，在这些基础上，若有腰肌劳损和扭伤，就很有可能发生腰椎间盘突出，往往压迫坐骨神经起始部，引起水肿、充血等病理改变，刺激产生症状。X线拍片或CT检查是诊断腰椎间盘突出的好办法，但孕妇却不宜做，为避免影响胎儿发育，诊断只能靠临床表现。

常规治疗上很多方法对孕妇都不宜用，如活血化瘀的中成药或膏药可影响胎儿；戴腰围限制腹中胎儿活动，不利于发育等。

孕妇应注意的是：不能劳累，穿平底鞋，卧硬板床休息，可在膝关节后方垫上枕头，使髋关节、膝关节屈曲，以减少腰部后伸，使腰背肌肉、韧带、筋膜得到充分休息。

46 妊娠期糖尿病的防治

十月怀胎全程指导

妊娠期糖尿病是指妊娠期发生或发现的糖尿病，其发生率为1%~5%。妊娠期复杂的代谢改变使糖尿病的控制更复杂化，患者的分娩期并发症和胎婴儿并发症的发生率也明显增高。因此对妊娠期糖尿病患者在妊娠、分娩及产后各阶段做好血糖监测和护理是减少母婴并发症的重要环节。

控制饮食是治疗妊娠期糖尿病的主要方法，理想的饮食应该是既能提供维持妊娠的热量和营养，又不引起餐后血糖过高。

按孕前标准体重计算每日所需的总热量：

若孕妇为低体重，每日所需总热量为167千焦／千克体重；

若孕妇为正常体重，每日所需总热量为126千焦／千克体重；

若孕妇为高体重，每日所需总热量为100千焦／千克体重。

孕中、晚期适当增加糖类的量。主食每日250~300克，蛋白质每日1.5~2.0克／千克体重，每天进食4~6次，睡前必须进食1次，以保证供给婴儿的需要，防止夜间发生低血糖。

除蛋白质以外，副食的量以孕期体重每月增长不超过1.5千克为宜，孕前体重正常的妇女整个孕期体重增长控制在9~15千克，孕前体重肥胖的妇女孕期体重增长控制在8~10千克。

每天吃1个水果，安排于两餐之间，选择含糖量低的水果，如苹果、梨、橘子等。

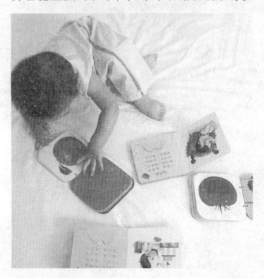

47 孕妇在孕期的仪态

站立

孕妇平常站立时，应保持两腿平行，两脚稍微分开，把重心放在脚心处，这样不容易疲劳。如果长时间站立，可采取"稍息"的姿势，一腿置前，一腿在后，重心放在后腿上，前腿休息；过一段时间，前后腿交换一下，或者重心移向前腿。当由坐位、蹲位起立时，要注意动作缓慢。

立位改为坐位

当由立位改为坐位时，孕妇要先用手在大腿或扶手上支撑一下，再慢慢地坐下。如果是坐椅子时，要深深地坐在椅子上，后背笔直地靠在椅背上。可以先慢慢坐在靠边部位，然后再向后移动，直至坐稳为止。但不要坐在椅子的边上，否则容易滑落，如果是不稳当的椅子还有跌倒的危险。另外，坐有靠背的椅子时，髋关节和膝关节要呈直角，大腿要与地平线保持平行。

坐位改为立位

由坐位站起时，要用手先扶在大腿上，再慢慢站起。

行走

由于孕妇腹部前凸，重心不稳又影响视线，很容易摔倒，行走时要特别注意。

行走时正确的姿势是抬头，伸直脖子，挺直后背，绷紧臀部，好像把肚子抬起来似地保持全身平衡地行走。行走过程中要看清路面，等前一只脚踩实了之后再迈另一只脚，以防摔倒。

拾起东西

当从地面拾起东西时，不要直接弯腰，那样会压迫腹部，对胎儿不好。正确的姿势应该是先屈膝，然后落腰下蹲，将东西捡起放在膝上，再起立将东西拾起。放东西也是一样，先屈膝，然后落腰下蹲，放下东西后，双手扶腿慢慢起立。

睡姿

对怀孕4个月以上的孕妇来说，避免采取仰躺的睡姿，建议向左侧睡。整个晚上，大多数孕妇的睡姿是随意变换的，怎么舒服就怎么睡，一觉得不舒服时，就马上变换睡姿。因此你也不用担心，一定非要向左侧睡不可，因为要一直保持一种睡姿是很困难的。

十月怀胎全程指导

48 鱼和豆腐同吃最补钙

鱼和豆腐都是人们日常喜欢的食物，研究发现，两者搭配吃，不仅具有营养互补的作用，还有一定防病、治病的功效。

从营养成分上来说，鱼和豆腐各有特点：鱼是"密集型"营养物，其蛋白质含量高达17.3%，磷、钙、铁、脂肪、维生素D等营养素含量也很丰富。豆腐作为食药兼备的食品，具有益气、补虚等多方面的功能，而且钙含量相当高。研究证明，每100克豆腐中的含钙量为140~160毫克。

为什么要把两者搭配在一起吃呢？首先，鱼和豆腐中的蛋白质都是不完全的。豆腐的蛋白质缺乏蛋氨酸和赖氨酸，这两种成分在鱼肉中却较为丰富；鱼肉的蛋白质苯丙氨酸含量较少，但豆腐中含量较多，两者搭配可取长补短。

其次，鱼和豆腐一起吃，对于人体吸收豆腐中的钙能起到更大的促进作用。豆腐中虽然含钙多，但单独吃并不利于人体吸收，鱼中丰富的维生素D具有一定的生物活性，可将人体对钙的吸收率提高20多倍。

豆腐和鱼搭配吃法很多，其中鱼头豆腐汤比较常见，做起来也方便：下锅时先把鱼头煎好，再加水放入豆腐一起炖。熟时汤汁为乳白色，浓似鲜奶；豆腐滑嫩，吃起来不油腻。

十月怀胎全程指导

49 孕妇要预防肾结石

妊娠期肾结石发病率很高，这是因为妊娠期妇女内分泌发生很大变化，代谢加快，这使肾盂、输尿管的正常排尿功能出现异常变化，主要是收缩蠕动作用减退，随即发生一定程度的扩张，使尿流淤滞、变缓。这样，就很容易诱发肾结石。另外，增大了的子宫压迫输尿管，使输尿管发生一定程度的扩张和积水，也很易于诱发结石。妊娠期肾结石，以右侧肾为多，这与右肾位置稍低等原因有关。

妊娠期妇女应注意以下事项预防肾结石。

1 怀孕以后每天要有一定量的活动：要多散步、做操，这样可以促进肾盂及输尿管的蠕动，防止子宫长时间压迫输尿管。

2 要多喝水：孕妇应养成多喝水的习惯，喝水多排尿也多，特别是晚间要注意喝水。因为在夜间，输尿管的蠕动会减慢，再加上尿液分泌少，尿液中的结晶物质很易沉淀变为结石。

3 在妊娠期，不要偏食：特别注意不要进食某些容易诱发肾结石的食物，例如菠菜、白薯、豆类等。

在妊娠期发生肾结石，尽量采用非手术治疗，特别是注意多饮水。如果没有反复发作，可以等到分娩后再进行排石治疗。

50 预防胎儿患上佝偻症

佝偻病是小儿的常见病，但佝偻病并不都是小儿在生长发育过程中缺乏维生素D而发生的，有一部分小儿的佝偻病始于胎儿期。

胎儿佝偻病的发生原因很多。一是不少孕妇患有慢性肠道疾病、慢性胆囊炎、慢性肝炎、慢性肾炎等病，这些病的存在会影响维生素D的吸收；二是孕妇不注意营养平衡，食欲减退，进食减少，偏食挑食，致使维生素D的摄入不足；三是由于冬夏天气的过冷过热，孕妇晒太阳过少，使皮内的脱氢胆固醇不能转化为维生素D。以上几种原因导致孕妇体内维生素D缺乏，影响钙的代谢，使母体内钙平衡失调。

可见，预防孕妇维生素D缺乏才能不使胎儿患佝偻病。孕妇平时要多晒太阳，患病后要及时治疗，注意增加营养，奶油、蛋黄、动物肝脏、鱼虾、瘦肉及豆类都有丰富的维生素D，孕妇可多吃一些含钙丰富的食品如鲜牛奶、蔬菜等，骨头汤等也应多吃。

孕妇缺钙，不仅影响孕妇的正常生理功能，对于胎儿来讲，可使其骨骼发育、体重增长受到影响，发生先天性佝偻症。

小贴士

注意胎动

有临床研究表明，每当胎儿感受到不适、不安或意识到危险临近时，就会拳打脚踢，向母亲报警。此时，当准妈妈感觉胎儿状况异常时，应及时去医院检查，不要耽误了救治的时机。

51 本月推荐菜谱

🥕 油爆青虾

原料：大青虾500克，葱、姜各10克，料酒5毫升，精盐3克，味精3克，白糖1克，醋1毫升，香油3毫升，油50毫升。

制作：

① 将青虾剪去虾须和虾枪，洗净后，放精盐1.5克，料酒3毫升，腌5分钟。葱和姜切成末。

② 将料酒、精盐、味精、白糖、醋和香油调成汁。

③ 炒锅内加入油50毫升，烧至七成热时，将青虾放入，炸至金黄色，加入葱姜末同炒，炒熟时，迅速倒入汁，翻炒几下，即可出锅。

特点

口味鲜，略带甜味，色泽红润，是补钙的好菜肴。

🥕 咸鸭蛋蒸肉饼

原料：猪腿肉200克，咸鸭蛋1个，葱花10克，糖5克，干淀粉15克，精盐2克，味精5克，鲜汤20毫升。

制作：

① 猪肉洗净后剁成肉泥，放在碗中，加葱花、盐、味精、干淀粉和汤。将咸鸭蛋清放入肉中，连肉一块搅拌，倒入盆中，铺平。

② 将蛋黄拍扁，切成四块，分别放在肉面上，上蒸锅蒸15分钟即成。

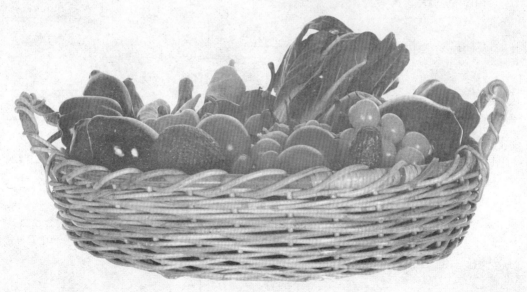

特点

清鲜爽口，肥而不腻。

京葱鸭块

原料：嫩鸭500克，葱200克，猪油250克，黄酒20毫升，酱油1毫升，精盐5克，香油6毫升，白糖5克，味精3克，淀粉15克。

制作：

❶ 鸭子斩成块，葱去皮切成3厘米长的段。

❷ 锅烧热加油250毫升，烧至六成熟时，放葱段，使之成金黄色，倒入碗中。

❸ 锅内留油50毫升，将鸭块倒入炒出香味后，下黄酒、酱油、精盐，略烧一下，再放清水250毫升，放文火煮30分钟，加葱用旺火收汁，加味精。待汤汁变浓时，用淀粉勾芡，淋上香油即可。

特点

色泽金黄，鸭香味浓。

椒盐茄饼

原料：茄子300克，肉酱100克，鸡蛋1个（约60克），葱花、姜各10克，黄酒5毫升，精盐5克，淀粉50克，味精3克，花生油1 000毫升，椒盐10克。

制作：

❶ 茄子切成3厘米长的夹刀片。肉酱中放入黄酒、盐、味精、葱花，搅拌均匀。

❷ 鸡蛋打匀，加入淀粉，调成蛋糊。

茄夹内撒上少许淀粉后，将肉酱嵌入，做成茄饼。

❸ 锅内放油，烧至六成热时，茄饼挂糊后，逐个放入锅内炸熟后捞出。

❹ 待锅内油温升高到八成热时，将茄饼放入重新炸，使之发脆，装盘，随带椒盐上桌。

特点

色泽金黄，外脆里嫩，鲜香可口。

炒三丁

原料：猪瘦肉150，胡萝卜150克，黄瓜150克，酱油5毫升，盐5克，味精2克，料酒10毫升，葱和姜各5克，汤5毫升，油50毫升，淀粉3克，鸡蛋1个（约60克）。

制作：

❶ 猪肉切成厚约1厘米方丁，放盐1克，料酒4毫升，鸡蛋半个，淀粉1克上浆。

❷ 胡萝卜和黄瓜切成方丁，葱切成段。

❸ 将葱、姜、酱油、料酒、盐、味精、汤和淀粉放入碗中调成汁。

❹ 锅内加油，烧热后先放入肉丁。炒至六成熟时，将胡萝卜放入炒，待两者接近成熟时，将黄瓜丁放入炒，再放入汁，迅速翻炒，使汁均匀挂在3种主料上即可。

特点

色泽丰富。

Part **6**

第五个月(17～20周)：
最重要的保健期

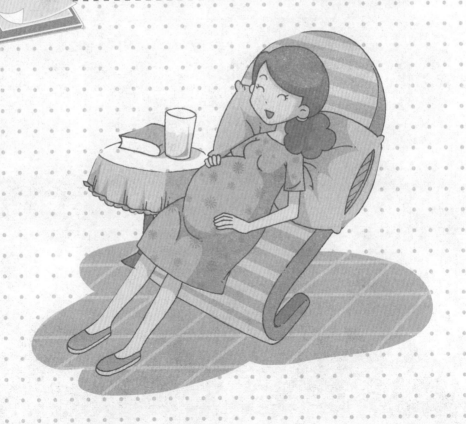

十月怀胎全程指导

① 胎儿的成长

此时期，胎儿重250～300克，身长有18～25厘米。头已占全身长的1/3，并有明显的胎动，听诊还可听见强有力的心音。胎儿的骨骼和肌肉也开始发育，皮下脂肪开始沉着，但还较少，肢体的活动能力增强，活动活跃。内脏器官基本发育健全，如果是女婴，此期阴道已发育成形，心脏活动活跃，全身长出毳毛，头发、眉毛、指甲均已全。胎儿在此期已会吞咽羊水了，他把羊水吞进后通过肾过滤，把它变成洁净的尿液重新又排入羊水中。胎儿还会用口舔尝吸吮拇指，犹如品味手指的味道，并且胎儿已能听到妈妈的心脏和动脉的血流声了。

② 母体的变化

这时子宫已经犹如婴儿的头一般大小了，宫底达到腹部，下腹可见隆起，心脏可被子宫上抬而出现胃部胀满感持续存在，可出现腹部下坠、心悸、气短、便秘等。乳房发育继续，乳腺发达，乳房变大，乳头更挺，妊娠20周左右可出现泌乳。孕妇皮下脂肪积蓄，体形丰满，臀部突出，母体血容量大量增加，可使血常规化验表现血红蛋白下降。

此时妊娠进入中期，可逐渐感到胎动，并日趋明显。初次怀孕胎动不明显，但超声检查可看见胎动和心脏搏动。

③ 本月注意事项

这时应经常测试胎动频数和测听胎心音，观察胎儿情况，并注意经常和胎儿对话，放音乐给胎儿听，这样可以对胎儿进行很好的胎教。在进行胎教时，夫妻两

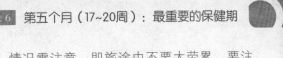

人应同时参与。从这时起可开始计划并购买育儿和产妇用品。应经常清洗外阴及内裤，保证生殖器官卫生。此期孕妇的身体状况比较好，孕妇可外出旅行，但有一些情况需注意，即旅途中不要太劳累，要注意合理的休息，需要有人陪同。最好制定外出日程计划，避免去路途颠簸、人多拥挤的地方。

4 本月应该了解与准备的事

婴儿用品和分娩时的必要用品，应该列出清单并开始准备。

牙齿需要治疗，必须立刻着手，平时应多注意口腔卫生。此外，这一时期的孕妇应填写围生期保健手册（母子健康手册）等，并接受手册中的全部检查。这些检查很重要，如有遗漏的项目或错过检查机会，均应补查，并记录好检查结果。

5 妊娠中期性生活注意事项

怀孕超过4个月以后，胎盘已形成了，胎儿在子宫内也稳定下来了，流产的危险也比初期小了。孕妇的早孕反应消失，性器官的分泌物也增多了，是性欲高的时期。因此，可以愉快地过适度的性生活。但是，不能与非怀孕期完全相同。在次数和体位方面都要节制。

肚子越来越显眼了，注意不要压迫腹部。而且由于高潮引起子宫收缩，有诱发流产的可能性，所以孕妇本人自身的调节也是极其重要的。此外，丈夫也应注意不要刺激乳头。

性交的体位，采取前侧位、前坐位、侧卧位较好。但仍要注意男性生殖器仍然不要插得太深，动作不要太激烈等。

6 应了解胎动

胎儿在腹内的活动简称为胎动。胎动是胎儿生命最客观的征兆之一，常常灵敏地反映出胎儿的生命状况。胎儿活动度与胎盘血管的功能状态有密切关系，由于某些病理情况和胎盘功能障碍、脐带受压等都可导致胎儿在子宫内缺氧，使胎儿生命受到威胁，胎动次数因而减少，胎动甚至比胎心更容易发生变化。妊娠月份、每日时辰、羊水多少、孕妇的姿势、孕妇的情绪、声、光、镇静剂以及吸烟等都可使胎动有所改变。当胎盘功能发生障碍、脐带绕颈较紧、孕妇用药以及胎儿畸形时则可引起不正常的胎动。胎动的变化除次数外，还表现在胎动的性质上。胎动的类型很多，一般是蠕动状的、波浪样的，或有"拳打脚踢"，多以身体纵轴为中心左右移动，也可来个90°或180°的转体运动，也可有强烈的或挣扎样的、呃逆（打嗝）样的、推扭或"颠簸"样的胎动，也可呈

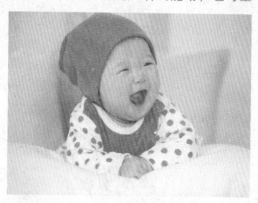

现孱弱的胎动。强烈的、推扭样的胎动是胎儿宫内窘迫的象征，而微弱的胎动是不祥之兆。

通常在妊娠16～20周，胎儿开始有能被母亲感知的胎动；到第28周后，随着腹部增大，胎动幅度也逐渐增大，甚至可在腹壁上见到、摸到；到第29～38周时，活动频率达到高峰；以后又稍减弱，直至分娩。

正常胎儿1小时胎动不少于3～5次，12小时的胎动数为30～40次。胎动的次数也不是恒定不变的，在妊娠28～38周，是胎动活跃的时期，以后有所减少。胎动次数在一天内的变化规律是，晚上明显增加，午夜后显著减少，早晨有所增加，上午较少且有波动。在胎儿觉醒时，胎动多而强，睡眠期则胎动少而弱，或完全没有胎动。孕妇不可能一天24小时观测胎动，从怀孕6个月开始到临产前，可采取早、中、晚各测1小时胎动的方法，然后再将3小时的胎动数相加乘以4，就代表12小时的胎动数了。测时平息卧床，左侧位或半卧位，用一只手扶于腹壁上潜心体会，可用一些小物件如小扣子、棋子等帮助计数，以免数错。如果每日3次测胎动做不到，可选择晚上临睡前固定时间测定。若连续几天此数均在30～40次，则表明胎儿在宫内生活良好，过多过少均需重视。若12小时胎动数少于20次为异常，少于10次则说明胎

儿有危险，在子宫内有缺氧现象，应立即去医院就诊。如果在一段时期内胎动超过正常次数，特别频繁，无间歇地躁动，也是宫内缺氧的表现。胎动次数明显减少或停止，是胎儿在宫内重度窒息的信号。孕妇自我觉察到胎动强度改变或越到后来强度越弱，一天不如一天，也为一种不良征兆，应请医生诊治。

妊娠28周后，胎动部位多在中上腹，很少出现在小腹下部。如果小腹下部经常出现胎动，则可视为异常，常表明胎位不正（臀位或横位），容易造成分娩困难，应及时就诊。

7 孕妇情绪与胎动

正常情况下，胎动多是好事，不但表明胎儿发育正常而且预示着孩子出生后抓、握、爬、坐等各种动作将发展较快。但应注意，如果孕妇的情绪过分紧张，或极度疲劳，或腹部压力过重，都可使胎儿躁动不安，产生强烈的活动。这种反应是不好的征兆，应尽快去医院检查。

当孕妇情绪不安时胎动次数会较平常多3倍，最多达正常的10倍。若胎儿体力消耗过多，出生时往往比正常婴儿轻。如果孕妇在孕期心情长期极压抑，婴儿出生后往往出现功能失调，特别是消化系统功能容易出现紊乱。

为什么怀孕时孕妇情绪不好会影响胎儿呢？这是因为孕妇情绪刺激能引起自主神经系统的活动，释放出乙酰胆碱等化学物质，还可引起内分泌变化，分泌出不同种类和数量的激素，这些物质都会经胎盘和脐带进入胎儿体内，从而影响其身心健康。另外，神经高度紧张会使孕妇大脑皮层的兴奋性增强，致使大脑皮质失去与内脏的平衡，也会影响胎儿正常发育。

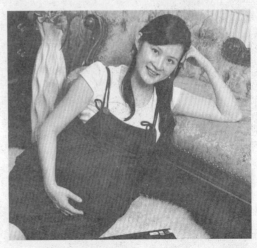

8 宝宝能感觉胎教吗

　　孕妇对腹中的胎儿实施胎教时，常常会想，我的孩子有感觉吗？回答是肯定的，你的孩子不但有感觉，而且还在接受你的教育呢！研究表明，随着胎儿的发育，其各种感觉器官也逐步启动和运用。

　　触觉：大约3个月，胎儿就有了触觉。最初，当胎儿碰到子宫壁、脐带或胎盘时，会吓一跳并立即避开。但到了孕中、后期，胎儿变得胆大起来，不但不避开触摸，反而针对触摸做出一些反应，如有时当母亲抚摸腹壁时，胎儿会用脚踢作为回应。

　　听觉：怀孕4～5个月时，胎儿对声响就有反应了，如突然高频声响可使胎儿活动增加；反之，低频声响可使其活动减少。胎儿还十分熟悉母亲的讲话声和心跳声。当孩子出生后哭泣时，若听到母亲的声音或躺在母亲的怀中听到其心跳声，就会产生一种安全感，渐渐停止哭泣。

　　视觉：胎儿在6个多月时就有了开闭眼

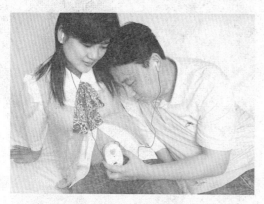

睑的动作，特别是在孕期最后几周，胎儿已能运用自己的视觉器官了。当一束光照在母亲的腹部时，睁开双眼的胎儿会将脸转向亮处，他看见的是一片红红的光晕，就像用手电筒照在手背时从手心所见到的红光一样。

　　味觉：孕期快结束时，胎儿的味蕾已经发育得很好，而且喜欢甘甜味。

　　妊娠中、后期的胎儿，其触、视、听、味觉都得到了相当的发育，能够感觉到一些外界活动，这时以一定方式进行胎教，可以促使胎儿身心健康的发展。

　　孕妇要保持良好的心境，乐观开朗，避免"七情"（喜、怒、忧、思、悲、恐、惊）的刺激；居处的环境应优美，空气清新；常听轻快的音乐，不看刺激的书报、电视节目。孕妇情绪消极，会影响胎儿身体和大脑的发育，这种孩子长大后往往情绪不稳定，自控能力差，多动、好哭闹，并常出现呕吐、腹泻等病症。因此，孕妇应造就一个良好的内、外环境，生活得安逸、愉悦、其乐融融，给胎儿以良好的熏陶，使其健康地成长。

9 情绪与胎教

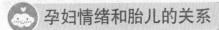孕妇情绪和胎儿的关系

　　孕妇的情绪可作为思维信息直接传给胎儿，母亲心情愉快或恐惧，可影响胎儿生长发育。胎儿2～3个月是腭骨发育时期，这一时期孕妇过分焦虑不安、抑郁寡欢，有可能导致胎儿唇腭发育畸形，最后死亡。妊娠期孕妇若长时期处于悲伤、忧愁、抑郁、焦虑的不良环境下，或者大怒、过喜、骤惊等强烈的刺激，都对胎儿不利。长期焦虑不安、惊恐，可使胎儿出生后形成不稳定的性格和脾气。怀孕第7～10周，孕妇的过度不安易导致自然流产。妊娠后期，过度惊吓、恐惧、忧伤或刺激，可使胎儿的生长受到影响，出生后体重低于正常新生儿。孕妇的不良情绪对胎儿影响很大，无形的心理因素对胎儿的影响也是如此。为了生一个健康、活泼、聪明的宝宝，母亲应在孕期保持良好的心境和愉快的情绪，避免悲伤、忧郁等不良情绪产生。

父母怎样做好情绪胎教

　　1 应胸怀宽广，乐观舒畅，多想孩子远大的前途和美好的未来，避免烦恼、惊恐和忧虑。

　　2 把生活环境布置得整洁美观，赏心悦目。还应挂几张娃娃头像，孕妇可

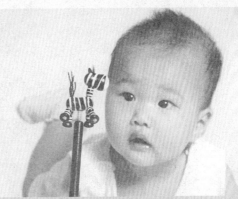

以天天看，想象腹中的孩子也是这样健康、美丽、可爱。多欣赏花卉盆景、美术作品和大自然美好的景色，多到野外呼吸新鲜空气。

　　3 饮食起居要有规律，按时作息，行之有效地劳动和锻炼。衣着打扮、梳洗美容应考虑有利于胎儿和自身健康。

　　4 常听优美的音乐，常读诗歌、童话和科学育儿书刊。不要看恐惧、紧张、色情、斗殴的电视、电影、录像和小说。

　　5 未来父母在情绪胎教中负有特殊的使命。丈夫应了解怀孕会使妻子产生一系列生理、心理变化，应加倍爱抚、安慰、体贴妻子，做她有力的心理支柱，尽可能使妻子快乐，多做美味可口的食物。建设美好的生活环境，使生活恬静，谈吐幽默诙谐，双双憧憬美好的未来，这是做父亲给自己孩子的第一份美好的礼物。

10 孕妇的个人卫生

妇女在怀孕期间，汗腺和皮脂腺分泌旺盛，阴道分泌物也增多，所以应当经常洗澡，更换衣服，保持清洁、干爽，以促进血液循环和皮肤的排泄。直接接触皮肤的衣裤要选用纯棉织物，因为它吸汗透气性好，对皮肤无刺激性。

孕期由于内分泌的影响，牙龈会发红肿胀，一碰就出血，这种现象称为妊娠性牙龈炎。因此孕妇更要注意口腔卫生，要坚持睡前刷牙、饭后漱口。漱口水冷热要适度，过冷过热都对牙龈不利。

外阴部应当每天清洗，保持清洁，以免发生感染。

洗澡的方式最好采用淋浴。妇女阴道中的酸性分泌物具有杀菌作用，可保护阴道免受感染。但在怀孕7个月以后，子宫颈逐渐变短，盆浴容易将细菌带入阴道，进入子宫腔，引起感染，对母婴都不利。在没有淋浴条件时，可以用擦澡或用脸盆、水桶盛水冲浴的方式来代替。孕妇绝对不要洗热水浴或蒸气浴，孕妇在40℃的热水中待上10分钟，胎儿的发育就会受到影响。

11 妊娠中期服饰

进入怀孕中期，随着腹部一天天增大，孕妇"孕态"越来越足，心情也越来越好。若注意装扮与日常美容，此期该是您人生中最美丽、最值得回味的阶段。那么该如何着装和美容呢？

穿孕妇装

过去，由于生活条件所限，孕期着衣只要能保暖、遮体即可，给人的印象是只顾吃不讲究美。现在不同了，有专门的孕妇商店，各式各样衣服应有尽有，使孕妇变得越来越美。选购孕妇装时应注意以下几点：

(1) 美观的同时别忘舒适，以方便为主。后开襟的衣服就不太适合，穿脱必须别人帮忙，去医院检查也很不方便。

(2) 注意衣服面料和质地，尤其是夏季贴身衣裙，最好是纯棉质地，吸汗、易洗，穿着也舒适。

(3) 选择孕妇装时应想到这件衣服适合哪个季节，跟自己怀孕时间是否吻合，如夏季孕妇裙，秋季时正值孕晚期就不能再穿啦。孕妇裙不必给孕晚期留出余分，够用即可，不必特别肥大。

(4) 孕妇裙要根据自己身材，不可太长、拖拉，以免活动不便。

(5) 春秋毛衫要长些，腹部、腰部不可受凉。

(6) 价格适中，孕妇装大多产后不宜穿着，所以不必单纯追求美观，花高价买衣服，不经济。

胸罩选择

随着腹部增大背后带钩的胸罩系起来越发不便，所以胸罩以前胸带钩的为宜，质地应为纯棉的。不可使用纤维尼龙胸罩。肩带宜宽些，窄细小带虽美观但不适合孕期使用。罩杯大小可依乳房大小进行选择，一般在怀孕3个月时，罩杯大小即有明显变化，需更换一次。

内裤选择

孕妇内裤选择很重要，特别是从孕中期后，平常穿用的内裤已不宜穿用。可购买高腰、宽松、棉质内裤，一般孕妇专卖店有售，最好准备4~5条内裤，以备换洗之用。

发型选择

孕妇无论选择何种发型，应以简单、易梳理为原则，且不宜烫卷发。不见得非要剪发，直发编成麻花辫，中长发扎起来，给人干净清爽感觉，看着也漂亮。

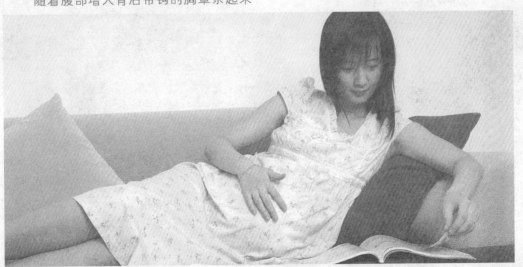

12 怀孕就该吃两人的饭吗

十月怀胎全程指导

有人说孕妇应该吃两人的饭，这不完全正确。孕妇应该保证有充足的营养，但过量的食物无论对胎儿还是对母亲都是有害的，妊娠性肥胖在婴儿娩出后仍难以纠正，特别是当妇女习惯了过量饮食后，很难将饭量减到原来的水平。肥胖的孕妇易患妊娠高血压综合征和糖尿病，还会导致消化不良及胃病。因此，孕妇应防止暴饮暴食，每周要测量1～2次体重，把体重控制在正常的增长范围内。一般来说：只要孕妇的体重增长控制在15千克以内，都算是正常的。

13 妊娠中期膳食原则

十月怀胎全程指导

孕中期，早孕反应消失，食欲增加，此时需要摄入足够的营养。主食除了粳米、白面外，还要食用一定数量的粗粮，如小米和玉米等。要保证优质蛋白质的摄入，大豆及豆制品和瘦肉、鱼、蛋等都富含优质蛋白质。

第四个月：因胎儿发育较快，需补充优质蛋白质、钙、锌、植物脂肪，故应多食富含上述物质的食品，如牡蛎、海蜇、大豆、牛奶等。还应吃些富含维生素E的食物，以防流产。

第五个月：应继续大量补充优质蛋白质、钙、锌等，同时还要适量添加一些预防感染的食品，如冬瓜、赤豆等。

第六个月：母体循环血量增加，容易出现生理性贫血，易疲劳，胎儿发育很迅速。应特别注意补充优质蛋白质、铁、锌、钙，此外，还应限制对食盐的摄入量。

第七个月：胎儿发育仍比较快，皮肤与生殖器的发育处在重要阶段，孕妇体内钙的水平较低，有可能出现抽筋，循环血量增多。此时，在保证全面营养的同时，着重补充钙和维生素E，应多吃大豆、牛奶、猪排骨汤、胡萝卜、玉米等食品。

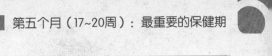

14 有助于优生的食物

研究表明，我国孕妇在妊娠时期对微量元素的摄入量普遍不足。因此，孕妇应选食含微量元素丰富的食品，纠正偏食。

1　补钙宜多吃花生、菠菜、大豆、鱼、海带、骨头汤、核桃、虾、海藻等。

2　补铜宜多吃糙米、芝麻、柿子、动物肝脏、猪肉、蛤蜊、菠菜、大豆等。

3　补碘宜多吃海带、紫菜、海鱼、海虾等。

4　补磷宜多吃蛋黄、南瓜子、葡萄、谷类、花生、虾、栗子、杏等。

5　补锌宜多吃粗面粉、大豆制品、牛肉、羊肉、鱼肉、花生、芝麻、奶制品、可可等。

6　补锰宜多吃粗面粉、大豆、胡桃、扁豆、腰子、香菜等。

7　补铁宜多吃芝麻、黑木耳、黄花菜、动物肝脏、油菜、蘑菇等。

8　补镁宜多吃香蕉、香菜、小麦、菠萝、花生、杏仁、扁豆、蜂蜜等。

9　补二十二碳六烯酸（DHA）应多吃海鱼、海虾，或直接服用DHA制品。

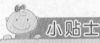

小贴士

没食欲，可饮菊花乌鸡汤

倘若准妈妈不欲进食，可取乌鸡一只炖汤，加半夏12克，菊花10克，阿胶9克，麦冬5克，党参3克，甘草、当归各6克，生姜15片，大枣12枚。可调和肝气。

15 孕妇最易忽视的营养素

水

除了食品之外，水和空气也是必需的营养物质，但是，注意呼吸新鲜的空气，饮用足量清洁的水的重要性，却不是人人都明白的。

水是占人体重量60%的各种液体的主

要成分。饮水不足，不仅口干难受，也不能很好地运送其他物质和电解质。调节体内组织的功能，保持机体的稳定性，协助代谢过程都离不开水。怀孕期间常饮水亦有助于皮肤和肺部的排泄及调节体温。所以，在怀孕期间要养成多喝水的习惯，但是在多喝水的同时，应注意少吃盐和含盐过多的食物，否则体内大量存在的钠离子会引起水肿和不适。

之后，到有树林或草地的地方去做操或散步，去呼吸草木所释放的清新空气，这将会使孕妇感到精神焕发。再者，树木多的地方以及有较大面积草坪的地方，尘土和噪声都比较小。那些在较高温度下工作的孕妇，除早晨外，在工间休息时也应到有树木、草坪或喷水池的地方去走走。晚上最好能开小窗睡眠，若天太冷可关窗，但应在起床后，打开一部分窗户换空气。

💗 新鲜空气

清新的空气也是孕妇必需的。常有一些孕妇，怕着风感冒，卧室不敢开窗，在把污染的空气关在外面的同时，也人为地限制了新鲜空气的摄取。长此以往，不仅会使孕妇健康受损，而且也会对胎儿带来一定的影响。

比较好的方法是：孕妇在早上起床

💗 阳光

阳光中的紫外线，具有杀菌消毒的作用，更重要的是通过阳光对人体皮肤的照射，能够促进人体合成维生素D，进而促进钙质的吸收和防止胎儿患先天性佝偻病。所以孕妇在怀孕期间要多进行一些室外活动，这样既可以提高自身的抗病能力，又有利于胎儿的发育。

十月怀胎全程指导

16 孕妇奶粉

为了保证胎儿在宫内健康成长，准妈妈可以选择食用孕妇奶粉。孕妇奶粉与普通奶粉不一样，除添加了准妈妈母体本身消耗所必需的营养物质外，还添加了胎儿在宫内健康成长发育所必需的一些营养成分。它比普通奶粉含有更多的矿物质。另外，有些奶粉里还富含胎儿脑部发育所必需的优质蛋白质，如乳清蛋白，不但可以满足孕妈妈在孕期的营养需要，还能促进胎宝宝的大脑发育，使其出生后更加聪明。

17 营养不良对妊娠的影响

在孕期，孕妇要注意加强全面营养，营养不良坏处多：

① 胎儿和新生儿死亡率高：据世界卫生组织统计，新生儿及产妇死亡率较高的地区，母子营养不良比较普遍。营养不良的胎儿和新生儿的生命力较差，不能经受外界环境中各种不利因素的冲击。此外，某些先天性畸形也与母子营养缺乏有关。

② 新生儿体重下降和早产儿增多：调查表明，新生儿的体重与母亲的营养状况有密切关系。据国外对216名孕妇营养状况调查，其中营养状况良好者，出生婴儿的平均体重为3 866克，营养状况极差者，出生婴儿的平均体重为2 643克。

③ 贫血：营养不良会导致孕妇贫血，孕妇贫血具有一定的危害性，往往会造成早产并使新生儿死亡率增高。孕妇贫血会使婴儿肝脏缺少铁储备，婴儿易患贫血。

④ 对婴儿智力发育的影响：人类脑细胞发育最旺盛的时期为妊娠最后3个月至出生后1年内，在此期间，最易受营养不良的影响。孕妇妊娠营养不良会使胎儿脑细胞的生长发育延缓，DNA合成过度缓慢，也就影响了脑细胞增殖和髓鞘的形成，所以母体营养状况可能直接影响下一代脑组织成熟过程和智力的发展。

当然，为克服营养不良带来的影响，加强营养，也不要营养过剩，应以安全、营养全面、适量为原则，把体重控制在正常范围。

18 居住环境对妊娠的影响

良好的居住条件对孕妇来说非常重要，这不仅仅关系到个人的健康，而且更重要的是关系到体内胎儿的健康和生长发育、智力发育。现代医学研究证明，不良的环境可以导致母亲情绪的变化，而母亲的不良情绪在整个孕期都会对胎儿产生不良的影响。为了优生优育，有必要为胎儿创造一个优美寂静的生活环境，这也是胎教实施的基础，否则，以前所做的一切优生受孕的努力都会前功尽弃。

要保证居室的空气清新

尤其是家庭装修中的有害气味，严重地影响着孕妇和胎儿的健康。医学专家推测，装修材料中的有害物质可能是小儿白血病的一个诱因。因此，新装修的房子最好经过一段时间的开窗通风后再入住。入住后仍然要经常通风，以保证居室的空气清新。

要保证居室中适宜的温度

居室中最好保持一定的温度，即20～22℃。温度太高，使人头昏脑涨、精神不振、昏昏欲睡、烦躁不安；温度太低，使人身体发冷，易于感冒。部分孕妇对寒冷的抵抗力远远超过非怀孕的女人，这是因为体内宝宝大大加快了自身新陈代谢功能，产生很多的热量。因此，孕妇应注意室内与室外的温度变化，随时调节自己的服装和饮水，使自己生活环境中的温度与湿度保持在一个相对恒定的范围，以利于孕妇身体健康和胎儿的健康发育。

要保证居室中一定的湿度

居室中的湿度关系到孕妇的身体健康，湿度太低，使人口干舌燥、鼻干流血；湿度太高，会使被褥发潮，人体关节酸痛。

所以，居室要保持适宜的湿度，最好保持50%的空气湿度。

要注意居室中的布置

居室中的色彩具有强烈的心理暗示作用，白色可以给人们清洁、朴素、坦率、纯真的感觉；蓝色可以给人们安静、深远、冷清、清洁的感觉；绿色可以给人以春意、健康、活泼、祥和的感觉；粉红色可以给人以秀丽、鲜艳、悦目、轻柔、希望的感觉。在房间里适当放置几盆花卉和盆景，在墙壁上适当贴上几张孕妇喜欢的婴幼儿图片或风景画、油画可以使紧张劳累了一天的孕妇尽快恢复体力。阳台上种植花草、饲养虫鱼，可使居室充满活力。总的来说，家中的设施安置要便于孕妇劳动，把孕妇的日常生活衣物、书籍放在孕妇随手可及之处，如厨具、晾衣具、灯绳等的高度要适当，以孕妇站立操作时不弯腰、不屈膝、不踮脚为宜。消除一切易使孕妇发生危险的因素，家中各样物品的摆放要整齐稳当，以免孕妇碰着磕着，光滑地面要有防滑设备如铺上垫子，以免孕妇摔跤。

另外，居室中最好能有优美的音乐刺激。家中可以经常播放一些有益的胎教音乐，要注意选择合适的音乐，噪声会使孕妇心烦意乱、听力下降，会使胎儿不安、早产，甚至脑功能发育受损。但是，无声也不利于优生，过于寂静会使孕妇感到孤独寂寞，使胎儿失去听觉刺激，不利于胎儿的发育。

孕妇居室不宜摆放花草

　　孕妇的居室中不宜摆放花草。有些花草，如万年青、五彩球、洋绣球、仙人掌、报春花等能够引起接触过敏等不良反应，如果孕妇的皮肤触及它们或其汁液不小心弄到皮肤上，会发生急性皮肤过敏反应，出现疼痒、皮肤黏膜水肿等症状。一些具有浓郁香气的花草如茉莉花、水仙、木兰、丁香等会引起孕妇嗅觉不敏、食欲缺乏，甚至出现头痛、恶心、呕吐等症状。另外，许多花草晚间释放出二氧化碳（CO_2），不利于胎儿的健康发育。因此，孕妇卧室应避免摆放花草，特别是芳香浓郁的盆花。

孕妇不良习惯对妊娠的影响

　　孕期的保健对胎儿发育起着关键性的作用，而孕妇的一些不良生活习惯也会危及胎儿。除不应吸烟、喝酒、常看电视或常玩电脑外，还应注意避免以下不良习惯：

孕妇迷恋麻将会危及胎儿

　　麻将桌上大喜大悲、患得患失的不良心境，加之语言的激烈会使孕妇的自主神经系统过于敏感，体内分泌出现异常，对胎儿的大脑发育不利，出生后婴儿性情执拗，食欲缺乏，好哭，心神不宁，易发生精神障碍。况且打麻将时，环境多是烟雾弥漫、酒气扑鼻、空气污浊，即使孕妇本人不吸烟，但被动吸烟也足以损害母亲及胎儿。长时间坐姿搓玩麻将，会影响孕妇的血液循环，从而直接影响胎儿的大脑发育，加上睡眠和饮食无规律，对胎儿的生长发育都不利。所以，孕妇应戒除玩麻将的嗜好。

准妈妈经常心情紧张会危及胎儿

　　如果长期处于精神紧张状态，思想负

担过重，工作压力过大，情绪不稳定或有焦虑、恐惧心理，不仅对健康十分有害，而且容易引起流产或生出畸形儿。准妈妈一定要保持愉快的心情，适当地进行运动，学习一些缓解压力的方法。对于胎儿来说，妈妈平和愉悦的心情是一种非常好的"营养"。

21 丈夫不良习惯对妊娠的影响

十月怀胎全程指导

几千年来，人们都认为生儿育女是女人们的事，丈夫在优生中扮演的重要角色被忽略了。遗传学规律告诉我们，受精卵的一半来自父亲，也就是说精子的质量绝对影响后代。饮酒、吸烟是大多男人的嗜好。烟酒中的有害物质会损伤生殖细胞——精子，会引起胎儿异常、智力低下。另外，某些损伤精子的药物及接触放射线也可引起胎儿畸形。因此，至少在孕前1个月，丈夫应戒烟戒酒，远离对身体有损伤的强辐射场所。

22 孕妇不宜养猫

十月怀胎全程指导

养猫可感染上弓形体，因为弓形体的繁殖离不开猫。猫感染了弓形体后，先在猫的肠道繁殖卵囊，然后随猫的粪便排出污染土壤、水、蔬菜。成熟的卵囊，可保持传染力一年半之久。如果被人吃进体内，就可随血液扩散到全身，并侵入各种细胞内进行分裂繁殖。猫感染弓形体后也有弓形体，抱着猫逗玩亦可发生接触传染。

孕妇被弓形体感染后，怀孕早期可发生流产、早产和畸形，晚期则可致胎儿生长迟缓，或出现以侵害中枢神经和双眼为主的多发性异常，如脑积水、小头、小眼、无眼及精神发育障碍等。鉴于猫是人传染弓形体病的重要环节，还能传染狂犬病、支原体肺炎等疾病，所以准备怀孕时及怀孕期间最好不要养猫。

十月怀胎全程指导

23　远离电磁辐射的对策

　　虽然家电产品产生的电磁波对人类健康会造成诸多的不良影响，但人们又不可能完全不使用这些为生活带来极大便利的产品，那么就应该有技巧地避开电磁辐射的伤害。

　　远离家电产品电磁辐射有以下三大对策：

对策一：保持安全距离

　　研究发现，手机在拨通、接听瞬间产生的电磁波最强，因此这些时候最好尽量远离人体。

　　电脑显示器背面与两侧产生的电磁波都比正面要强，因此不宜过于接近电脑显示器的背面和侧面。孕妇要与电脑显示器背面保持1米以上的距离，与电脑屏幕保持70厘米以上的距离，使用后必须立即远离。

　　家电用品所产生的电磁波无所不在，使用者必须非常小心。

　　孕妇使用吹风机时不要将吹风机贴近头部。最好不要使用电热毯。

　　孕妇应与烤箱、烤面包机保持70厘米以上的距离，与音响、电冰箱、电风扇保持1米以上的距离，与电视机、冷气机、运作中的微波炉以及电热器保持2米以上距离。

　　若屋外有输电缆线通过，要尽量将卧床放在距离输电缆线最远的地方。

对策二：减少使用时间

　　一般人使用电脑的时间一天不应超过6小时，每小时需要离开电脑10分钟，孕妇和儿童一周使用电脑的时间不应超过20小时。

　　手机每天通话不可超过30分钟。

　　尽量少看电视，少打电动玩具，尤其是孕妇、儿童，如果看电视或打电玩时间过长，不仅会受电磁辐射，伤害眼睛，更会因此而减少活动量，有碍健康。

对策三：不使用电器产品的时候，要拔掉电器产品的插头

　　当电器产品接上插头时，即使没有打开电源开关，仍有微量电流通过，也会产生微量电磁波。若在不使用电器时拔掉插头，则可避免不必要的电磁波辐射，还可节省10%的电力。

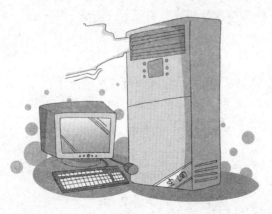

24 孕妇不宜长时间看电视

电视机的普及可让人们欣赏到自己喜爱的电视节目，但电视发出的射线和微波辐射会对孕妇和胎儿产生影响。

有人对长期在电视机前工作的人做过调查，发现他们的健康状况比一般人要差。其中孕妇有90％会出现不良反应，容易导致流产和早产，严重者出现胎儿发育不良。

电视机的显像管在高压电源激发下，向荧光屏连续不断地发射电子流，从而产生对人有影响的高压静电，并释放大量正离子。正离子可以吸附空气中带负电的尘埃和微生物，附着在人的皮肤上，会使孕妇的皮肤发生炎症。

荧光屏还能产生波长小于400微米的紫外线，由此产生臭氧，当室内臭氧浓度达到1％时，可导致咽喉干燥、咳嗽、胸闷、脉搏加快等，就会影响孕妇和胎儿的健康。

因此，孕妇不宜长期在荧光屏前工作，不宜近距离长时间看电视，看电视时应该距荧光屏2米以外，并注意开启门窗。看完电视后，不要忘记洗脸。

25 孕妇不宜睡席梦思床

席梦思床目前是家庭常用的卧具，一般人睡席梦思床，有柔软、舒适之感，但孕妇则不宜睡席梦思床。这是因为：

易导致脊柱的位置失常

孕妇的脊柱较正常腰部前曲更大，睡席梦思及其他高级沙发床后，会对腰椎产生严重影响。仰卧时，其脊柱呈弧形，使已经前曲的腰椎小关节摩擦增加；侧卧时，脊柱也向侧面弯曲。长此下去，使脊柱的位置失常，压迫神经，增加腰肌的负担，既不能消除疲劳，又不利生理功能的发挥，并可引起腰痛。

不利于翻身 >>

正常人的睡姿在入睡后是经常变动

的，一夜辗转反侧可达20～26次。专家认为，辗转翻身有助于大脑皮质抑制的扩散，提高睡眠效果。然而，席梦思床太软，孕妇深陷其中，不容易翻身。同时，孕妇仰卧时，增大的子宫压迫着腹主动脉及下腔静脉，导致子宫供血减少，对胎儿不利，甚至出现下肢、外阴及直肠静脉曲张，有些人因此而患痔疮。右侧卧位时，上述压迫症状消失，但胎儿可压迫孕妇的右输尿管，易患肾盂肾炎。左侧卧位时上述弊处虽可避免，但可造成心脏受压，胃内容物排入肠道受阻，同样不利于孕妇健康。

因此，孕妇不宜睡席梦思床。孕妇以睡棕绷床或硬床上铺9厘米厚的棉垫为宜，并注意枕头松软，高低适宜。

26 孕妇不宜睡电热毯

十月怀胎全程指导

专家指出，孕妇睡觉时使用电热毯可导致胎儿畸形。这是因为电热毯通电后会产生电磁场，这种电磁场可能影响母体腹中胎儿的细胞分裂，使其细胞分裂发生异常改变，胎儿的骨骼细胞对电磁场最为敏感。

现代医学研究证实，胚胎的神经细胞组织在受孕后的15～25天时开始发育，心脏组织于受孕后20～40天开始发育，四肢于受孕后24～26天后开始发育。因此，孕妇如果在这段时间内使用电热毯，最易使胎儿的大脑、神经、骨骼和心脏等重要器官组织受到不良的影响。由此可见，为了宝宝的健康，孕妇睡觉不要使用电热毯。

27 孕妇不宜忽视睡午觉

十月怀胎全程指导

孕妇的睡眠时间应比平常多一些，如平常习惯睡8小时，妊娠期睡到9小时左右为好。增加的这一个小时的睡眠时间最好加在午睡上。即使在春、秋、冬季，也要在午饭后躺下舒舒服服地睡个午觉，睡午觉主要是可以使孕妇神经放松，消除疲劳，恢复活力。

午睡时间长短可因人而异，因时而异，半个小时至1个小时，甚至再长一点均可，总之以休息好为主。平常劳累时，也可以躺下休息一会儿。午睡时，要脱下鞋子，把双脚架在一个坐垫上，抬高双腿，然后全身放松。

28 孕妇不要长时间使用电扇和空调

孕妇的新陈代谢十分旺盛，皮肤散发的热量也有所增加，在炎热的夏季出汗很多，因此常常需要借助电风扇或空调纳凉。但如果孕妇用电风扇久吹不停，或空调温度设定过低，时间过长，就会出现头晕头痛、疲乏无力、饮食下降等不适反应。因为电扇空调的风吹到皮肤上时，汗液蒸发会使皮肤温度骤然下降，导致表皮毛细血管收缩，血管的外周阻力增加，而使血压升高，表皮血管呈舒张状态，血流量增多，尤其是头部因皮肤血管丰富，充血明显，对冷的刺激敏感，所以易由此引起头晕、头痛症状。为

了调节全身体温，达到均衡状态，全身的神经系统和各器官组织必须加紧工作。因此，吹风时间长，人并不感到轻松，反而容易疲劳。

孕妇出汗多时，更不要马上吹电风扇或直吹空调，因为这时全身皮肤毛孔疏松，汗腺大开，邪风极易乘虚而入，轻者伤风感冒，重者高热不退，给孕妇和胎儿的健康造成危害。

因此，孕妇应该注意避免突然或长时间吹电风扇和空调。

29 孕妇不宜使用电吹风

现代医学研究提出，孕妇使用电吹风不利于健康与优生。研究者认为，普通电力可能是一种危害健康的东西。因为电流

通过电线时，可在人群生活环境中形成电磁场，电磁场的微波辐射有损人体健康，容易使人发生头痛、头晕、精神不振等症

状。动物实验观察证实，常在电线杆下吃草的奶牛泌乳量减少，生育的牛犊有畸形现象。另一方面，电吹风吹出的热风中大多含有石棉纤维微粒，可通过孕妇呼吸道和皮肤进入血液，经胎盘血循环进入胎儿体内，诱发胎儿畸形。

十月怀胎全程指导 30 孕妇不宜仰卧或右侧卧

到了怀孕中期，孕妇应采取左侧卧位。一般人采取右侧卧位，用以减轻对偏左心脏的压力。但是在孕期，由于孕妇的子宫越来越大，并且越来越向右旋转，使子宫的韧带和系膜绷紧，系膜中营养子宫的血管同时也受牵拉。此时，若右侧卧时，必然影响对胎儿的氧气供应，易造成胎儿慢性缺氧。仰卧位时，子宫就会压向脊柱，使位于脊柱侧的大血管受压，影响流向心脏的血液量，使心脏向全身各组织器官输出血量减少。如果大脑供血减少，孕妇会感到头晕、心慌；如果子宫供血减少，就会使胎儿缺血、缺氧。仰卧位还会压迫输尿管，影响尿液流入膀胱，使尿量减少。这不仅不利于代谢废物排出体外，

还可引起孕妇的身体水肿。

因此，睡眠时应采取左侧卧位，避免子宫压迫大血管。这样，不仅有利于回心血量增加，还可缓解水肿。

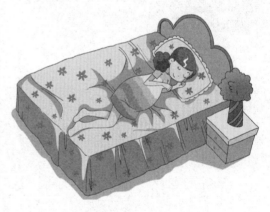

十月怀胎全程指导 31 孕妇不宜坐浴

女性洗澡坐浴是不利的，妊娠期洗澡更不应坐浴，尤其妊娠后期绝对禁止坐浴，以防引起早产。这是因为：在正常情况下，女性阴道需保持一定的酸度，以防止病菌的繁殖。

这种生理现象与卵巢分泌的雌激素和孕激素有密切关系。妇女在妊娠时，尤其是妊娠后期，胎盘绒毛产生大量的雌激素和孕激素，而孕激素的产生量大于雌激素。所以，在这些阶段，阴道上皮细胞的脱落大于增生，会使阴道内乳酸量降低，从而对外来病菌的杀伤力降低。如果坐浴，浴后的脏水有可能进入阴道，而阴道的防病力减弱，就容易引起宫颈炎、附件炎，甚至发生宫内或外阴感染而引起早产。因此，孕妇不要坐浴，更不要到公共浴池洗澡。

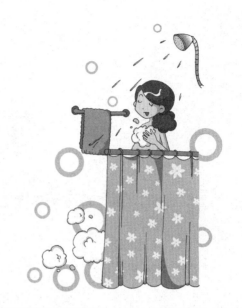

32 孕妇应适度活动

十月怀胎全程指导

有的孕妇怀孕后十分害怕早产或流产，因而活动大大减少，甚至从怀孕起就停止做一切工作和家务，体力劳动更不敢参加。其实，这样做是没有必要的，对母婴健康并不利，甚至有害。

当然，孕妇参加过重的体力劳动、过多的活动和剧烈的体育运动是不利的，如果活动太少，会使孕妇的胃肠蠕动减少，从而引起食欲缺乏、消化不良、便秘等，对孕妇的健康也不利，甚至会使胎儿发育受阻。因此，妇女在怀孕期间应注意做到适量活动、运动和劳动，注意劳逸结合，不可一味卧床休息，整天躺在床上，什么活也不做。同时，生活要有规律，每天工余、饭后要到室外活动一下，散散步或做一些力所能及的

家务活。还应经常做些体操，对增进肌肉的力量、促进机体新陈代谢大有益处。妊娠期间一般不要更换工作，但应注意避免体位特

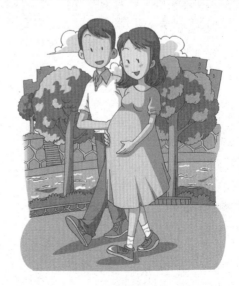

殊、劳动强度高以及震动性大的工种。妊娠7个月后，最好做些比较轻松的工作，避免上夜班，以免影响休息和出现意外事故。临产前2～4周最好能在家休息。

十月怀胎全程指导
33 孕妇运动的注意事项

孕妇适当的运动可以调节神经系统，增强心肺活力，促进血液循环，有助于消化和睡眠，也有利于胎儿生长发育。但孕妇一定要禁止参加过量的活动和剧烈的运动。

不宜肩挑重担，不要提举重物和长时间蹲着、站着或弯着腰劳动。这样过重的活动会压迫腹部或引起过度劳累，导致胎儿不适，容易造成流产或早产。

常骑自行车的孕妇，到妊娠6个月以后，不要再骑自行车，以免上下车不便，出现意外。

不要参加跑步、举重、打篮球、踢足球、打羽毛球、打乒乓球等体育运动，这些运动不但体力消耗大，而且伸背、弯腰、跳高等运动幅度太大，容易引起流产。

妊娠8个月以后，孕妇肚子明显增大，身体笨重，行动不便，有的孕妇还出现下肢水肿以及血压升高等情况，这时应尽量减少体力劳动，不宜干重活，只能做一些力所能及的轻活。在家务劳动中，要注意不做活动量大的活，更不要劳动时间过长，造成身体过于疲劳。

十月怀胎全程指导
34 孕妇久坐久站可致下肢静脉曲张

妇女妊娠时，下肢和外阴部静脉曲张是常见的现象。静脉曲张往往随着妊娠月份的增加而逐渐加重，越是妊娠晚期，静脉曲张越厉害，经产妇比初产妇更为常见且严重。这是因为，妊娠时子宫和卵巢的血容量增加，以致下肢静脉的血液回流受到影响，使静脉曲张更为严重。

静脉曲张是可以减轻和预防的。首先

孕妇在妊娠期要休息好。有些孕妇因工作或习惯经常久坐久站，就易出现下肢静脉曲张，因此只要孕妇注意平时不要久坐久站，也不要负重，就可避免下肢静脉曲张。

有的孕妇已经出现下肢或外阴部静脉曲张，如自觉下肢酸痛或肿胀，容易疲倦，小腿隐痛，踝部和足背有水肿出现，行动不便时，更要注意休息，严重时需要卧床休息，用弹力绷带缠缚下肢，以防曲张的静脉关节破裂出血。一般在分娩后静脉曲张会自行消退。

十月怀胎全程指导

35 孕妇应注意休息

　　孕妇比正常人身体负担重，容易疲劳。疲劳对孕妇本身健康和胎儿都不利，所以，孕妇应注意休息，应注意以下事项：

1 即使在工作中并不感到疲劳，也要稍事休息，哪怕是休息5分钟或10分钟也好。条件允许的话，要到室外或阳台、屋顶上去呼吸新鲜空气，活动一下躯体。

2 长时间在椅子上坐着工作的人要不时地改变姿势，伸伸四肢，以解除疲劳。或者在脚下垫一个小台子，抬高脚的位置，防止水肿。

3 妊娠早期，孕妇总想上厕所，不要因正在工作就忍着不去厕所，这对身体不好，应该是感到有尿意就去厕所。

4 随着胎儿的成长，母体的血液循环负担加重，因此孕妇突然站起，向高处伸手放东西或拿东西时，会感觉眼花或脑缺血，容易摔倒，所以要注意一切行动都应采取慢动作。

5 冬季办公室或卧室暖气过热，空气不新鲜，会使人感到不舒服，要经常打开窗户换换空气。在卧室晚睡前、早起后都应开窗开门，交换室内的空气。

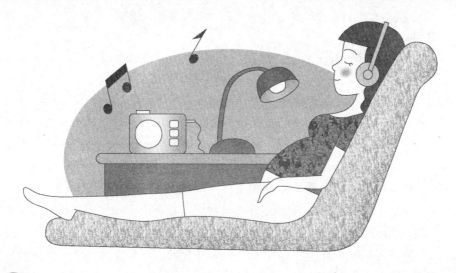

孕妇晒太阳须适度

　　日光中的紫外线是一种具有较高能量的电磁辐射，有显著的生物学作用。多晒太阳能促使皮肤在日光紫外线的照射下制造维生素D，进而促进钙质吸收和骨骼生长。但是，一定强度的日光也可使皮肤受到紫外线的伤害，可使孕妇脸上的色素斑点加深或增多，出现妊娠蝴蝶斑或使之加重，还可能发生日光性皮炎（又称日晒伤或晒斑），尤其是初夏季节，人们的皮肤尚无足量黑色素起保护作用时更易发生。此外，由于日光对血管的作用，还会加重孕妇的下肢静脉曲张。

　　因此，孕妇晒太阳必须适当，不要过多进行日光浴。

孕妇不宜去拥挤的场所

　　因为在拥挤的场所中，存在许多对腹中胎儿不利的因素，这些正是孕妇在孕晚期所应该避免的，拥挤嘈杂的公共场所对孕妇有以下几种不利影响：

　❶ 胎儿虽然在母亲的肚子里，但是他们对于外界的声音刺激已经有了感应，6个月的胎儿更是已经有了听力，孕妇到拥挤的公共场所，噪声会对胎儿产生不良刺激，因为公共场所的高音喇叭声、人群的嘈杂声、各种车辆的启动声，甚至飞机场飞机起降时发出的轰鸣声等，对胎儿中枢神经发育及听力都是不利的。

　❷ 拥挤的场所空气质量不佳，许多公共场所，如车站、影院、码头人多拥挤，空气浑浊，人群呼吸排泄出的二氧化碳多，有抽烟者的场所烟雾缭绕，释放出大量有害气体，使空气中氧气少而有害气体多，孕妇处在这种环境中，吸入浑浊的空气，被动吸烟和缺氧对胎儿均有害。

　❸ 拥挤场所容易受到传染病的侵害，因为各地区人员高度集中，各种致病微生物密度远远高于其他场所，而孕妇由于抵

抗力差,很容易被传染而导致病毒和细菌感染。这些感染对于成人来说可能问题不大,但对于正处于生长发育中的胎儿来说却影响很大。比如,孕妇在怀孕早期感染风疹病毒时,胎儿的致畸率则很高。

所以,孕妇应避免去人多、嘈杂、拥挤的公共场所。

十月怀胎全程指导
38 孕妇应避免噪声

噪声是畸形的诱发因子。通过对动物的实验已证实了噪声会刺激母体的丘脑——垂体——卵巢轴,使母体激素、内分泌改变,性周期和卵巢成熟过程受影响而发生异常,影响受精卵发育,造成畸形。

研究表明,在接触强烈噪声的孕妇中,妊娠剧吐的发生率和妊娠高血压综合征的发生率都比其他孕妇高。

暴露于强烈噪声不仅会对孕妇的健康产生危害,而且也会对胎儿产生许多不良的影响。我国的学者对怀孕期间接触强烈噪声(95分贝以上)的女士所生子女进行了测试,并把结果同其他条件相似的小儿作比较,发现前者的智商水平比后者低。造成这种情况的原因可能是噪声经常引起子宫收缩,影响胎儿的血液供应,进而影响了胎儿神经系统的发育。长期接触噪声的孕妇,其所生婴儿的体重比其他地区新生儿的体重低,说明强烈噪声很可能影响了胎儿的发育。此外,母亲接触强烈噪声还可能对胎儿的听觉发育产生不良后果。国外的一些研究表明,孕妇在怀孕期间接触强烈噪声对胎儿正在发育的听觉系统有直接抑制作用。

所以,为了孕妇及胎儿的身心健康,妇女在怀孕期间应该避免接触超过卫生标准(85~90分贝)的噪声。

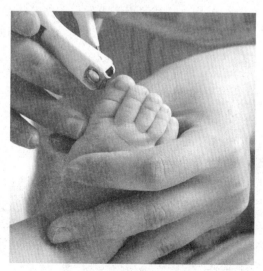

39　孕妇不宜多闻汽油味

汽油对人体有一定的危害，尤其是对孕妇的危害更不容忽视。难闻的汽油味会使孕妇感到头晕、恶心、呕吐、烦躁，不仅会影响食欲而且会严重地影响孕妇的精神状态。汽油为了防震防爆，都加入了一定量的四乙基铅，故又称为乙基汽油。

乙基汽油燃烧时，四乙基铅即分解，放出铅，随废气排入大气中，人通过呼吸吸入有害物质，从而使铅在血液中积累起来，进而对人体包括孕妇腹中的胎儿产生危害，可引起铅中毒和胎儿先天性发育畸形。因此，孕妇不宜多闻汽油味。

40　糖尿病与妊娠

在未应用胰岛素治疗糖尿病之前，育龄的糖尿病妇女受孕机会很少。胰岛素问世以后，这种情况大为改观，但妊娠合并糖尿病，对母胎都存在着危险。

糖尿病患者在妊娠期及分娩时，由于新陈代谢变化复杂，对糖尿病难以控制。患者糖耐量有时高有时低，以致胰岛素的需要量也随着变化。因此，如不能认真治疗，孕产妇常会发生酸中毒。另外，糖尿病患者的胎儿发生畸形的比率很高，其新生儿成活率也较正常人低。胎儿常伴有高胰岛素血症，出生后常会发生低血糖反应。糖尿病患者的胎儿往往过大，有15%～25%的体重超过5 000克，妊娠期内分泌失调是产生巨大儿的主要原因。

现代医学在控制糖尿病方面已有相当的经验，在妊娠期，产科医生、内科医生和孕妇密切合作，可以减少胎儿畸形和新生儿死亡。孕妇要每1～2周做一次检查，包括尿酮体及蛋白尿的检查，血压、体重的测定，以及心血管系统检查。

妊娠期饮食与胰岛素的需要，应按个人不同的情况确定。每天每千克体重约需160千焦（40千卡）热量，胖者应低于这个标准，蛋白质每日每千克约需2克。下表介绍了糖尿病患者每日饮食标准及营养成分，供孕妇参考。

糖尿病患者妊娠期每日膳食参考表

食物	净重（克）	蛋白质（克）	脂肪（克）	糖类（克）	热量千焦（千卡）
牛奶	250	7.8	8.8	11.5	135千卡
鸡蛋	45（1个）	6.7	5.2		70千卡
瘦猪肉	150	15.6	26.7	0.9	214.5千卡
其他肉类及内脏	150	18.6	3.6	2.7	192千卡
豆腐	150	8.6	1.1	5.6	121.5千卡
蔬菜	700	12.5	1.4	18.0	105千卡
米	350	16.1	33.0	171.5	416千卡
植物油	33	85.9	79.8	210.2	266千卡
总计					6356(1520)

在妊娠期，为了弥补过量尿糖及供应胎儿生长，需要较多的糖类，同时需用适量的胰岛素，以保证糖类的利用。

一般患糖尿病的孕妇，应在产前3周左右住院待产，以便更好地控制糖尿病，对胎儿进行密切的监护。

十月怀胎全程指导

41 谁是胎教的主角

众所周知，胎儿是由母亲孕育的，母体既是胎儿赖以生存的物质基础，又是胎教的主体。一方面，母体为胎儿的生长发育提供了一切必要的条件，母亲的身体素质和营养状况直接关系到胎儿的体质健康。另一方面，母亲的文化修养、心理卫生情况又不可避免地在胎儿幼小的心灵中打下深深的烙印，对孩子的精神世界产生不可低估的影响。因此，孩子生命中第一任重要角色责无旁贷地落在了母亲的身上。

一般情况下，从发现自己的腹内已萌发出一个小生命时起，多数未来的母亲便意识到保护和培养这一幼小生命的信号，自然而然地开始了和小生命的"对话"，进行着亲切而又温暖的交流。当然，由于每一位母亲的家庭环境、文化素养、道德修养、对胎教的认识与付出的时间和精力以及投注的爱心等方面的差异，造成了胎教的不同结局。因此，每一位即将做母亲的人都应充分认识自己所肩负的责任，增强体质，加强修养，很好地进入"主角"的角色，为孩子的超早期教育做出贡献。

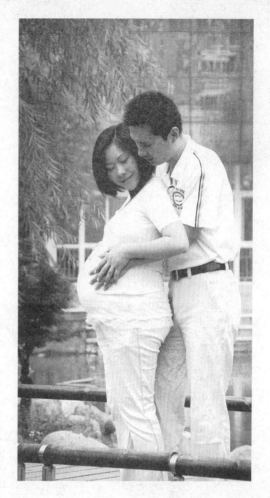

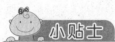 **小贴士**

爱心是最好的胎教

有些孕妇会因为自己的文化水平不高等因素而感到气馁，对胎教缺乏信心。其实，在胎教过程中最为关键的莫过于母亲的爱心。

十月怀胎全程指导

42 孕妇不要有过分依赖心理

有的人怀孕后，感情会变得脆弱，在精神上和心理上都离不开丈夫，对丈夫有一种依赖感，希望丈夫能时时在身边，和自己一起分享快乐、分担忧患。怀孕是女性生理上和心理上的一次巨大演变，这种演变时常造成妻子心理上的不平衡，丈夫在身边，有一种稳定作用，丈夫的爱是妻子精神上的一种镇静剂。妻子在孕期希望丈夫能以自己为中心，时时关心自己、处处照料自己，这种依赖心理既有生理上的需要，也有感情上的需要，还有一份额外的担心，担心自己形体的变化，会改变自己在丈夫心目中的形象。

作为妻子自身，别变得太娇气，这种娇气可不会给胎儿留下什么好的影响。有了

身孕并不等于什么都不能做了，丈夫对自己必要的关注是应该的，但丈夫有自己的事业和工作，有自己的生活内容。妻子要体谅丈夫，不要对丈夫有过分的依赖，在很多事情上妻子要学会自强自立，学会在心理上进行自我调理和自我平衡。孕妇的这种坚强与毅力会直接影响到胎儿的生长发育，在胎儿的心理上埋下自尊、自强的种子，为胎儿出生后的良好品质打下坚实的基础。

十月怀胎全程指导
43 孕妇不宜久坐沙发

很多孕妇由于身体不适或笨重，常喜欢懒散地斜倚在松软的沙发里，一坐就是好半天，这样有很多不利之处。

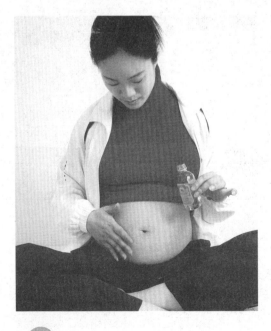

在沙发里久坐会使孕妇坐姿不恰当，导致全身肌肉紧张并受到压迫，骨胶原过量生长，而骨胶原是连接肌肉组织的支撑纤维。正常情况下，它具有保持肌肉组织弹性的功能，但过量生长就会压迫神经、血管甚至侵入肌肉组织。由此使肌肉组织萎缩，还会引起肌肉疼痛，尤其是使腰部肌肉处于被牵拉状态，可导致肌肉韧带受损，不利于分娩。孕妇适宜坐在木制椅上，它不会使身体姿势出现太大变形。不过，坐时应背部紧贴在椅背上，使全身肌肉放松，臀部紧靠椅下部，但最好也不要时间太长。

十月怀胎全程指导

44 本月推荐菜谱

 糖醋黄鱼

原料：黄鱼1条（约500克），青椒丁25克，笋丁25克，肉丁50克，花生油1 000毫升，白糖100克，味精5克，淀粉50克，葱、姜少许，麻油10毫升，淀粉50克，酱油30毫升，黄酒50毫升，精盐3克，醋75毫升，鲜汤200毫升。

制作：

❶ 黄鱼收拾干净后，在鱼每一面切4刀，并将鱼放入大盆中，加黄酒、味精、精盐、葱和姜腌1小时。用干淀粉拍满鱼身，然后提起鱼尾抖一下。

❷ 锅内放油，烧至七成热时将黄鱼下入，炸半分钟捞出来。待油温升到八成热时，再将鱼放入炸2分钟，使鱼皮发脆，捞出放在长盘中。

❸ 锅烧热，加油50毫升，放葱姜、肉丁、笋丁、青椒丁炒出香味后，再下黄酒、糖、酱油、精盐、鲜汤烧滚后，用淀粉勾芡，浇上猪油，加上醋、麻油、蒜，起锅浇在鱼身上即可。

特点

色泽金黄，外脆里嫩，甜中带酸。

 肉片炒平菇

原料：平菇250克，猪肉100克，酱油3毫升，精盐4克，料酒2毫升，醋0.5毫升，

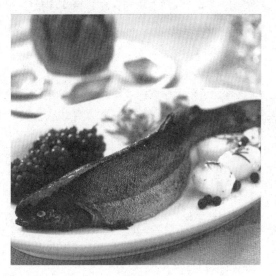

味精1克，葱、姜少量，淀粉3克，油50毫升，鸡汤100毫升，鸡蛋1个（约60克）。

制作：

❶ 平菇放在沸水中焯一下，猪肉切成片，并放精盐、料酒、味精、酱油、淀粉、半个鸡蛋，将肉片抓匀。

❷ 炒锅内加油，烧热后放入肉片，炒至肉片变白后，加入葱姜、酱油、料酒、醋、精盐、鸡汤。烧沸后放平菇，开锅后转小火烧5分钟，再转大火，加入味精，用淀粉勾芡即可。

特点

香鲜味美，色泽金红。

番茄肉

原料：猪肥瘦肉200克，柿子椒50克，盐5克，料酒4毫升，番茄酱50克，淀粉10克，鸡蛋100克，葱10克，姜10克，油150毫升，白糖5克，醋20毫升。

制作：

❶ 将肉切成1.5厘米方丁，葱切成段，姜切成大片，柿子椒切成1.5厘米的菱形块。

❷ 鸡蛋放入碗中打匀后加入淀粉，制成黏糊，加入盐3克。炒锅加油后，烧至七成热时，将裹过糊的肉丁放入油中，炸至淡黄色时取出，然后再将肉丁放入复炸成金黄色，取出滤过油，将柿子椒放入略炸。

❸ 炒锅加油10毫升，放入葱段、姜片炒出香味，加入番茄酱略炒，加水500毫升，加盐、料酒、醋、白糖，调成酸甜汁，开锅后除去浮沫，将肉丁放入，用文火烧5分钟，待汁收较浓时，将椒丁放入，并用水淀粉勾芡，即可装盘。

 特点

口味酸甜，口感软嫩，色泽橘红。

 栗子黄焖鸡

原料：白条鸡500克，栗子250克，葱

10克，酱油30毫升，黄酒5毫升，鲜汤300毫升，姜少许，白糖10克，水淀粉5克，猪油少许，麻油3毫升。

制作：

❶ 栗子从中间切成两半，放在锅内煮熟后捞出，趁热剥去皮，放入碗中蒸15分钟，取出待用。鸡切块。

❷ 锅烧热后，用猪油滑锅后，将葱段入炒锅，再将鸡放入炒至外皮紧缩变色后，加姜、酱油、糖、鲜汤。烧滚后，小火焖20分钟。

❸ 鸡块将要熟烂时，将栗子下锅，直至鸡肉和栗子熟透，把鸡肉和栗子捞出入盘。锅内汁用淀粉勾芡，淋上麻油，浇在鸡块上即可。

特点

色泽金黄，鸡块酥烂，栗子酥而不烂。

 炒素蟹粉

原料：水发冬菇15克，熟胡萝卜、熟鲜笋各12.5克，熟马铃薯250克，生油150毫升，白糖、精盐、米醋、姜末、味精、时令绿叶菜各少许（冬菇可用黑木耳代替）。

制作：

❶ 把熟土豆、胡萝卜去皮擦成泥；鲜笋斩细；绿叶菜、水发冬菇均切成丝。

❷ 炒锅内放生油熬熟，投入土豆、胡萝卜泥煸炒，炒到起酥，再放绿叶菜和冬菇、笋同炒，并随加白糖、精盐、味精、姜末稍炒，最后淋少许米醋，即成。

 特点

色泽油亮，营养丰富。

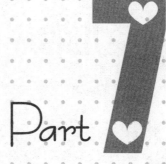

Part **7**

第六个月(21～24周)：
容易出问题的时期

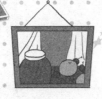

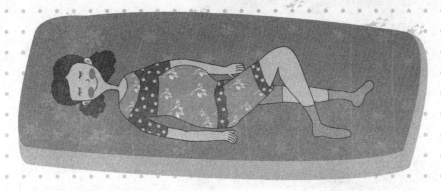

胎儿的成长

这时的胎儿身长已有28～34厘米，体重在600～700克。此时，胎儿骨骼结实健全，关节开始发达，如摄X片时头盖骨、脊椎、肋骨、四肢的骨骼等都有清楚显示。大脑继续发育，大脑皮质已有6层结构，沟回增多。胎儿面目清楚，胎儿头发、眉毛、睫毛等可清楚见到。胎儿皮下脂肪继续蓄积，但进展不大，皮肤呈黄色，身体逐渐匀称、消瘦。皮肤呈皱缩状，表面开始附着胎脂，以提供胎儿皮肤所需营养、保护皮肤和在分娩时润滑胎儿。

此时，胎儿睡眠姿势已与出生后相似，手脚活动开始频繁，经常在羊水中变动姿势。胎儿肺部已有一定的功能，如此时早产，可有浅呼吸，能存活几小时。

母体的变化

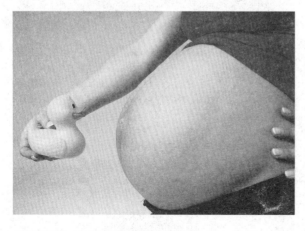

此时孕妇体形已接近典型孕妇体形。子宫随胎儿的发育迅速增大，腹围增长为孕期中最快的阶段，下腹可见明显隆起，子宫底高18～21厘米。孕妇体重急剧增加，下肢、背肌、腰部承受重量，易疲劳和疼痛。子宫增大可压迫其周围组织和部位，使下半身血液循环不畅，下半身极易疲劳且难以缓解。胃部胀满感、腹部下坠、心悸、气短、便秘等继续存在。乳房继续发育，乳腺发达，泌乳并不少见。另外，胎儿大量从母体摄取钙质和维生素等，使抽筋现象常常发生，并可产生牙痛或口腔炎。

3 本月注意事项

孕妇肚子明显，身体笨重，重心前移，容易跌倒，要注意防范，尤其是上、下楼梯时更应小心。孕妇还要注意避免腹部长时间受到压迫、弯腰、拿重物行走、急促的动作，尤其注意不要登高；有低血压的孕妇尤其应当注意，下蹲时和起来时动作都要缓慢，以使身体的位置变化缓慢。

要保证充分休息和睡眠的时间、质量，减少工作量和时间。应尽量午休1~2小时。要坚持早、晚认真刷牙，避免细菌在口腔内繁殖。引起牙痛或口腔炎。如果有病牙，应在这一时期治疗。妊娠6个月的

胎儿已具备了记忆、听力和学习的能力，应进一步开展胎教。

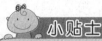

洗澡后要注意头发的护理

当准妈妈洗完澡或洗完头之后，一定要及时地把头发擦干，不要长时间戴干发帽，以自然干最为适宜。

4 本月了解与准备的事

为了产后授乳的顺利，此时应该注意乳头的护理问题。尤其是有平乳头与凹陷乳头的孕妇，必须先行矫正。做一次贫血检查，如患贫血，应予以治疗。血型为Rh阴性的孕妇，其丈夫为阳性时，应检查孕妇血液内有无抗体产生。

夫妇应共同阅读、讨论有关育婴方面的知识，在心理上准备迎接婴儿的诞生。

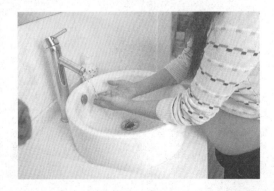

5 孕妇自己可以监测的项目

十月怀胎全程指导

孕妇在怀孕期间的监护虽然可通过定期的产前检查来实现，但是不可能每天都去找医生。因此，孕妇自我监护是非常必要的，能及早发现胎儿异常，有利于胎儿和母体的身心健康。孕妇自己可以监测的项目有：

量腹围

腹围是衡量胎儿生长发育速度的一个指标。从孕21周开始每周测量一次，用软尺紧贴皮肤，在脐的水平方向测量，注意要松紧适度。一般情况下，腹围每周增长0.83厘米，其中21～34周平均增长0.87厘米，孕34周后平均每周增长0.76厘米，如果增长速度明显少于以上数字，应怀疑胎儿生长迟缓。

数胎动

胎动与胎盘血管状态关系密切，通过计数胎动次数，可以了解胎儿在宫内的状况，是判断胎儿宫内安危的主要临床指标。从妊娠28周开始至临产，孕妇每天上午8:00～9:00，下午1:00～2:00，晚上8:00～9:00，各计数胎动1次，每次数1个小时，3次计数相加乘以4，就是12小时的胎动数，也可安排早、中、晚3次计数，但时间应固定。12小时大于20次为正常。计数胎动时，孕妇宜取左侧卧位，环境要安静，思想要集中。

听胎心

胎心也是反应胎儿在宫内状态的一个重要指标。先由医生确定胎心最响亮的位置，以后由丈夫或其他家属用耳朵贴在腹壁上或用胎心听诊器听取，每次听1分钟加以记录，孕28周以后应每日记录。正常胎心每分钟120～160次。妈妈数胎动，爸爸听胎心，互相配合共同监测。

测宫底

子宫底高度是间接反映胎儿生长情况和羊水量的指标之一，从孕21周开始测量，每周一次。测量方法是孕妇排尿后仰卧，两腿伸直，用软尺沿腹中线测量耻骨联合上缘中点到子宫底之间的距离。正常情况下，从孕21～40周内，每周平均增长0.88厘米，其中21～34周平均每周增长1厘米，34周后平均增长0.65厘米。如果增长速度明显少于以上数字，应怀疑胎儿生长迟缓。

称体重

怀孕28周开始，每周测量一次体重，

一般每周可增加500克。孕妇体重过重或不增加，都是不正常的表现，应去医院检查，帮助找出原因。

白开水是最好的饮料

开水经过煮沸消毒后清洁卫生，饮用白开水是孕妇补充水分的主要方法。孕妇不要喝生水，以防腹泻或感染其他疾病；咖啡和浓茶具有较强的兴奋性，应该少喝；矿泉水中含有许多微量元素，可以经常饮用；市场上的许多饮料含糖分高，不宜多饮；夏天吃西瓜既可补充水分，也可补充一些矿物质，又可消暑解热。

需要注意的是，孕妇不论喝什么饮料，天气多热，都不宜冰镇时间过长，太冷的饮料对消化道有刺激的作用，会使胃肠血管痉挛、缺血，导致胃痛、腹胀，消化不良等。

孕妇吃鱼好处多

孕妇多吃鱼不但对自己身体有益，更重要的是对宝宝的生长发育也非常有利。

鱼类是重要的动物性食物，营养价值极高，对胎儿脑及神经系统的发育非常有益。鱼肉组织柔软细嫩，比畜禽肉更易消化。鱼肉蛋白质含量丰富，85%～90%为人体需要的各种必需氨基酸，而且比例与合成人体蛋白质的模式也极相似，可利用率极高。鱼类脂肪含量不高，但鱼类脂肪多为不饱和脂肪酸，熔点低，因此被人体消化吸收率可达95%左右。海鱼中不饱和脂肪酸高达70%～80%，有益于胎儿大脑和神经系统的发育。鱼类含无机盐稍高于肉类，是钙的良好来源。海产鱼类的肝脏中含有丰富的维生素A、B族维生素、维生素D。

特别提醒的是：孕妇要吃鱼，但是最好不要吃鱼油，因为鱼油会影响凝血功能，孕妇吃多了，也会增加出血概率。

8 孕妇洗澡有学问

进入怀孕中期后，孕妇最好每天洗澡，洗澡要选择淋浴。因为盆浴有可能引起孕妇的感染，对胎儿有影响；洗澡水不要过冷或过热，以34～37℃为宜。许多孕妇在天气特别热的时候喜欢用凉水冲脚，以图凉快，却不知脚底因脂肪薄，血液循环差，是全身温度最低的部位，若经常用冷水冲脚，会使脚进一步受冷遇寒，反射性引起呼吸道痉挛，容易患感冒，而且还会使脚底较发达的汗腺遇冷后突然闭合，发生排汗功能迟钝，时间久了因血管急速收缩，会导致关节炎等疾病。洗澡的水温也不能过热，一项研究检查了20%育龄妇女的阴道体温，发现在39℃水浴15分钟后或41℃水浴10分钟后，阴道内壁的温度就

达到39℃，这一温度会危害胎儿的中枢神经系统。美国医学专家研究发现，经常洗热水浴的孕妇所生婴儿患神经结缔组织发育缺陷的可能性比其他孕妇高出3倍；还发现，如果孕妇体温经常超过38℃，会产生同样的后果，因为体温过高会抑制细胞繁殖，损害毛细血管，导致神经系统发育异常。

孕妇洗澡时还应用温水清洗乳房，洗净乳痂。清洗时不可用肥皂水，也不可用酒精。清洁后，在乳头上涂一些冷霜膏和油，用手指轻轻按摩乳头。每日2次，每次2分钟。如果乳头上的硬痂块难以清洗掉，可在乳头上盖一块涂有油脂或烧过花生油的纱布，等次日清晨起来再清洗。

9 色彩环境能促进胎儿的发育

创造良好的环境，对于孕妇的情绪有着重要的作用。那么，在这七彩的世界里，如何选择恰如其分的色彩环境来促进胎儿的发育呢？

居室的色彩应该简洁、温柔、清淡，如乳白色、淡蓝色、淡紫色、淡绿色等；因为白可以给人一种清洁、朴素、坦率、

纯洁的印象，其他的如淡蓝色、淡青色等给人一种深远、冷清、高洁、安静的感觉。当孕妇从繁乱的环境中回到宁静

优美的房间，内心的烦闷便会趋于平和、安详，心情也会稳定。如果孕妇是在紧张、安静、技术要求高，神经经常保持警觉状态的环境工作，家中不妨用粉红色、黄褐色布置。因为这些颜色都会给人一种

健康、活泼、鲜艳、悦目、充满希望的感觉。孕妇从单调的环境、紧张的工作状态中回到生机盎然、轻松活泼的环境中，神经可以得到松弛，体力也可以得到恢复，有利于胎儿发育。

十月怀胎全程指导

10 音乐胎教法

在母亲怀孕6个月时，胎儿已经具备能够听到声音的所有条件。有人做过试验，给出生不久的婴儿播放一段胎儿生长时期的录音，婴儿就会在熟悉的声音下不再哭泣，安然入睡。这说明胎儿时期就对血液出入胎盘的湍流声、母亲的心跳声和肠道蠕动的声音都有着"深刻的印象"，一旦再现这种环境，便又勾起了婴儿的情绪反应。还有人做过试验，给8个月的胎儿听大管乐曲《彼埃尔和狼》，胎儿听后有活动。当孩子降生后，只要一听到大管乐曲就立即停止叫喊和骚动，并露出笑容来，由此看来，优美的音乐能够给胎儿留下比较深刻的印象。可以说，利用音乐直接对胎儿进行教育（刺激），是怀孕中后期（25~40周）的一项重要的工作。

音乐不仅能够陶冶人的性情，而且还可以激发人的想象力，这是有例可证的。有人曾为7个月的胎儿播放婴幼儿被动、主动操的音乐，发现播放音乐使胎儿由伸胳

膊蹬腿的激烈动作逐步变为安详、舒展、有规律的蠕动。出生15天后再为这个孩子播放这段曾经听了3个月的音乐时，发现他的四肢便马上松弛下来，同时还面露笑容、睁眼四处张望。两个半月时，他开始表示出对音乐以及收录机的极大兴趣，只要一放乐曲，就会双手挥动，而且脾气、性格很好，从不大哭大闹。动作发育也明显早于其他同龄婴儿，是一个耳聪目明、有着智力发育良好前景的孩子。

音乐胎教不仅可促进胎儿的身心发育，还能培养儿童对音乐的兴趣。据听力学家米歇尔·克米莱门斯的调查发现，胎儿喜听维伐尔地和莫扎特的乐曲，这些轻松愉快的乐曲，可以解除胎儿的烦躁情绪，使胎儿的心率趋于稳定；反之，听勃拉姆斯的乐曲或摇摆乐舞曲，胎儿会躁动不安。

在利用音乐进行胎教时，最好不要只给胎儿听几首固定的曲子，应该多样化。

但在选曲时应当注意到胎动的类型，因为人的个体差异往往在胎儿期就有显露。有的"淘气"，有的"调皮"，也有一些是老实、文静的。这些既和胎内外的环境有关，也和先天神经类型有关。一般来讲，给那些活泼好动的胎儿听一些节奏缓慢、旋律柔和的乐曲；而给那些文静、不爱活动的胎儿听一些轻松活泼、跳跃性强的儿童乐曲、歌曲。切忌给胎儿听较大音量的乐曲，这会引起胎儿的躁动不安，长期下去，体力消耗太大，可能出生时体重过低，有时还出现不良神经系统反应。节奏过分强烈和音量较高的音乐，还会造成胎儿的消化系统发生紊乱，因而瘦弱不堪。

试验还表明，如果做母亲的带着耳机听音乐，那么胎儿的心率、动作等不发生较大的变化，但如果将耳机放在离腹2～5厘米的地方，则测出胎儿有明显的反应。这说明母亲本人听音乐和给胎儿听音乐是两种不同的效果。给胎儿听音乐的时间不宜过长，一般每次以5～10分钟为宜。

如果能和着音乐的节奏和表达的内容与小宝宝玩耍，那将对胎儿的生长发育起到更为明显的效果。

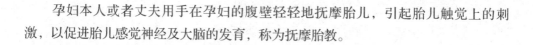

十月怀胎全程指导

11 抚摩胎教法

孕妇本人或者丈夫用手在孕妇的腹壁轻轻地抚摩胎儿，引起胎儿触觉上的刺激，以促进胎儿感觉神经及大脑的发育，称为抚摩胎教。

医学研究表明，胎儿体表绝大部分细胞已具有接受信息的初步能力，并且通过触觉神经来感受体外的刺激，而且反应渐渐灵敏。有关专家认为，父母可以通过抚摩和话语与子宫中的胎儿沟通信息，这样做可以使胎儿有一种安全感，使孩子感到舒服和愉快。

抚摩胎教可以在妊娠20周后开始，与胎动出现的时间吻合，并注意胎儿的反应类型和反应速度。如果胎儿对抚摩的刺激不高兴，就会用力挣脱或者用蹬腿来反应。这时，父母应该停止抚摩。如果胎儿受到抚摩后，过了一会儿才以轻轻的蠕动做出反应，这种情况可以继续抚摩。抚摩应从胎儿头部开始，然后沿背部到臀部至肢体，轻柔有序。每晚临睡前进行，每次抚摩以5～10分钟为宜。抚摩可与数胎动及语言胎教结合进行，这样既落实了围生期的保健，又使父母及胎儿的生活妙趣横生。

语言胎教法

12

十月怀胎全程指导

语言胎教法并不是教胎儿语言，教胎儿说话，而是用语言刺激胎儿听觉神经系统及其大脑。这对胎儿大脑发育是有益的，是一种积极有益的胎教手段。虽然胎儿听不懂话的内容，但胎儿能够通过听觉听到父母的声音和语调，感受到来自父母爱的呼唤。

语言胎教法一般在妊娠26周，即6个半月开始进行。当孕妇觉出有胎动或胎动较活跃时，可以向胎儿讲话，时间不宜长，每次1~2分钟。孕妇可取坐式或卧式。

和胎儿对话时首先要保持室内安静，对话的内容不限，可以随意聊天，讲故事，但不能复杂，应简单明了。如对胎儿的称呼，一些描述动作和声音的简单词语、开场白、结束语等，但要经过反反复复的重复，不断强化。另外，和胎儿讲话，吐字要清楚，声音要缓和，有感情，母亲应以极大的兴趣和热情，这样效果更好。对话的内容包括日常性简单用语和系统性诱导语言两种。

日常性简单用语，如赞美性语言："宝宝真乖""宝宝真好""宝宝懂事""妈妈爱宝宝"等；问候性语言："宝宝你好""宝宝早晨好""宝宝睡得舒服吗""宝宝愉快吗"等；企盼性语言："宝宝快长大""长胖胖的""长高高

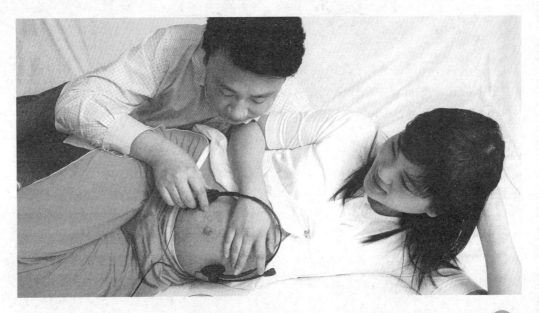

的""白得像妈妈""大眼睛像爸爸""聪明能干像爸爸""善解人意像妈妈"等；还有一些胎教前后用语如"宝宝醒醒吧""宝宝精神精神""我们又开始上课了""听听音乐吧""再见吧""休息吧""睡觉吧""明天再见"等。

系统性诱导语言可以从以下一些方面着手：教胎儿数数，发出一个声响说"1"，发两个声响说"2"……发声响时要注意节奏，要按一个节奏规律进行，教胎儿数数，不能操之过急，要循序渐进。每次都要从1开始，数数不能太多，声响不能太大，用琴声更好。母亲淋浴时可对胎儿说"这是水流声，妈妈在洗澡"；听音乐时说"宝宝听听音乐吧""真好听啊""宝宝听到音乐没有"；感到胎动时说

"宝宝开始活动了""宝宝淘气了""又踢妈妈了"；妈妈给胎儿动作刺激时，对动作可加以解释，如"让妈妈摸摸你""宝宝好舒服""妈妈拍拍你""再踢一下""妈妈推推你""宝宝散散步吧"等；孕妇在操持家务时，可以边操作边将一些知识讲给胎儿听，如"用漂白粉刷洗有油污的碗橱，去垢力特别强"，"用食醋或墨鱼骨头擦拭铝制品积垢可焕然一新"，"用烧沸的自来水煮饭，维生素可以少受损失"等。

父亲同胎儿对话同样重要，既有利于胎儿大脑的发育，又有利于增加父亲与胎儿间的感情，还能增加夫妻间的恩爱，共同享受天伦之乐。这对胎儿的情感发育也有很大的好处。

十月怀胎全程指导
13 夫妻关系与胎教

家庭并不是游离于社会之外的孤岛，而是社会的重要组成部分，一天24小时，一般只有1/3的时间是在工作岗位上，其余的时间多数是在家庭中度过。有一个温馨的家庭环境对于调节孕妇的精神情绪，增强施以胎教的信心，激起对生活的期盼等大有裨益。

怎样才能给孕妇创造一个温馨的家庭环境呢?置办必要的家庭设施当然重要，但关键是要多进行精神上的"投入"，使夫妻生活更趋和谐。孕妇心情愉快的源泉来自丈夫的关怀与支持。一个爱的眼神，一个细微体贴的举动，都会让孕妇整天沉浸在幸福之中。一起在附近公园或夜市里散散步，一起挑选婴儿的用品、衣物，星期天携手逛逛市场，平时帮着做点家事，这些都是丈夫能够做得到的。不要让妻子心情低落，更不要让夫妻反目。据报道，脾气暴躁的孩子往往出现在夫妻关系不和谐的家庭。

睡眠的时间与质量

十月怀胎全程指导

孕妇要有足够的休息时间，每晚至少要有7~8个小时的睡眠。妊娠后半期，最好午休半小时至1小时。妊娠末期应当有更多的休息时间。但也不要因为怀孕而睡得特别多，一般来说，睡到疲劳解除就可以了。孕妇在夏夜容易睡眠不足，不必过分在意，可通过适当的午休来补足。午休时间不宜过长，过长反而会打乱生活节奏，使夜间难以入眠。

妊娠早期应取仰卧位，以利全身放松，消除疲劳。妊娠中后期最好采取左侧卧位，这样可以使腹肌放松，保持呼吸和血液流畅，右旋的子宫转向直位（避免下腔静脉受压），并可增加心血输出量，改善胎盘血流，增加供给胎儿的氧气和营养。孕妇起床的正确姿势为先将身体从其他卧姿转为侧卧位，然后以双臂撑床，从侧面慢慢起身。

有些孕妇习惯仰卧，还有一些本来不喜欢仰卧，但怀孕后却千方百计强制自己仰卧，她们认为仰卧可以避免胎儿受压，殊不知，妊娠期间，尤其是怀孕6个月以后，仰卧位睡姿不仅无助于胎儿发育，而且严重影响母子健康。这主要表现在以下几点：

1 孕妇仰卧位睡觉，增大的子宫将会压迫到给胎儿提供营养物质的腹主动脉，腹主动脉受压后，就会影响子宫的供血和胎儿的营养供给，不利于胎儿在宫内的发育。

2 孕妇仰卧还可能影响肾脏的血流供给，使血流减慢，尿量也随之减少，孕妇体内的钠盐和新陈代谢产生的有毒物质不能及时排出体外，可发生妊娠高血压综合征。

3 孕妇仰卧时，增大的子宫压迫了下腔静脉，使回心血流量减少，大脑血液和氧气供应不足，孕妇会出现头晕、胸闷、呼吸急促、心悸、恶心、呕吐等现象，严重时还会使血压下降，医学上将这种现象称之为仰卧位低血压综合征。

4 妊娠晚期，仰卧还可诱发胎盘早期剥离，孕妇会突然出现腹痛、阴道流血，胎儿可因严重缺血缺氧而死于宫内。此外，妊娠中后期孕妇如经常仰卧睡觉，子宫也会压迫输尿管，使尿路受阻，引起排尿不畅，容易发生肾盂肾炎、膀胱炎等疾病。

15 孕妇怎么变丑了

随着孕期的进展，许多孕妇发现自己的容貌发生了一些变化，不仅面部出现了褐色斑块，而且腹部、乳房、大腿等部位相继出现色素沉着和妊娠纹。

医学研究表明，导致孕妇妊娠期容貌改变的是体内激素的改变。怀孕以后，体内的激素发生了巨大的变化，其中雌激素、孕激素、绒毛膜促性腺激素等有效地调节着母体在妊娠期的代谢过程，满足胎儿生长发育的需要，并促使乳腺发育等。由于怀孕后肾上腺的分泌功能增强，使肾上腺皮质素随之增多，肾上腺皮质素增多的"副产品"就是导致皮肤表面产生妊娠纹和面部出现黑褐色斑块，使孕妇看上去，比以前变丑了。但孕期出现的色素沉着在分娩之后即会变浅或消失，孕妇大可不必为自己的容貌一时变丑而烦恼。

16 孕妇夏季注意事项

夏天炎热，容易出汗。孕妇身体的代谢加快，皮肤的汗腺分泌增多，夏天出汗更多，易引起汗疹，甚至中暑，因此孕妇如何安排好夏天的生活甚为重要，应尽量做到以下几点：

1 勤洗澡，保持身体清洁。最好每天用温水淋浴、冲洗或擦身。

2 勤换衣，特别是内衣要常换洗，保持身体清爽。内衣要选择通气性，吸湿性好的纯棉制品。衣服最好肥大，不贴身，可以保持凉爽。

3 卧室要保持空气流通。若用空调，要防止室温过低，也不要让电风扇直吹，因为过冷易患感冒。

4 夏天容易食欲减退，能使早孕反应加重，故饮食宜凉爽，可少吃多餐。不食变质食物，以防痢疾。

5 夏天减少外出，避免阳光直射，必须出门时戴遮阳帽。保证午间休息时间。

十月怀胎全程指导

17 孕妇冬季注意事项

冬季气候寒冷，且常有寒潮侵袭，准妈妈和宝宝怎样平安过冬，是个重要问题，应注意以下几点：

做好保暖 >>

整个冬季气温很低，常有大风、降雪和寒潮侵袭。寒冷对孕妇和胎儿的健康很不利，因此，做好保暖十分重要。同时，要注意室内空气新鲜流通。室内温度以21~24℃为宜，并力求恒定。每天收听天气预报，根据气温变化，适时增减衣服，要穿得暖和一些。天气晴好时可到室外散步。大风、降雪、寒潮天气不要出门。

加强营养 >>

孕期营养对胎儿的发育至关重要。在冬季，孕妇应比其他季节吃得更好些，适当多吃些富含蛋白质、糖类、维生素和微量元素的食物，如瘦肉、鸡、鱼、蛋类、牛奶、豆制品、绿叶蔬菜和水果等。

常晒太阳 >>

孕妇对钙质的需求量比一般人要多，以保障胎儿骨髓的正常成分。钙在体内吸收与利用离不开维生素D，而维生素D需要在阳光紫外线的参与下在体内进行合成。孕妇常晒太阳有益于钙的吸收和利用。天气晴好时应到室外晒太阳，大风天气时可在室内有阳光的地方接受日光照射，每天至少晒太阳半小时。住"偏房"的孕妇平时与阳光接触较少，更需要到户外晒太阳。

严防病毒感染 >>

冬季气温低，温差变化大，呼吸道抵抗力降低，容易患病毒性传染病，孕早期如感染风疹、巨细胞病毒、水痘、流行性腮腺炎和流感病毒，会对胎儿发育产生影响，甚至会导致胎儿畸形。因此，在冬季，孕妇应尽量不去商店、影剧院等公共场所，避免传染上流感等疾病。如患病应在医生指导下合理用药，不可擅自用药，避免对胎儿造成危害。

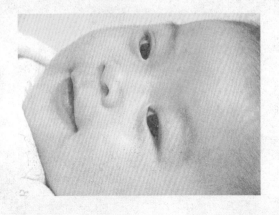

18 警惕低体重儿的降生

目前，人们都为孩子过胖担忧，实际上，生下来就又瘦又小的低体重儿，也给父母带来无穷的烦恼。低体重儿(出生时体重低于2 500克)各系统器官发育不完善，功能也差，还可能伴有智力发育不全，生长发育障碍等疾病。低体重儿与一般婴儿相比，更易患各种各样的疾病。

形成低体重儿的原因主要有以下几点：

🎵 胎龄短

正常胎儿胎龄为38～42周，生时体重为2 500～4 000克。一般来说，胎龄越短，体重越轻(见下表)。早产儿多为出生体重不足2 500克的低体重儿。早产儿在宫内生长发育正常，因娩出过早，器官尚未成熟，生存能力差，抵抗力低下，易感染。因此要预防孕妇发生早产，加强孕期检查，搞好孕期的劳动保护，使孕妇在妊娠32周以后适当减轻劳动强度，保证足够的睡眠，避免性生活。引起早产的原因有孕妇患有急慢性疾病、子宫畸形、妊娠并发症、胎膜早破、多胎妊娠、胎盘功能不全等。发生这些情况，应及时治疗加强监护，避免早产的发生。

胎龄与体重的关系

胎龄（周）	平均体重（克）
28	1 000
32	1 700
36	2 500

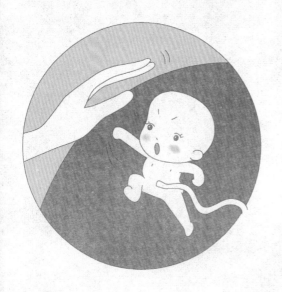

🎵 营养不良

孕妇营养不良也是娩出低体重儿的重要原因。在孕期，要注意摄入易消化的高蛋白、高维生素食品，如鱼、蛋、肉、水果、蔬菜等。为预防贫血及缺钙，应多吃动物肝、血等。目前，真正因经济困难所致的营养不良已少见，因择食造成的营养不良却屡见不鲜。孕妇自以为花钱买了高档食品，营养水平挺高，实际上食物的营养比例失调，易造成母胎的营养不良。

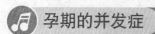

孕期的并发症

孕期的妊娠高血压综合征、胎盘功能不全和宫内感染常造成胎儿死亡，活产出生后也常为低体重儿。这是因为上述疾病导致子宫血管痉挛，胎盘供血不足，胎盘功能减退，从而使胎儿在宫内发育迟缓。因此，孕妇要按时进行检查，发现异常要及时纠正。

孕妇患有某些严重疾病

孕妇患有心脏病、糖尿病、肝炎、肾炎时，可发生缺氧，引起子宫收缩，发生早产或胎儿发育迟缓。患有严重疾病的妇女，以不生育为宜，否则不仅可能生出不健康的孩子，而且会给自己带来危险。如果要生育，也要在疾病基本治愈，在医生的指导下开始妊娠。在妊娠期，要加强产前检查，同时对疾病进行监测和治疗。

妊娠年龄

妇女妊娠的最佳年龄是24～29岁，这段时期女子身心发育完善，腹部肌肉发达，骨盆韧带处于最佳状态。这个时期生育，胎儿发育最好，发生低体重儿的情况最少。

当然，产生低体重儿的原因很多，如孕妇吸烟、酗酒、滥用药物、暴露于大量射线中等，都可能导致低体重儿的出生。

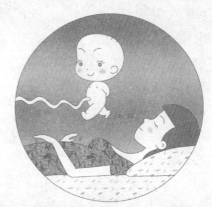

十月怀胎全程指导

19 孕妇尿失禁怎么办

每次打喷嚏时，必须夹紧双腿，否则会有点尿失禁。这是因为打喷嚏、咳嗽或者捧腹大笑时，横膈膜会收缩并推挤腹部内容物和子宫向下压到膀胱。如果当时膀胱是胀满的，或是骨盆底部的肌肉处于疲倦状态，将会滴出尿来。不要担心，这个问题将会随着宝宝的诞生而消失的。

以下方法可缓解或消除尿失禁：

① 经常排尿，尽可能保持膀胱是空的。

② 排尿时，尽可能额外再压迫3次，使膀胱完全排出尿液。

③ 咳嗽或打喷嚏时，张开嘴巴，这样可减少压迫到横膈膜的机会。

④ 练习缩肛运动：排尿时，将尿液完全排干净，收缩肌肉几次，就像是要停止尿尿一样。

20 胎儿能解读母亲情绪

新近的研究表明，胎儿在子宫里不仅有感觉，而且还能对母亲相当细微的情绪、情感差异作出敏感的反应。澳大利亚的洛特曼博士观察研究了114名妇女从妊娠至分娩的全过程，并将她们分为四类：

🎵 第一类为理想母亲 ▶▶

心理测验证实她们盼望得到孩子。这类母亲怀孕时感觉最佳，分娩最顺利，生下的孩子身心最健康。

🎵 第二类为矛盾母亲

这类母亲表面上似乎对怀孕很高兴，丈夫亲友也以为她们乐意做母亲，可是，子宫里的胎儿却能注意到母亲潜意识里的矛盾情绪和母亲内心深处对他们的排斥心理。这些胎儿出生后，大部分有行为问题和肠胃问题。

🎵 第三类为冷漠母亲 ▶▶

这些母亲不想得到孩子，但她们潜意识希望怀孕，这两种信息在某种程度上全被胎儿接受。这些孩子生下后，情绪、情感冷漠，昏昏欲睡。

🎵 第四类为不理想母亲

这类母亲不愿意得到孩子。她们在孕阶段生病最多，早产率最高，生下的婴儿出现体重过轻或情绪反常。

胎儿并不是传统儿科学描述的那种消极的、无思维的小东西。大量的研究表明，胎儿在妊娠5周起就能对刺激作出反应；8周时能作出许多诸如蹬脚、摇头等动作来表示他的喜好或厌恶；从6个月起，胎儿就过着积极的情绪生活，不满意时也会发点小脾气。

母亲的情绪对胎儿的影响极为重要。母亲的焦虑、恐惧、愤怒和长久的不安所引起的一系列生理变化，严重影响着母体内胎儿的生活环境。这些消极因素会导致母体对胎儿的供养减少，使胎儿也置于不安与恐惧之中。调查发现夫妻吵架、邻里不和所导致的不良心境对胎儿影响最大。特别是孕妇发怒时，大声哭叫能引起胎儿不安和恐惧。而孕妇发怒时体内分泌大量去甲肾上腺素，使血压上升，胎盘血管收缩，引起胎儿一过性缺氧，从而影响身心健康。因此，孕妇应注意保持良好的情绪状态，使胎儿得以健康发展。

十月怀胎全程指导

本月推荐菜谱

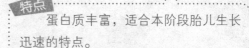

🌱 **家常黄鱼**

原料：黄鱼1条（约500克），肉片50克，豆油700毫升，酱油10毫升，醋5毫升，白酒5毫升，葱花和姜适量，味精2克，盐4克，清汤500毫升，香油少许。

制作：

❶ 黄鱼处理干净后，在两面切出花刀。

❷ 锅内放油，烧至七成热时，将鱼放入，炸至金黄色捞出。

❸ 锅内留少许油，将肉片炒一下，随后放入葱花和姜，加酱油、白酒、味精、精盐、清汤，把炸的鱼放入，烧沸后改文火。

❹ 鱼炖熟后，取出葱花和姜，把鱼捞到盘中，再调一下汤的味道，淋少许醋、香油，浇在鱼上即可。

特点

蛋白质丰富，适合本阶段胎儿生长迅速的特点。

🥕 **脆皮豆沙**

原料：绿豆沙150克，面包屑75克，鸡蛋1个（约60克），面粉、油、青红丝少许，白糖150克。

制作：

❶ 豆沙做成12个圆球，外面蘸一层面粉。

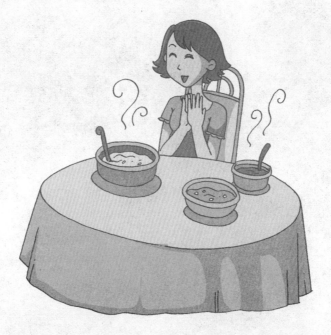

❷ 鸡蛋打匀，将蘸过面的豆沙球在鸡蛋糊里滚一下，在外面滚上面包屑。

❸ 锅内放油，将豆沙球入油锅炸透取出。

❹ 锅内放白糖150克，加少量清水，待糖溶化后，糖色成金色并带小泡，估计能拔出丝时，将炸好的豆沙球放入，颠几下即可装盘，表面撒上青红丝。

特点

香甜可口，容易消化。

姜汁菠菜

原料：菠菜250克，姜汁1克，醋20毫升，葱2克，精盐1.5克，味精2克，淀粉0.5克，油15毫升，香油5毫升，鸡汤30毫升。

制作：

❶ 菠菜，葱切段。

❷ 将姜汁、醋、精盐、味精、淀粉、香油和水放在碗中，搅拌均匀。

❸ 锅内放油，将葱放入，炒出香味后去掉，再将菠菜放入，炒熟后，把调味汁倒入，迅速翻炒即可。

特点

咸鲜，色泽嫩绿。

烧三样

原料：青笋200克，胡萝卜200克，冬笋200克，精盐2.5克，味精1克，鸡汤100毫升，淀粉2.5克，葱花2克，姜2克，油20毫升，香油3毫升。

制作：

❶ 青笋去皮，将青笋、胡萝卜、冬笋切成0.8厘米方块，并在沸水中焯一下。

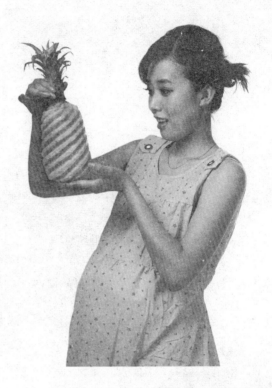

❷ 炒锅加油，先将葱和姜放入炒出香味后去掉，再加入鸡汤、精盐、味精、青笋、胡萝卜、冬笋，用文火烧约10分钟，再用淀粉勾芡，淋上香油即可。

特点

口味咸香，色泽丰富，口感脆嫩。

豆芽炒干丝

原料：豆腐干200克，豆芽150克，精盐4克，酱油5毫升，料酒1毫升，醋3毫升，葱和姜少量，油20毫升。

制作：

❶ 豆腐干切成与豆芽粗细相同的丝，放入沸水中焯一下。葱姜切丝。

❷ 锅内放油，加入葱和姜略炒，再放

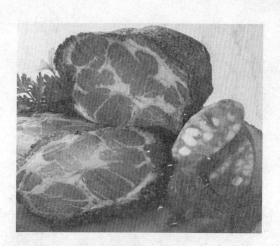

入豆腐干炒，加精盐、料酒、酱油、醋、味精，然后再把豆芽菜放入同炒，翻炒均匀后即可装盘。

特点

色泽淡黄，略带酸味。

枇杷果

原料：虾仁200克，面包屑适量，鸡肋骨20根，精盐、味精、淀粉、鸡蛋、油各适量。

制作：

❶ 将鸡肋骨放在水中煮一下，去掉上面的肉即为枇杷的把儿。

❷ 葱姜切片加少量清水制成葱姜水。虾仁切成0.3厘米长的小丁放入碗中，加料酒和葱姜水、精盐、味精、1个鸡蛋、淀粉制成馅。

❸ 另一个碗打1个鸡蛋，搅拌均匀。将调好的虾丁挤成核桃大小的丸子，放在鸡蛋碗中蘸满蛋液后，再放在面包屑中，全部制好后备用。

❹ 炒锅加油，烧至六成热时，将丸子放入，炸成形后取出。等油烧至七成热

再重新炸，使之表面呈金黄色。

❺ 炸好的丸子每一个上面插一根肋骨，整齐码放在盘中。

特点

营养丰富，适合孕期食用。

炝炒紫甘蓝

原料：紫甘蓝300克，鸡蛋2个（约120克），姜2克，橄榄油、食盐各适量。

制作：

❶ 将紫甘蓝清洗干净，切成丝。

❷ 把鸡蛋磕入碗中打散，搅拌均匀。

❸ 炒锅上火，倒入少量橄榄油烧热，放入鸡蛋液，炒熟后盛出。

❹ 原锅上火，倒入橄榄油烧热，放入姜丝炒香，加入紫甘蓝丝用大火快炒。

（5）炒至断生时，倒入炒好的鸡蛋，加入盐调味，炒匀即可食用。

特点

紫甘蓝含有丰富的维生素C，给人体提供一定量的抗氧化剂，常食用紫甘蓝能防治过敏症。另外，它不仅能减肥，还能减轻关节疼痛。鸡蛋含有丰富的蛋白质、脂肪、维生素、锌、钙、铁、核黄素、DHA和卵磷脂等营养物质，常食用鸡蛋可以健脑益智。橄榄油中含有最优的不饱和脂肪酸、丰富的维生素A、维生素D、维生素E、维生素K及胡萝卜素等脂溶性维生素，不含胆固醇，孕妈妈长期食用可以有效缓解便秘。

🥕 海参豆腐汤

原料：海参450克，嫩豆腐1盒，鸡蛋1个（约60克），高汤4杯，麻油1小匙，葱、姜各适量，胡椒粉1/4小匙，水淀粉、米酒、酱油各1大匙。

制作：

❶ 将海参的腹部剪开，去肠泥，清洗干净。

❷ 把豆腐清洗干净切成小块；葱清洗干净，一半切末，一半切段。

❸ 姜清洗干净去皮，一半切末，一半切片；将鸡蛋打散。

❹ 热油1大匙爆香葱段和姜片，再倒入3杯水煮沸，放入海参汆烫，捞出沥干。

❺ 另起锅倒入高汤煮开，加入豆腐、海参、葱段及姜片，小火焖煮8分钟。加入麻油、胡椒粉、米酒、水淀粉和酱油并搅拌均匀，淋上蛋汁，撒上葱末和姜末即可食用。

特点

海参豆腐汤有嫩滑的口感和丰富的营养，孕妈妈长时间食用有滋补和美容的功效。

🥕 党参当归蒸鳝段

原料：鳝鱼500克，熟火腿150克，党参10克，当归5克，生姜1块，葱1根，鸡汤2碗，料酒1大匙，胡椒粉1小匙，盐、鸡精各适量。

制作：

❶ 党参、当归清洗干净浸润后切片备用；熟火腿切成大片；姜、葱清洗干净，姜切片、葱切段备用。

❷ 鳝鱼剖后除去内脏，用清水清洗干净，再用开水稍烫一下捞出，刮去黏液，剁去头尾，再把肉剁成段。

❸ 锅内倒入清水，放入一半的姜、葱、料酒烧沸后，把鳝鱼段倒入锅内烫一下捞出，装入汤钵内。

❹ 将火腿、党参、当归放于上面，加入葱、姜、料酒、胡椒粉、盐，再倒入鸡汤。

❺ 上蒸笼蒸约1小时至熟为止，挑出姜、葱，加入鸡精，调味即可食用。

特点

孕妈妈常食用黄鳝可以防治妊娠高血压疾病。另外，鳝鱼皮可以治疗女性乳房硬肿、疼痛，食用党参当归蒸鳝段能帮助孕妈妈缓解孕期的各种不适。

Part **8**

第七个月(25~28周):
开始作准备

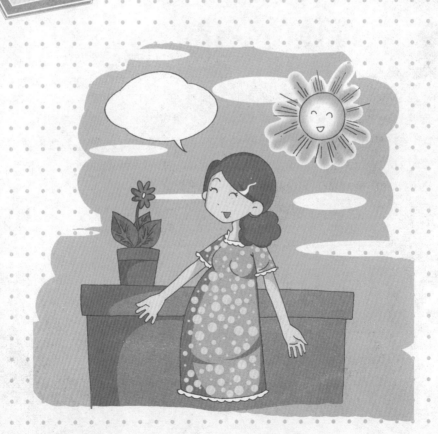

1 胎儿的成长

此时的胎儿重1 000～1 200克，身长35～38厘米。此时，胎儿大脑知觉和运动开始发达，动作能够自控，脸部有表情，听觉反应能力充分，出现记忆、意识萌芽。胎儿骨骼关节以及肌肉继续不断发育生长，心、肝、肾和肺等内脏器官相继发育成熟，并运转有力。从外面看来，皮下脂肪继续增多，皮肤由暗红变为深红，皱纹仍多，全身被毳毛覆盖，头发已长出5厘米左右。眼睑分界清楚可见，眼睛已能睁开。男性睾丸未降，但女性小阴唇、阴核已明显突起。此时的胎动更加频繁，并且动作有力。

2 母体的变化

子宫越来越大，上、下腹部都大起来，子宫底上升到脐上3横指处，高度是21～24厘米，胎儿体重和羊水量的明显增加，使孕妇肚子感到相当沉重。增大的子宫压迫下半身的静脉，下半身出现静脉曲张。子宫压迫骨盆底部，便秘和痔疮的发生常见。下肢承担体重并被子宫压迫回流，使得其出现水肿。另外，孕妇有后背疼痛、抽筋、眼花、头晕、神志昏钝等症状出现。

3 本月注意事项

从妊娠7个月起，孕妇不要做过于沉重和激烈的工作及运动，减少家务劳动，感到身体疲乏时即可休息，每天必须保证充足的睡眠和安静的休息，至少在8小时以上，不要长久地看电视。孕妇心态要稳定，情绪不要大起大落。若孕妇感到有一些不适症状时，应赶快去看医生。

此时，孕妇可以学会腹式呼吸，为胎儿提供充足的氧气，具体做法是全身放松，手放在肚子上，呼吸频率10～12次/每分钟。将气体全部呼出后，用鼻子缓慢吸气，吸气时使肚子鼓起来。吸气足够，1～2次呼吸后，屏气放松全身，然后把嘴缩小，缓慢有力地呼出体内全部气体。应注意吐气的时候要比吸气的时候用力。

此期，由于胎儿大脑开始活跃，胎教的效果将会加强。应继续给胎儿听音乐，此外，抚摸腹部也是很好的方法，当能碰到胎头、背部及四肢时，可进行轻柔的爱抚，同时和胎儿讲讲话。父亲也应参与进来，使一家三口和乐融融。

4 本月应该了解与准备的事

十月怀胎全程指导

在此时期出生的胎儿几乎是发育不良的早产儿，为防万一，住院用品应及早准备齐全。

此外，婴儿床等大型用品，婴儿房或婴儿就寝的地方都应准备妥当。

孕妇分娩后的几星期内，往往需要调养身体，可能没有时间去整理头发，所以可趁这段身体状态不错的时候，前往发廊换一款比较清爽的发型。

5 孕妇下肢水肿的治疗

十月怀胎全程指导

孕妇在妊娠后期，往往会出现下肢水肿的现象，这是因为妊娠期间水钠代谢的改变所致。怀孕后，孕妇体内抗利尿激素、醛固雌激素分泌增加，肾脏肾小管对钠的重吸收作用增强，造成水分及钠盐的体内潴留，从而出现水肿。同时随着子宫的逐渐增大，对血管的压迫亦增强，下肢的血液循环受到影响。所以在妊娠后期，孕妇小腿多会出现水肿，但一般较轻微，不超过膝关节，往往是在白天工作后出

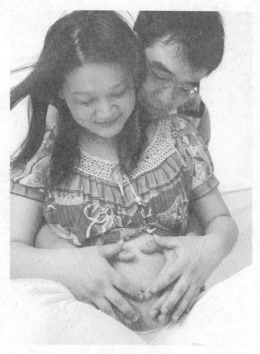

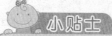

选用中药补品要慎重

　　准妈妈或家人勿擅自滥用过多的健康食品及中草药，若要按照食谱制作一些药膳，最好能先征询中医师的意见。

及相应的检查来鉴别。

　　那么该怎样避免妊娠水肿的发生呢？要注意避免长时间站立性的工作，休息时可将下肢抬高，促使下肢血液通畅；睡觉前用热水泡脚；注意合理的饮食营养；适当参加一些体育活动，锻炼身体，强健体魄。孕妇还应定期去医院检查，及时发现和治疗疾病。

现，休息一晚后第2天即可消失，并且无血压、尿液的异常改变。这种水肿现象是妊娠期间正常的生理现象。

　　但亦有少数孕妇水肿特别严重，经过一夜卧床休息后水肿仍不消失，水肿部位扩大；皮肤肿胀发亮，按之有凹陷；由踝部开始，逐渐向小腿、大腿、腹壁、外阴及全身蔓延，这样的水肿就是不正常现象了，临床上称之为妊娠水肿（轻度妊娠中毒症）。严重者可出现血压增高、蛋白尿现象，甚至出现子痫（俗称"产抽"），孕妇发生抽搐、昏迷，胎儿发生窘迫、死亡等，给母亲及胎儿都带来极大危险。

　　另外，如果是妊娠早期即出现的水肿，则多半考虑是由妊娠合并肾脏疾病、心脏病或肝病等引起，可以通过询问病史

附　消除水肿的饮食

1 方一：冬瓜150克，洗净，切块，放清水中炖熟。每日2次，当菜吃。

2 方二：250克鲤鱼1条，去鳞及内脏，与60克赤豆同放砂锅中用慢火炖煮，待鱼熟豆烂时进服。每日1次，连服3～5日。

3 方三：250克鲤鱼1条，去鳞及内脏，加黑木耳30克、水、油和极少量盐煮熟吃。每隔5日吃1次。

4 方四：冬瓜皮50克，赤豆50克，用水煎服。每日1次。

5 方五：鲤鱼500克，不加盐或加极少量盐煮食。每日1～2次。

孕妇小腿肌肉痉挛的治疗

大多数准妈妈们在怀孕中后期有腿部痉挛的情形，特别容易发生在夜间，一般是腓肠肌（俗称小腿肚）和脚部肌肉发生痛性收缩。中医妇科专家介绍说，抽筋在孕期不适的症状中，并非自然的生理反应，而是一种病态的现象，主要的原因可能是腿部肌肉负担增加，体内钙与磷比例不平衡。怀孕期间走太多路或站得太久，都会令小腿肌肉的活动增多，因而引起腿部痉挛。另外，血液循环不良或寒冷也是引起痉挛的可能原因。平时应注意以下几点：

❶ 睡眠时保持下肢温暖，尤其入睡前，不要直接让小腿吹风，并采用侧卧姿势，可以减轻症状；不要过度疲劳，避免走路太多或站得太久；休息时可平躺将脚部稍微抬高，脚趾向上伸展，可使小腿后部肌肉舒张，可减轻肿胀、不舒服；常按摩痉挛的脚部肌肉使循环增加以利排除代谢物，并可以搭配热敷；晚上洗澡时，双脚泡热水10分钟，效果会更加显著。

❷ 平时多吃含钙丰富的食物，如牛奶、奶制品、排骨、小鱼干，增加维生素的摄取量（尤其是维生素D）。少吃太咸、腌制食物，如：香肠、罐头食品，以免造成水肿。每天喝数杯新鲜橙汁、番石榴汁或番茄汁补充矿物质，这都是预防抽筋的方法。

❸ 发生抽筋的时候，可下床脚跟着地，或平躺时脚跟抵住墙壁；也可以将脚掌向上弯以抽伸小腿。另外，伸直膝盖，并把脚掌向膝盖的方向翘，向上屈曲，小心地以踝部进行绕圈运动，也可减轻症状。如果抽筋情况严重，就一定要请医师诊治。

妊娠期便秘的预防与治疗

孕妇容易出现便秘，可能是由于肠管平滑肌正常张力和肠蠕动减弱，腹壁肌肉收缩功能降低，加上饮食失调，如食物过于精细或偏食，食入的粗纤维过少，或饮水太少，以及运动量减少等因素所造成。到妊娠晚期，增大的子宫和胎儿先露部压迫直肠，也能导致排便困难。患便秘的孕妇，轻者食欲减低，导致肠功能失调；严重者诱发自身中毒，这是因为体内许多代谢产物要从粪便排出，重度便秘时，在肠管内积聚的代谢产物又被吸收而导致中毒。这对孕妇和胎儿都是不利的。

为预防便秘，孕妇可采取以下方法：

1 养成定时大便的良好习惯，不管有没有便意，在晨起、早餐后或晚睡前都应按时去厕所，久而久之就会养成按时大便的习惯。

2 要注意调理好膳食，多吃一些富含纤维素的绿叶蔬菜和水果。

3 适当进行一些轻量活动，促进肠管运动增强，缩短食物通过肠道的时间，以增加排便量。

4 可在每天早晨空腹饮一杯开水或凉开水，这也是刺激肠管蠕动的好方法，有助于排便。

5 蜂蜜有润畅通便的作用，可调水冲服。

如果采取以上方法仍发生便秘者，可以服一些缓泻剂，如中药麻仁滋脾丸、番泻叶冲剂或酚酞（果导）片等，也可在肛门内放入开塞露或甘油栓，使大便润滑后得以排出，但必须注意在医生指导下进行。

孕妇便秘应采用综合的方法治疗，单纯用药的效果往往不能持久，且长期用泻剂可使肠道吸收受到影响。养成良好的定时如厕的习惯，是纠正便秘的重要方法之一。一定注意不要用强泻剂，如硫酸镁、大黄、芒硝等，也不宜灌肠。

小贴士

吃些益智食物

核桃、小米、玉米、花生、芝麻、黑木耳、海菜等，对胎儿大脑的生长发育很有益。

8 孕期可接种的疫苗

预防接种是预防疾病的有效手段，恰当地进行预防接种对孕妇及胎儿都是非常必要的。孕早期接种疫苗时需慎重，只能在有明确接触某种疾病史，且预防接种对母婴无明显影响时才可接种。

🐰 乙型肝炎灭活疫苗 ➤➤

标准的接种方案是孕期接种3次疫苗，可分别于孕2、3、9个月接种。资料表明，在完成免疫接种后，对孕妇的保护率在95%以上，母婴隔断率在85%以上。

🐰 甲型肝炎灭活疫苗 ➤➤

人血或人胎盘丙种球蛋白适用于已经受到或可能受到甲型肝炎感染的孕妇。

🐰 破伤风类毒素 ➤➤

适用于怀孕前从未接种过或近10年未

再接受加强免疫者，接种方案也是在妊娠期进行3次正规的破伤风类毒素接种，时间可分别为孕2、3、9个月。

🐰 狂犬病疫苗 ➤➤

必须接受医生的建议。

🐰 流感病毒疫苗 ➤➤

在流感流行期间，孕妇可接种此疫苗，但应以妊娠中、晚期接种为宜，孕12周前避免接种。流感病毒疫苗主要接种对象是患有慢性疾病的孕妇。

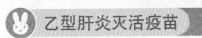

⑨ 孕期不宜接种的疫苗

为了保护孕妇的健康，孕期可以接种疫苗，但不是所有的接种疫苗孕妇都能打。孕妇应该向医生介绍自己的健康情况、过敏史和怀孕情况等，让专科医生决定是否需要接种疫苗。

孕期最好不用活疫苗，因为活疫苗有直接感染胎儿的可能。虽然死疫苗无传染力，但可引起发热、头痛、无力等全身反应，从而诱发子宫收缩，可增加流产、早产的危险。胎盘球蛋白主要用来预防麻疹及传染性肝炎，有时可发生过敏反应，所以也不应作为增加孕妇体质的补药。

孕期不可接种的疫苗：

❶ 麻疹疫苗：孕妇不能打麻疹疫苗，因为麻疹疫苗是活疫苗。如果孕妇从来没有得过麻疹，也未注射过麻疹疫苗，却又接触了麻疹患者，就应马上注射丙种球蛋白。不过，在人的生长过程中，从未患过麻疹，也未注射过麻疹疫苗，这种情况几

乎是没有的。

② 风疹疫苗：也是活疫苗，孕妇也应禁用，只能在育龄期及早注射疫苗。未患过风疹的孕妇如果在妊娠早期接触风疹患者，最好终止妊娠。因为风疹极易引起胎儿畸形，而免疫球蛋白的预防效果又不确定。

③ 水痘、腮腺炎、卡介苗、乙脑和流脑病毒性减毒活疫苗、口服脊髓灰质炎疫苗和百日咳疫苗，孕妇都应忌用。

需要注意的是，有过流产史的孕妇不宜接种疫苗。

10 孕妇能否服用人参

人参属大补元气之品，妇女怀孕后久服或用量过大，就会使气盛阴耗，阴虚则火旺，即"气有余，便是火"。服人参不当，易致阴虚阳亢。大多数人出现兴奋激动，烦躁失眠，咽喉干痛有刺激感和血压升高等不良反应。其发生机制可能与神经、内分泌功能受到扰乱有关。这些不良反应其实就是阴虚火旺的表现。此外，服用人参过多可产生抗利尿作用，易引起水肿。孕妇滥用人参，容易加重妊娠呕吐、水肿和高血压等现象，也可促使阴道出血而导致流产。

从胎儿来看，胎儿对人参的耐受性很低，孕妇服用过量人参有造成死胎的危险。所以孕妇不可滥用人参。

11 妊娠中期要合理补充矿物质

矿物质是构成人体组织和维持正常生理功能的必需元素，如果孕妇缺乏矿物质，将导致贫血，会出现小腿抽搐、容易出汗、惊醒等症状，胎儿先天疾病发病率也会升高。因此，孕妇应注意补充矿物质。

增加铁的摄入： 食物中的铁分为血红蛋白铁和非血红蛋白铁两种。血红蛋白铁主要存在于动物血液、肌肉、肝脏等组织中。植物性食品中的铁为非血红蛋白铁，主要存在于各种粮食、蔬菜、坚果等食物中。

增加钙的摄入： 孕妇在妊娠中期应多食富含钙的食品，如虾皮、牛奶、豆制品和绿叶菜、坚果等。注意不能过多服用钙片及维生素D，否则新生儿易患高钙血症，严重者将影响婴儿的智力。

增加碘的摄入： 孕妇应多食含碘丰富的食物，如海带、紫菜、海蜇、海虾等，以保证胎儿的正常发育。

其他微量元素： 随着胎儿发育的加速和母体的变化，其他微量元素的需要量也相应增加。只要合理调配食物，一般不会影响各种微量元素的摄入。

12 孕妈妈与妊娠纹

十月怀胎全程指导

大约有70%的孕妇在六七个孕月时，随着肚子一天天增大，腹壁上出现一条条花纹。这些花纹弯弯曲曲，两端细，中间宽，一条条平行或相互融合。在妊娠期是粉红色或淡紫色，产后变成白色、有光泽的瘢痕样花纹。这些花纹就是妊娠纹，是皮下弹性纤维支撑日渐增大的子宫发生断裂所致。它们不仅影响美观，也使孕妇腹部弹性差，对子宫复位不利，还易引起腰痛、尿失禁。妊娠纹一经形成，一生都不会消失，给爱美的准妈妈带来了极大烦恼。因此，必须在充分了解妊娠纹的基础上采取强有力的办法，尽量避免和减轻妊娠纹。

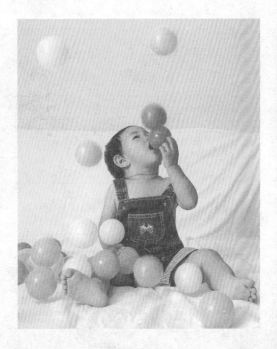

十月怀胎全程指导 13 减轻妊娠斑与妊娠纹的方法

怀孕中期，孕妇脸上会长出一些黄褐色的雀斑（也叫妊娠斑、妊娠褐斑、蝴蝶斑），这些斑通常集中在前额、上颊、鼻头和接近下巴的部位，产后会渐渐消退。

以下是几种减轻妊娠斑的小技巧：

1 防止在阳光下直接照射面部过久。

2 不吃辛辣等刺激性强的食物，少吃动物脂肪。

3 每天早、中、晚至少洗3次脸，用优质天然洁肤品，少用彩妆。

4 保持轻松、愉快、平静的心情。

5 睡眠充足、生活有规律，适当参加文体活动。

以下是几种帮助你在产后减轻妊娠纹的小技巧：

1 经常锻炼，防止赘肉产生。

2 控制体重增加。

3 保持均衡的饮食习惯，多摄取富含维生素C与蛋白质的营养品。

4 在产后的3个月里，持续对产生妊娠纹的皮肤施以按摩。

十月怀胎全程指导 14 长青春痘应注意什么

怀孕时，受激素的影响，皮肤的皮脂腺分泌量会增加，这是一种正常的生理现象。大多数孕妇只会觉得脸变油，鼻子变大。但在少数孕妇的脸上，甚至前胸、后背，却会因为毛孔阻塞、细菌增生而产生恼人的青春痘，下面为长痘痘的准妈妈，提出几点建议：

1 保持脸部及全身的清洁。选择适合自己肤质的洗面奶，洗脸时，轻轻按摩患处，以利毛孔畅通。

❷ 注意饮食，多吃蔬菜、水果，少吃油炸、高热量及辛辣食物。怀孕当中，青春痘长得厉害的孕妇，坐月子时不要吃油腻的食物。

❸ 不当的外用品会引发青春痘，或是让青春痘更加恶化。常可见到准妈妈们为了掩饰脸上的青春痘，擦了好厚好厚的粉底，一层又一层的遮瑕膏。其实，这么做只会让毛孔阻塞更严重，而对青春痘没半点好处。

❹ 保持心情愉快、睡眠充足。越紧张，越烦恼，青春痘长得越多。

❺ 不要用手挤捏青春痘，以免手上的细菌造成二次感染。

❻ 把你目前使用的药品、保养品和化妆品带给皮肤科医生过目，让医生判断是否和青春痘有关。

配合医生的建议按时治疗，才能得到适当的控制。

十月怀胎全程指导

15 妻子怀孕后为何脾气暴躁了

妻子怀孕后爱发脾气的现象很常见。随着怀孕的好消息到来，夫妻俩往往都很激动，并且怀着幸福的憧憬。可好景不长，一向活泼开朗的妻子变得郁郁寡欢，愁眉不展，常常因为生活中的小事大动肝火，脾气暴躁。

孕期焦虑是一种心理变化，即将成为母亲的妻子心情都比较复杂。孕妇身心将经历重大变化，会考虑宝宝是什么样，自己是否会变得很胖，如何扮演母亲角色，住房、婆媳关系、经济压力、工作安排等问题经常会困扰着她们。有些孕妇脾气变坏也有疾病的原因。轻微的如妊娠反应，60%~80%的孕妇会有不同程度的肠胃不适，有的还会持续整个孕程。

因此丈夫应该关心、体谅妻子，不要和妻子争执，平时要多和妻子沟通交流，许多问题要谈出来，达成一致意见，乐观地共同面对。情形严重的，可请求心理咨询师和精神科医生的帮助。

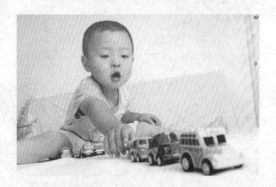

16 丈夫在孕期的责任

现在职业妇女在不断增加，妻子同丈夫享有同样的社会地位和社会职责，育儿已成为夫妇共同的事业。

当胎儿在妻子的腹中孕育生长的时候，当妻子的行动越来越不方便的时候，也正是丈夫大显身手的时候。妻子需要丈夫的爱，胎儿需要在父母的浓浓爱意中健康成长，丈夫也会在为人父中感受到无与伦比的人间亲情和快乐，并在这个过程中逐渐成熟，付出与收获同步。

丈夫在孕期的责任具体来说就是：在新婚期，丈夫应知道此时新的家庭刚刚建立，需要做很多事，也需要互相适应，不宜马上要孩子。丈夫应与妻子商量，计划短期避孕，主动使用避孕套或采用其他方法。

35岁以后怀孕会增加母亲和婴儿的危险，多次怀孕不利于妻子的健康，若妻子做了人工流产，至少应间隔6个月以后再怀孕。

夫妇一方患有生殖道感染，双方都应到医院检查、治疗，治愈后方可怀孕；患有严重疾病，如肝炎活动期、严重心脏病、肾病、高血压、糖尿病，要积极采取措施避免怀孕。

另外，烟草、药物、X线、酒精对妊娠会造成危害，甚至会影响后代的智商，受孕前夫妇双方要避免接触，特别是丈夫要戒烟、戒酒。

在决定要孩子前，夫妇双方还要注意身体，保持良好的健康状况，多吃富含营养的食物，适当锻炼等。丈夫应加倍关心、体贴妻子，要多注意夫妻双方感情的协调。

小贴士　保持快乐的情绪

不具有快乐性格的准妈妈，要加强心理调整。要想到孕育是一件幸福的事，要想想拥抱新生宝贝时的快乐！即使再不开心，也要想想为了肚子里的宝宝，你也不该有坏情绪。可以采用一些行之有效的方法来进行自我情绪调节，如听听美妙的轻音乐，去游泳，或到风景优美的地方去……总之，只要你愿意，都可以找到让自己高兴的事情。另外，准爸爸也要注意，引导妻子学会自我放松和自我平衡。同时，准爸爸要多动脑筋，丰富妻子的业余生活，这对帮助准妈妈摆脱坏情绪也很有好处。

双亲与子女的血型

血型是有遗传基础的，依照血型遗传规律，知道父母血型，便可推算出子女可能的血型，详见下表：

父母和子女之间血型遗传关系表		
父母血型	子女可能血型	子女不可能血型
A×A	A、O	B、AB
A×O	A、O	B、AB
A×B	A、B、AB、O	
A×AB	A、B、AB	O
B×B	B、O	A、AB
B×O	B、O	A、AB
B×AB	A、B、AB	O
AB×O	A、B	AB、O
AB×AB	A、B、AB	O
O×O	O	A、B、AB

什么是母儿血型不合

母儿血型不合主要有两种

ABO血型不合：如果母亲血型为O型，父亲是A型、B型或AB型，胎儿血型与母亲相同，胎儿平安无事；但如果胎儿血型与父亲相同，母体就可能产生对抗胎儿血细胞的抗体，并经胎盘进入胎儿体内，导致胎儿红细胞破坏，产生溶血。常见于母亲是O型血，父亲为A型、B型或AB型血，可以在第一胎就发病，随着妊娠次数的增加，病情会

233

加重。但并不是所有O型血的母亲都发生此病，这取决于母亲体内抗体的多少。

Rh血型不合：如果母体血型为Rh阴性，胎儿血型为Rh阳性，带有Rh阳性抗原的红细胞会通过胎盘进入母体血液，产生相应的血型抗体，此抗体又经过胎盘进入胎儿血液循环，作用于胎儿红细胞，从而导致溶血。

19 母儿血型不合的孕妇能正常生育吗

既往分娩有过死胎、死产或其新生儿有溶血病史的孕妇，如再次妊娠仍可能产生母儿血型不合性溶血。这类孕妇要及早检查，如怀疑母儿血型不合，要立即采取预防措施。医生要详细询问既往病史，测定夫妇双方的血型和Rh因子。如果孕妇血型为O型，丈夫为A型、B型或AB型，则胎儿有可能发生ABO型的血型不合症；如果夫妇一方为Rh阳性，另一方为Rh阴性，则可能发生Rh型血型不合症。可在妊娠期采取下列措施：

按医嘱服中药：黄疸茵陈冲剂以及一些活血化瘀理气的药物可以对血中免疫抗体的产生起到抑制作用。

提高胎儿抵抗力：在妊娠24、30、33周各进行10天左右的综合治疗，每日静脉注射25%葡萄糖40毫升，加维生素C 1 000毫克。同时口服维生素E 30毫克，每日3次。间断吸氧，每日3次，每次20分钟。

在适当时机终止妊娠：妊娠越近足月，产生的抗体就越多，对胎儿的影响越大。因此，在妊娠36周左右就可酌情终止妊娠。

20 母儿血型不合会造成什么后果

母儿血型不合会造成新生儿溶血症，主要是由于母亲为O型血，子女为A型或B型血的缘故。在正常情况下，母体与胎儿的血液被胎盘中的一层膜隔开，通过这层膜进行物质交换，保证胎儿的营养和代谢物质的出入，母体和胎儿的血液并不是相通的。

如果由于某种原因，胎盘的天然屏障遭到破坏，胎儿有少量的血液流入母体，这就等于胎儿给母亲输血。由于母儿血型不一样，胎儿的血会刺激母体产生抗体。母体产生的这种抗体会通过胎盘带给胎儿，进而与胎儿红细胞发生作用，尤其有较多的抗体进入胎儿体内时，便会破坏红细胞，这就可造成新生儿溶血症，也就是ABO溶血症。除了ABO溶血症外，还可发生其他血型系统的溶血症，但在中国以ABO溶血症最为常见。新生儿溶血症，轻者表现为黄疸、贫血和水肿等，重者发生胆红素脑病，使脑神经核受损，出现抽风、智力障碍等症状，更为严重者，胎儿会在母体内死亡。

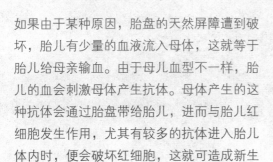

十月怀胎全程指导

21 母儿血型不合的处理措施

血型不合中主要有ABO血型不合或Rh血型不合。

一般来讲，ABO血型不合第一胎一般不会有问题，这些血型相配的机会很多，但发生溶血的不多，而且病情不很严重，孕期没有有价值的预测试验，只有分娩后观察小儿黄疸的发生，因此不必过度紧张。

RH血型不合的第一胎一般不会有问题，因为抗体形成量极少，不足以产生溶血。但胎次越多或人工流产次数越多，或接受过输血(曾输入的血型是Rh阳性)的Rh阴性血型孕妇，就会产生更多的抗Rh阳性血型的抗体，再怀有Rh阳性胎儿时，就会损伤胎儿的红细胞，使胎儿贫血，严重的胎儿宫内水肿，甚至胎死宫内，有些小儿生后虽然成活，但遗留严重的智力问题。

如果孕妇已知自己是Rh阴性血型，那么在妊娠期就要严密监测血液中抗体的浓度变化，可用中西药治疗或血浆置换疗法减轻溶血的程度，到条件、设备先进的医院分娩，选择时机进行剖宫产术，以使小儿能顺利出生。有些小儿生后需换血治疗，这对小儿今后的成长、发育不会产生不良影响。有输血史或多次流产史的妇女，最好在孕早期检查自己的Rh血型，以便尽早发现问题。

十月怀胎全程指导

22 孕期为何要检查血型

为输血做准备

应为分娩时有可能出血的产妇提早验好血型，备好血液，如果不能及时输血，延误抢救时机，大出血的产妇就会有生命危险。

预防新生儿溶血症

如果发生ABO或Rh血型不合，导致红细胞破坏过多，胎儿或新生儿就会出现黄疸、贫血等症状，即新生儿溶血症。重者可在24小时内出现胆红素脑病，并能损害脑组织，引起核黄疸、脑瘫，造成终身残疾，或因心力衰竭而死亡。

血型为O型或有新生儿溶血史的孕妇，都应在分娩前尽早测定血清血型抗体的浓度。浓度较高者应进行治疗，减少或中和抗体，以预防新生儿溶血或减轻溶血程度。

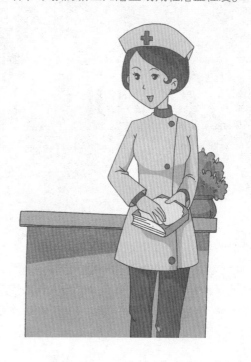

十月怀胎全程指导

23 孕妇不宜盲目保胎

妊娠早期流产特别是妊娠8周内的流产中，有80%是胚胎发育不正常引起，而人体生殖功能对于发育不正常的胚胎，又具有一种自然排斥反应，因而出现流产，即使少数异常胚胎得以在母体内继续存活下去其发育也将很不顺利，常常不是发生死胎就是生

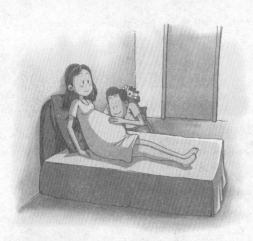

出畸形胎儿或有染色体病的后代。相反，发育正常的胚胎则不容易引起流产。

因此，当孕妇出现阴道流血、腹痛等流产先兆时，应及时到医院检查，弄清流产发生的原因，不应盲目"保胎"。一些原因不明的自发性流产，是人类自身的一种重要的自然生殖选择、优胜劣汰的自我保护。

24 前置胎盘的处理

十月怀胎全程指导

由于各种原因造成孕卵着床位于子宫内偏下方，靠近子宫口的地方，随着子宫的发育，胎盘的全部或部分覆盖于子宫口或子宫下段，胎盘与子宫壁间发生错位时，引起孕期阴道出血。孕中、晚期通过B超检查可了解胎盘的位置，做出诊断。目前临床上常见的前置胎盘发生于多次人工流产后。

如果在孕20～25周发现胎盘位置低于正常，造成孕末期产前出血的比例是3%，如果在孕25～30周发现，造成孕末期产前出血的比例是5%，如果孕30～35周发现，那么出血的危险就增加到24%左右。

无痛性子宫出血的病人可以没有任何感觉或只有轻微腹痛，有的孕妇清晨醒来，发现自己躺在血泊中。出血量可以很大，引起休克，甚至危及孕妇和胎儿生命。

发生这种情况要及时送往医院，也许需要马上行剖宫产结束分娩，轻症者也要

在医生严密监护下继续妊娠，能否阴道分娩要看前置胎盘的类型和出血情况而定。

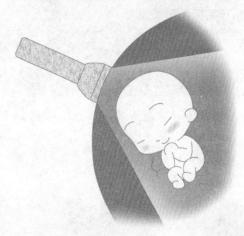

25 教您几套孕妇操

做孕妇体操的好处很多，能够防止由于增加体重和重心变化引起的腰腿疼痛；能够松弛腰部和骨盆肌肉，为分娩时胎儿顺利通过产道做好准备；还可以增强自信心，在分娩时能够镇定自若地配合医生，使胎儿平安降生。

做操时动作要轻，要柔和，运动量以不感疲劳为宜。每日都应坚持，如果出现流产先兆时，应询问医生后再决定是否坚持。做操之前应先排尽大小便。

🐰 脚部运动 ➤➤

从在椅子上或床边，腿与地面呈垂直状，两脚并拢平放地面上。

❶ 脚尖使劲向上翘，待呼吸一次后，再恢复原状。

❷ 将一条腿放在另一条腿上。上面腿的脚尖慢慢地上下活动，然后换腿进行。

❸ 通过脚尖和距小腿关节的活动，增强血液循环和脚部肌肉，防止脚部疲劳。每次做3~5分钟。

🐰 盘脚坐 ➤➤

❶ 在床上坐好，盘好双脚。挺直背部，正视前方，两手放在膝盖上。

❷ 每呼吸一次，用双手下压膝盖至床面，反复进行。

这项运动可以松弛关节，伸展骨盆肌

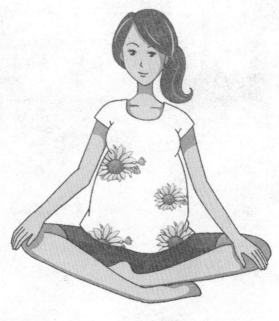

肉，使婴儿在分娩时顺利通过产道。每次可做5分钟左右。

🐰 扭动骨盆运动 ➤➤

❶ 仰卧在床，两腿与床成45度，双膝并拢。

❷ 双膝并拢带动大小腿左右摆动。

摆动时两膝好像在画一个椭圆形，要缓慢地，有节奏地运动。双肩和脚底要紧贴床面。

❸ 左腿伸直，右腿保持原状，右腿的膝盖慢慢向左倾倒。

❹ 右腿膝盖从侧面恢复原位后，再向左侧倾倒，此后两腿交替进行。

这项运动可使骨盆关节和腰部的肌肉保持柔软，减少疼痛，每个动作各做10次。

🐰 振动骨盆运动 〉〉

❶ 仰卧在床，后背紧贴床面，两腿与床成45度，脚心和手心放在床上。

❷ 腹部向上挺起，腰部呈拱状，默数10下左右，再恢复原来的体位。做10次。

❸ 呈趴卧体位双膝和双手贴床，将头伏在双臂之中，后背双臂呈流线型。

❹ 抬头，上体向前方慢慢移动，腰部、臀部同时前移。每呼吸一次做一次，可做10次。

这项运动可以松弛骨盆和腰部关节，还可以使产道出口肌肉柔软，并增强下腹部肌肉力量。

做孕妇体操的时间宜选择在早晨起床后和晚上临睡觉前，同时注意不要受凉。

习惯后，早、晚各做10次。

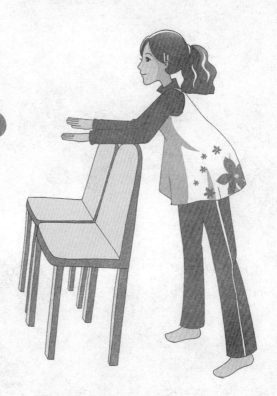

十月怀胎全程指导
26 甲亢患者孕期注意事项

甲状腺功能亢进，简称甲亢，是一种常见的内分泌疾病，尤以20～40岁女性多见。妇女在妊娠期甲亢的发病率更高。因此，孕妇如果发现自己有心慌心跳、烦躁易怒、怕热易出汗、食量增大等情况，应请医生详细检查，如果诊断为甲亢，要及时治疗。

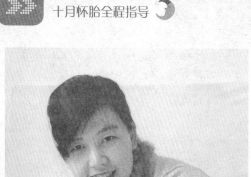

孕前患有甲亢的孕妇，在妊娠期病情可以减轻，但在流产或分娩后，病情有可能突然加重，甚至发生甲亢危象，这是必须严密注意的。

患有甲亢的孕妇，在妊娠期要注意增加营养，注意休息，同时在医生指导下进行合理治疗，一般不采取手术及同位素治疗。在预产期前，应住院待产。

合理适量用药，对孕妇及胎儿没有太大的影响。但如果用药不当，则会产生严重后果。抗甲状腺药物可使胎儿发生先天性呆小症，因此，孕妇一定要在有经验的医生指导下用药。产后服药的母亲不要用母乳喂养婴儿，应采用人工喂养。

十月怀胎全程指导
27 本月推荐食谱

🥕 鸭肉粥

原料：雄鸭子一只（约750克），糯米适量，葱白3段。

制作：

鸭子洗净，收拾后，切细煮至极烂，再加米、葱煮粥，或用鸭汤煮汤。

特点

利水消肿，对孕晚期水肿有利。

🥕 鱼香茄丝

原料：茄子500克，酱油15毫升，醋10毫升，白糖10克，淀粉3克，料酒5毫升，葱5克，姜3克，蒜3克，豆瓣酱4克，油50毫升，味精1克。

制作：

❶ 茄子切成长5厘米，宽0.5厘米，厚0.5厘米的粗丝。葱、姜和蒜切成末。

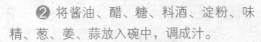
❷ 将酱油、醋、糖、料酒、淀粉、味精、葱、姜、蒜放入碗中，调成汁。

❸ 锅内放油，烧热后加入茄丝、豆瓣酱，不停地炒，待茄丝变软成熟后，放入汁，迅速翻炒，使汁均匀挂在茄丝上即可。

 特点

咸，甜，微酸，色泽金红，具有烧鱼香味。

🥕 肉末烧胡萝卜

原料：胡萝卜200克，肉馅50克，酱油5毫升，料酒1.5毫升，醋0.5毫升，味精1.5克，葱和姜各1克，淀粉2克，油30毫升。

制作：

❶ 将胡萝卜切成2.5厘米长，1厘米宽，1厘米厚的条。

❷ 葱和姜切成末。炒锅加油20毫升，烧热后放入胡萝卜，用武火炒，当胡萝卜变色后放入盘中。

❸ 炒锅加油10毫升，烧热后放入肉馅炒，并加入葱、姜、酱油、料酒、醋、盐、味精，放水60毫升，待开锅后，放入胡萝卜，转文火烧10分钟，使胡萝卜入味，然后用淀粉勾芡即可。

特点

口味咸香，略带甜味，色泽金红。

🥕 肥肠熘白菜

原料：肥肠100克，白菜200克，精盐、花椒水、葱、姜、味精、鸡汤、油和淀粉适量。

制作：

❶ 白菜去老帮，切成两半，放入沸中烫一下，捞出来凉凉。

❷ 将白菜切成长13厘米，宽1厘米的条，整齐码在盘中，再把熟肥肠节斜刀摆在白菜上面。

❸ 锅内放油烧热，用葱姜炝锅，添

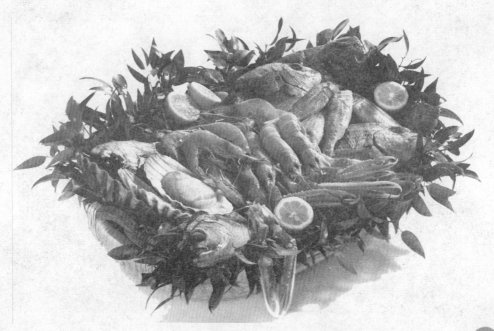

汤加精盐、花椒水、味精，烧沸后取出葱姜，把白菜和肥肠投入锅内盖严，移到文火煨几分钟，再改成中火，勾芡淋上香油即可。

特点

通利肠胃，消食下气。适合妊娠晚期。

 百合红枣汤

原料：百合15克，大枣10克，冰糖15克，淀粉适量。

制作：

❶ 百合和大枣用温水泡发，洗净备用。

❷ 锅内放清水，将百合、大枣和冰糖放入，煮沸后改文火再煮15分钟，再用淀粉勾芡。

特点

润肺补血，孕期服用效果好。

 炒黄花猪腰

原料：猪腰500克，黄花菜50克。盐、糖、淀粉、植物油、姜、葱各适量。

制作：

❶ 将猪腰剖开，去筋去膜，洗净，切成块；黄花菜用温水泡发，切成寸段；葱洗净切成葱花；姜洗净切丝备用。

❷ 锅中放入植物油烧热，再放入葱花、姜丝炒出香味，放入猪腰块爆炒。

❸ 猪腰将熟时，加黄花菜、盐、糖煸炒，将淀粉加适量水勾芡，汤汁透明时即可。

特点

佐餐食之，可以补肾强腰，同时还有益脾之功。

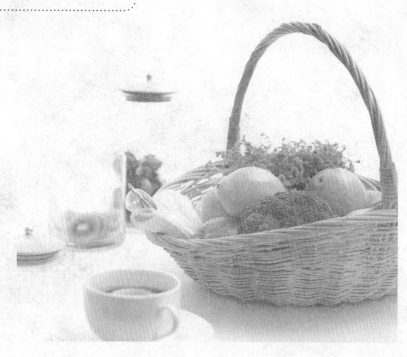

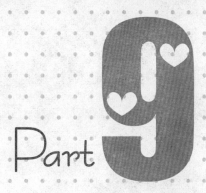

Part

第八个月(29~32周)：
巩固前面的成果

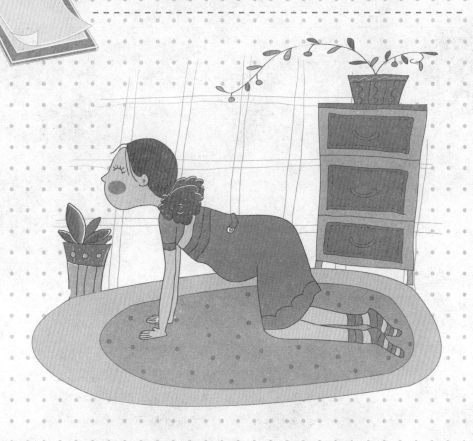

1 胎儿的成长

此时的胎儿体重可达到1 500～1 700克，身长为40～44厘米。胎儿大脑皮质功能继续发育和活跃。胎儿的味觉、嗅觉和视觉已具功能。肺、肾、胃等重要器官发育完成，但器官功能都还较差。从外表看，胎儿胎脂继续蓄积，皮肤皱纹仍多，面部如小老头。这时胎儿已有一定生存能力，如果早产，在良好的护理下可以存活。

羊水量从此期起，不再迅速增加了。胎儿身体紧靠子宫，位置固定。这时，母亲腹壁和子宫很薄，胎儿多听母亲的声音，出生后可很快辨认。

2 母体的变化

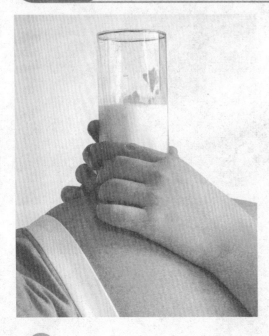

此时子宫向前挺得更加明显，子宫底的高度已经上升到25～27厘米，位置上升到达脐水平与膈肌的中间，孕妇挺着大肚子，身体笨重，活动不便，甚至走路都困难。增大的子宫向下压迫肠及膀胱，向上压迫胃，孕妇此时又会出现厌食、尿频、便秘和胃灼热感等症状。此时孕妇易患肾盂肾炎及妊高征等疾病。到这一时期，孕妇的面部有妊娠斑，腹部妊娠线也越来越明显，有的孕妇的耳朵、额头、嘴周围也会出现斑点。妈妈这时会觉得肚子偶尔会一阵阵地发硬发紧，这是假宫缩，是这个阶段的正常现象，但一旦发生不规则宫缩应立即停下来休息，严重时要尽早去医院诊治。

3 本月注意事项

此时孕妇身体沉重，行动不便，容易疲劳，所以孕妇应多休息。孕妇重心不稳，视线受阻，行走时宜慢，要稳，谨防摔倒、绊倒。由于此期容易出现妊娠高血压综合征，孕妇应减少盐摄入，要保证足够的睡眠，母亲有充足的睡眠能促进胎儿的成长。另外，做好分娩的准备，包括经济、物质、环境和精神等多方面的准备，学习哺育、抚养婴儿的知识；保证营养和休息，储存体力。做好家庭自我监护，预防早产和其他异常情况，积极对胎儿进行胎教。

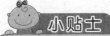

不要吃太多的主食

孕晚期的准妈妈糖类不要过多摄入，也就是不要吃太多主食，以免胎儿过大，影响分娩。可以多吃一些优质蛋白质，比如鱼、虾类的食物。另外，要吃新鲜的蔬菜和水果。

4 本月应该了解与准备的事

开始准备分娩，练习分娩时的呼吸法，按摩、压迫法等分娩的辅助动作。孕8月非常容易出现早产，应该避免过度疲劳和强烈刺激，并且不要使腹部受压。这时出生的新生儿，可在保温箱内喂养，由医院特殊护理。这类早产儿的死亡率达1/3。而且，为数不少的早产儿其身体发育，就是到了入学年龄也达不到正常儿童的标准。

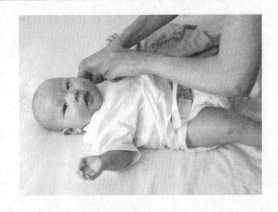

5 孕晚期性生活注意事项

怀胎8个月的孕妇易感到腰痛、身体懒得动弹、性欲减退。比怀孕中期要减少性交次数，性交时间也要缩短。这个时期，最好采用丈夫从背后抱住孕妇的后侧位。这样不会压迫腹部，也可使孕妇的运动量减少。

子宫在怀孕中期以后容易收缩，因此要避免给予机械性的强刺激。

到怀孕10个月时，要停止性交。离分娩还有4周的这个时期，是最重要的时期。性交造成早产的可能性极高，因为子宫口容易张开，还很容易引起细菌感染。

对于丈夫来说，是应该忍耐的时期，只限于温柔的拥抱和亲吻，禁止具有强烈刺激的行为。为很好地进行怀孕期的性生活，双方都必须体谅对方的心情。

6 孕期常见误区

🌲 产前检查没用

很多孕妇忽视常规产前检查，对孕期出现的非正常症状不够重视，拖延了病情。有些疾病，如妊娠高血压综合征等，通过认真的产前检查和自我监护是完全可以做到早发现、早治疗的，所以产前检查非常重要。

🌲 怀孕不能吃药

有的孕妇患感冒、发热、腹泻等疾病时，坚持认为怀孕期间不能吃药，强忍硬扛。事实上，有病就得吃药，但吃药前要咨询医生，医生可以根据用药的种类与性质、胚胎发育的状况、药物用量多少以及疗程的长短等来综合分析，供孕妇及家属参考。

🌲 孕妇饮食要清淡

有些孕妇在孕期不吃荤菜，只吃小米粥和鸡蛋，饮食过于清淡，影响消化功能。其实，孕妇每天除应保证摄入足量的蛋白质及各种维生素以外，也应摄取铁、铜、碘、锰、钙、镁等微量元素。

🌲 剖宫产好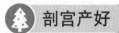

不少孕妇心理上过分依赖剖宫产。其实，自然分娩是一种生理现象，创伤小，较安全，而且产后能很快恢复健康，对体形恢复有益；自然分娩时，婴儿的大脑受到挤压，今后的智力发育会更好。

十月怀胎全程指导

7 什么是早产

因种种原因胎儿在28~37周出生，也就是说胎儿在母体内少于259天出生者，称为早产。早产儿虽然有生存能力，但是因为其器官发育尚不完善，同充满活力的足月儿相比，存在很多致命弱点，如肺部功能、吞咽功能和抵抗力都很差。虽然目前随着技术的发展，能够提高早产儿的生存能力，使很多早产儿得以幸存，但生存质量大打折扣，很多留有智力障碍或神经系统的后遗症。一个母亲养活一个早产儿要比其他母亲付出更大辛苦，在喂养、护理和预防疾病等方面的困难更多。

十月怀胎全程指导

8 引起早产的原因

迄今为止，早产原因也不够清楚，但一些情况容易引发早产已经明确，其中有很多因素是可以避免的，所以孕妇要加以注意。下列情况容易导致早产：

1 孕妇现有慢性疾病如肝炎、肾炎、贫血、心脏病、甲状腺功能亢进、糖尿病和尿路感染等。

2 双子宫、双角子宫、子宫纵隔等子宫畸形。

3 妊娠高血压综合征、胎盘早剥、前置胎盘等妊娠并发症。

4 有吸烟、酗酒习惯的孕妇。

5 过去曾有流产、早产史者。

6 年龄小于18岁或大于40岁；体重小于45千克；身高小于150厘米者。

7 双胎、羊水过多、胎位不正、宫内感染等胎儿和胎盘因素。

8 孕妇承担繁重的家务、过度疲劳、精神刺激等。

十月怀胎全程指导

9 怎样预防早产

一般来讲，对于分娩已经发动的早产是没有办法阻止的。对早产应从预防着手，对可能引起早产的因素都应充分重视，并予以纠正。

纠正一般情况

研究资料表明，孕妇的营养状况与早产的发生有一定联系，故孕期应注意增加营养。另外，妇女应避免年龄过小或过大时怀孕。

防止精神创伤

突然发生的精神创伤可以引发早产，所以孕期应注意身心平稳健康，如果遇到特殊情况，要注意给予孕妇精神安慰。

卧床休息

双胎、羊水过多等高危早产者，在孕晚期应多卧床休息，且以左侧卧位为宜，这样可以有效改善子宫——胎盘血流量，防止或减少子宫收缩。

戒烟

吸烟时吸入一氧化碳和尼古丁。一氧化碳与氧气争夺红细胞中的血红蛋白，使氧与血红蛋白结合减少；尼古丁可使血管收缩。两者均可导致早产，所以孕妇应戒烟。值得注意的是，很多孕妇自己不吸烟，但处于吸烟环境中，加上室内空气不流通，跟自己吸烟并无两样。

防止感染

重度阴道炎和宫颈炎症者可以感染胎膜，发生胎膜早破而出现早产，应加以治疗。

禁止性交

性交可发生胎膜早破及羊膜腔感染；

此外，精液中的前列腺素和性交动作会促进子宫收缩，所以妊娠晚期应该禁止性交。

宫颈松弛应手术矫治

有流产和早产史的孕妇应定期检查子宫颈，如果已经确定宫颈功能不全或内口松弛者，应行手术治疗，手术时间一般选择在妊娠12~20周。

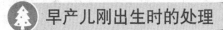

10 应对早产儿的措施

早产儿刚出生时的处理

体位：为防新生儿的血液向胎盘逆流，娩出后，使其躯体低于胎盘水平；为促使咽喉部的黏液、血液和羊水排出，先使新生儿面朝下或取头偏向一侧的仰卧位，用盐水纱布轻轻挤捏鼻腔及揩拭口腔。

清理呼吸道：在第一次呼吸前，清除呼吸道内的黏液、血液和羊水至关重要。使新生儿的头部仰伸，用电动负压或口衔导管吸净咽喉黏液，而后轻击足底，刺激啼哭。早产儿对子宫外生活环境的适应能力随胎龄及出生体重而异。如出生前胎盘功能良好，出生时多数能适应新环境而在娩出后1~2分钟内开始自然呼吸。若出生时体重过低（少于2 000克），则其延髓中的呼吸中枢对物理和化学刺激反应性弱。此外，早产儿在娩出过程中脑部易受损伤，而发育不成熟、缺氧、颅内出血等均为呼吸中枢反应性迟钝的诱因；胸廓

肌肉薄弱，又不能充分维持呼吸运动，以致出生后出现肺泡扩张不全，呈肺不张状态，往往发生呼吸障碍。呈苍白窒息者，应迅速插入气管插管，吸出气管内液后，输氧、加压呼吸。出生后肺呼吸的转换越迟，以后遗留永久性中枢神经系统障碍的可能性越大。

断脐：在清理呼吸道、复苏的同时，立即断脐，以减少高胆红素血症的发生而增加肝脏负担。

保温：断脐后迅速擦干全身，但不必擦去皮肤表面可起保温作用的胎脂，以暖干布包裹身体避免散热过多。

早产儿出生后的养护

保暖：室温保持在24~26℃，相对湿度55%~65%。体重越轻，周围环境温度应越接近早产儿体温。体重低于2 000克的早产儿，应置于暖箱内。体重为1 501~2

000克者，暖箱温度为30~32℃；体重为1 001~1 500克者，暖箱温度为32~34℃。

日常护理： 除每日一次在固定时间（哺乳前）测一次体重外，喂奶、测体温、更换衣服与尿布等一切护理工作均在暖箱中完成。避免不必要的检查及移动。初起每2小时测腋下体温一次，于体温恒定后，每4~6小时测体温一次。体温应保持在皮温36~37℃，肛温36.5~37.5℃。

供氧： 仅在发生青紫及呼吸困难时给予吸氧，且不宜长期使用。氧浓度以30%~40%为宜，浓度过高、吸氧时间过长，易引起眼晶状体后纤维组织增生，导致视力障碍。

喂养： 出生后30分钟开始母乳喂养。体重过低或一般情况弱者，适当推迟喂奶，给予静脉补液。吮吸力差者，以胃管喂养。早产儿对热量及水分的需要量有较大个体差异。多数在出生后1周内，热能可按每日502.32千焦/千克（120千卡/千克）计算，水分按每日60~80毫升/千克计算供应。

预防感染： 加强早产儿室内日常清洁消毒，严格执行隔离制度。早产儿如有感染，及时治疗。

11 孕期腹痛的鉴别

腹痛分别发生在前期和后期，前期腹痛如果不是便秘、下痢等肠道系统的异常，首先要怀疑的是流产开始。如果有出血现象，必是流产无疑。

流产腹痛的特征，与临产开始时出现的周期性的反复性阵痛一样，从下腹部中央漫延到腰间，并可触及紧缩的子宫。

妊娠初期腹痛，很有可能是宫外孕。典型的症状是闭经、阴道流血、腹部有突发性偏侧疼痛、肛门下坠感等。这些都是危险症状。

妊娠第13~16周时，下腹疼痛，腹部鼓胀，小便不畅。这些症状可能是后屈妊娠子宫压迫尿道出口，引起尿潴留。治疗方法是先要解决排尿问题，然后纠正子宫位置。如果患卵巢囊肿、子宫蒂性浆膜下肌瘤，也会引起蒂部扭转或发生感染。这时也会表现为剧痛。

妊娠后半期腹痛，一般都是临产开始或是早产，也可能是胎盘早期剥离或子宫破裂。

十月怀胎全程指导 12 妊娠瘙痒症

　　有的孕妇怀孕后出现皮肤瘙痒，当痒得难以忍受时，常常用力抓挠，全身皮肤留下明显抓痕，甚至抓破结痂，医学上称此病为妊娠瘙痒症。

　　瘙痒是由妊娠带来的，这样的孕妇常有家族史，而且每次怀孕都会出现这种情况。孕妇除瘙痒外，有时皮肤会发黄，实验室检查血清氨基转移酶增高（一般小于300单位），血清胆红素增加[一般小于103微摩/升（6毫克/分升）]。孕妇除了上述症状外，精神状态良好，无恶心、呕吐、肝区疼痛、厌油腻等肝炎症状。到医院检查很容易明确诊断，并不影响继续妊娠，在分娩后1~2周便自行消除。

　　妊娠瘙痒症的发生原因主要是妊娠造成机体内分泌改变，孕激素增加，导致肝内胆汁淤积，胆盐刺激皮肤感觉神经末梢所致。那么，如何预防或缓解妊娠瘙痒呢？

　　首先，家族中有类似病史的妇女怀孕后饮食要清淡，不吃辛辣刺激食物，内衣裤以蚕丝类衣料为好。研究人员发现：蚕丝类内衣裤可以有效防止妊娠瘙痒。其次，应防止皮肤干燥，尤其秋冬季节要做好皮肤保湿。室内空气不可太干燥，否则容易诱发或加重瘙痒感。最后，出现皮肤瘙痒时，尽量使用外用药，口服药对胎儿有不良影响。如果外用药效果不好，瘙痒实在难忍时，应在医生指导下，选择不良反应小、无明确致畸作用的药物，如苯海拉明、氯苯那敏（扑尔敏）等，不可自行决定服药，且服药时间和剂量要严格遵照医嘱。

十月怀胎全程指导 13 妊娠高血压综合征

　　妊娠高血压综合征，简称妊高征。过去称为妊娠中毒症，是妊娠期一种危险的并发症，严重的妊娠高血压综合征可发生抽搐，称为子痫，可发生在产前、产时和产后。妊娠高血压综合征的发生率大约是10%，重症占2%~3%；其中70%是初产妇，年龄偏大、体重偏胖者多发。

　　其主要症状是：下肢或全身水肿、血

压增高、尿化验发现蛋白。严重时抽搐、昏迷，甚至导致死亡，是目前孕产妇死亡的主要原因之一。

妊高征的病因不清，严重的妊高征与缺乏定期检查有关，使她们失去了早期发现轻微异常的机会，而没得到积极适当的治疗。

孕妇要警惕的主要症状是：

🌲 严重的水肿 >>

眼睑、手的水肿，如果是突然发生的更需引起重视。正常的孕妇在孕晚期，有时也有小腿及足踝水肿，但休息、抬高下肢以后可以减轻，不必紧张。体重增长过快，孕末期每周体重增加超过0.5千克，很可能有隐性水肿，要警惕。

🌲 妊娠晚期的剧烈头疼 >>

通常是前额、眼眶疼痛，有的人视物不清、眼前冒金星，伴有明显的水肿不能睁眼。这往往是血压异常增高的征象。

如果检查发现有妊娠高血压综合征，就要休息，按医生要求缩短产前检查的间隔。如果发生上述两种较严重的情况，就要到医院去检查、治疗。

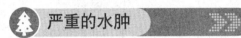

14 妊娠晚期居家注意事项

进入怀孕晚期，为了减轻身体不适或预防发生意外情况，准妈妈应注意：

❶ **卧床休息**：采取左侧卧位，可减轻子宫对下腔静脉的压迫，使右旋的子宫复位，增加胎儿的供血量。

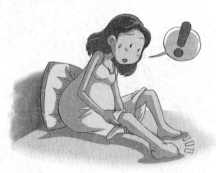

❷ **维持高蛋白的饮食**：每天摄取80~90克的蛋白质，可补充尿中流失的蛋白质，减少水肿的危险。

❸ **观察水肿**：孕妇在怀孕末期大都会出现足部水肿，但妊娠高血压综合征导致的水肿通常会在妊娠中期（怀孕4~6个月）开始出现，且会发展到眼睑。

❹ **自行监测血压**：可早晚各测量1次，并做记录。

❺ 每1~2周做一次身体检查，一旦有异常，应提早就诊。

孕妇晚期应为母乳喂养做准备

母乳喂养是最好的喂养方式，母乳喂养不仅能给新生儿提供最好的营养，还可提高新生宝宝的免疫力，降低新生儿患病率。哺乳还能促进子宫收缩、减少产后出血、乳房胀痛、妇科疾病发生等，对母体不利。另外，母乳喂养经济又方便，且可增进母婴感情，所以专家建议，只要有条件的妇女都应母乳喂养婴儿。

孕期乳房保护是保证母乳喂养的关键，能为产后提供充足的母乳，对母婴健康有利。所以，孕妇应在妊娠期进行乳房保健，做好母乳喂养的准备。

怀孕期间不要束胸，衣物不要压迫乳房，应选用能够牢固地承托乳房，而又不压迫乳房、乳头的文胸。乳房按摩可改善血液循环，促进发育，使产后泌乳增多。孕妇常用的按摩手法为：一手按在乳房壁上露出乳头，做均匀地旋转按摩，每日一次，每次3~5分钟。应当注意的是必须由孕妇自己来按摩，不能由他人代替。

乳头条件是哺乳的基本条件之一，乳头形态异常会影响哺乳，如凹陷乳头、平坦乳头、大乳头与小乳头等。乳头的保护十分重要，孕中期就应开始，怀孕6个月后，乳头正常的孕妇每日一次，用小毛巾或软布蘸清水，轻柔地擦洗乳头，注意不要使用肥皂、酒精等，可增强其皮肤韧性，防止产后乳头破裂。对于平坦或凹陷的孕妇，必须在产前尽量纠正，可每日2次进行手法纠正，具体的做法是：剪短指甲清洁双手后，将两手大拇指平行地放在乳头的左右侧慢慢地向两侧方向拉开，牵拉乳晕的皮肤和皮下脂肪组织，使乳头内外突出、重复多次，随后在乳头的上下两侧向上向下拉开，重复多次，然后，一手托往乳房，一手拇指和食、中指抓住乳头向外牵拉，每次重复10~20次。如果乳头纠正仍有回缩现象，可在孕7个月起，用乳头罩固定，可防止回缩，有利于哺乳。

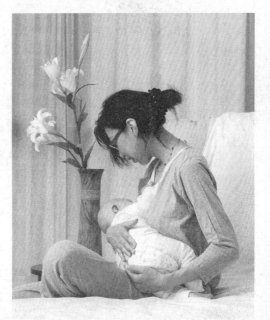

十月怀胎全程指导

16 妊娠期乳头护理注意事项

从怀孕5个月开始，每日用清水清洗乳头后，在乳头上涂些橄榄油、花生油或冷霜膏。用拇指和食指轻轻按摩乳头及周围乳晕，每次5分钟左右，如果坚持不了，至少每周进行2次；洗澡时，可将肥皂泡沫涂在乳头上，转圈式按摩1分钟即可。

从怀孕第6个月开始，用软毛巾蘸水擦洗乳头及乳晕；每侧乳房20下，动作从轻到重，以自己不感觉疼痛为准，直至分娩。

如果乳头扁平，可用手将乳头向外牵拉；如果乳头内陷，可做"十字操"。即将两手大拇指对称放在乳头两侧，上下左右向外拉动，陷入的乳头即可出来，每侧做5分钟。当乳头出来后，再用手向外牵拉

数次。每日1～2次。大多数可以矫正，成功的关键在于持之以恒。

从37周开始，可以试着挤出初乳，这样有利于乳管开通、乳汁通畅，预防产后乳汁淤积。挤奶方法是：将拇指和食指分别置于乳晕两侧，朝胸壁方向内压，挤压乳晕下方的乳房组织，依各个方向将乳窦中的乳汁排空，切不可捏挤乳头。

做乳房按摩和牵拉乳头时，动作不宜激烈，有时会引起子宫收缩。如果出现腹痛，腹部紧张，则需终止上述各种动作，也可以咨询专业医生再决定是否坚持，但可以继续做乳头清洁。

十月怀胎全程指导

17 妊娠期乳房保健注意事项

怀孕以后，乳房变得至关重要，因为它对哺育婴儿有着重要的意义。因此，在孕期必须对乳房进行很好的保健。

1 切不可挤压乳房。睡眠时要侧卧或仰卧，不要俯卧，因为俯卧会使乳房受到挤压。

2 不要穿过紧的衣服，更不要束胸，

否则会影响乳腺的发育，甚至会造成腺管的阻塞，使产后乳汁排出不畅，造成乳腺炎。

3 勤洗澡，勤换内衣，保持乳房清

洁。要经常用温开水清洗乳头，用毛巾轻轻将乳头擦洗干净，这样既可以保持乳房的卫生，同时也可以增加乳头表皮的韧性，以便以后喂奶时经得起孩子的吸吮。如果乳头内陷，在擦洗时可用手轻轻将乳头拉出来。

④ 如果在孕期乳房出现异样疼痛和外形改变，应及时就诊。如果乳房出现胀痛，可用手握住对侧的乳房，轻轻按摩，两手交替进行。

⑤ 禁用丰乳霜或减肥霜。丰乳霜和减肥霜都含有一定的激素或药物成分，无端使用会影响乳房正常发育。

⑥ 要戴松紧适宜的乳罩。既不束缚乳房的正常发育，利于分娩后哺乳，又能使乳房不过于下垂，保持乳房的形象美。

十月怀胎全程指导

18 孕妇妊娠晚期不宜远行

怀孕晚期，孕妇生理变化很大，适应环境的能力远不如平时，长时间的车船颠簸，常使孕妇难以入睡，精神烦躁，身体疲惫，而且旅途中免不了要经常受到碰撞、拥挤。车船上人的密度大，空气一般都很污浊，各种致病菌也比其他环境多，很容易使孕妇感染疾病。在这种条件下，孕妇往往会发生早产、急产等意外。孕妇分娩绝非小事，稍有不慎，将会危及孕妇和胎儿生命。因此，孕妇在怀孕晚期，一般不要离家远行。

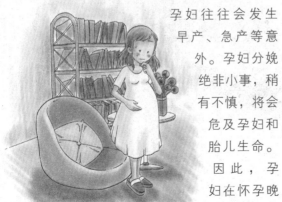

如果孕妇必须远行，应从以下方面做好长途旅行的准备：

❶ 不要临近预产期时才开始动身，最好提前1~2个月动身，以防途中早产。出发前最好随身带些临产用的东西，如纱布、酒精、止血药品等。若有医护人员护送，最为理想。

❷ 外出最好乘火车，并购买卧铺票，以利孕妇中途休息，尽量不要乘汽车。

❸ 应事先考虑目的地的气候条件，带好必要的衣物，以防受凉受寒。

❹ 有晕车、晕船现象的孕妇应带上一些防晕车的药物，必要时遵医嘱服用。因为晕车晕船造成的恶心、呕吐易诱发子宫的收缩，导致早产。

19 胎盘早剥的处理

胎盘早剥即是胎儿娩出前胎盘全部或部分从子宫壁剥离引起的子宫内出血。

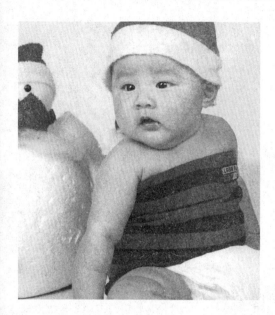

症状表现为：妊娠晚期阴道出血、腹疼，子宫不放松，宫缩持续，很可能引起胎儿宫内死亡；当胎盘后面的出血不能全部流出体外而流入子宫壁时，虽然看到的阴道出血不多，可是更加危险。

胎盘早剥的原因：妊娠高血压综合征、外伤，子宫的不协调收缩，血管脆性大等，还有一部分原因不清，有可能与胎盘本身功能不良有关。

应采取的对策：立即送往医院监护，严重者需马上行剖宫产，否则不但能致胎儿死亡，而且孕妇的大出血、出血不凝会危及其生命。

20 高龄初产妇应重视宫内检查

高龄初产妇（35岁以上初次怀孕的妇女）应做产前宫内诊断，因为先天愚型的畸形痴呆儿大多是高龄产妇所生。除此以外，其他染色体异常胎儿的出生率也同样随着产妇年龄的增大而增高。

为了保证高龄初孕妇的孕期健康安全，同时避免生出有先天性畸形的孩子，高龄初孕妇应从确诊怀孕时起，每半月检查一次，要特别注意血压和尿的检查，以便及时发现妊娠中毒症。自第8个月起，每周应检查一次，发现胎位异常或胎儿畸形，应及时采取措施。这里所说的检查是对高龄初孕妇的一般常规检查，并非指每周都要进行一次宫内检查。宫内检查最好在妊娠4～5个月时进行，因为此时羊水量在170毫升左右。羊水量多，能在胎儿周围形成较宽的羊水带，胎儿在内浮动，不易伤及胎儿，对孕妇及胎儿均无害。

高龄初产妇由于骨骼、肌肉的弹性有所下降，在分娩前一定要认真作好产前检查，看看产道是否正常，胎儿能否在产道顺利娩出。如果胎儿大小适宜在产道自然娩出，这当然更好。如果胎位不正、胎儿过大或产道不正常，一般应采取剖宫产为好，以防止因难产、滞产对产妇及胎儿造成的严重危害。高龄初孕妇、初产妇要特别注意孕期、产期的心理卫生，不要过于紧张或忧虑不安，应该相信在现代医疗条件下，高龄妇女在怀孕及分娩中出现的问题都是可以解决的，高龄妇女同样会获得如意的孩子和幸福的家庭。

21 孕晚期为什么容易感到胃灼热

到了孕晚期，孕妇终于摆脱了恼人的早孕反应，胃口好了，吃东西也香了。但是每餐吃完之后，总觉得胃部有烧灼感，有时烧灼感逐渐加重而成为烧灼痛，尤其在晚上，胃灼热很难受，甚至影响睡眠。这种胃灼热通常在妊娠后期出现，分娩后消失。

孕晚期胃灼热的主要原因是内分泌发生变化，胃酸反流，刺激食管下段的痛觉感受器引起灼热感。此外，妊娠时巨大的子宫、胎儿对胃有较大的压力，胃排空速度减慢，胃液在胃内滞留时间较长，也容易使胃酸反流到食管下段。

为了缓解和预防胃灼热，在日常饮食中应避免过饱，少食用高脂肪食物等，不要吃口味重或油煎的食品，这些都会加重胃的负担。临睡前喝一杯热牛奶，也有很好的效果。睡觉时还可多用几个枕头。未经医生同意不要服用治疗消化不良的药物。

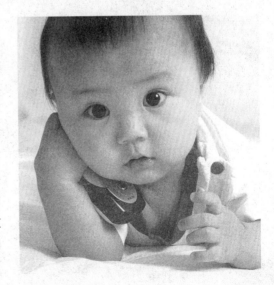

22 什么是胎儿窘迫

胎儿窘迫是胎儿出现的缺氧状态。胎儿在子宫内缺氧是一种危险状态，造成这种状态的原因是多方面的。

胎儿：胎儿先天畸形或患有先天性疾病，胎头娩出受压颅内出血等均可造成胎儿缺氧。

脐带：脐带过短或过长，在怀孕或分娩过程中，容易出现异常情况，如打结、绕颈、脐带脱垂等，阻断了胎盘与胎儿的营养代谢通道，造成胎儿窒息，危及胎儿生命。

胎盘：胎盘是母体养育胎儿的重要器官，在孕中晚期，胎盘如出现异常，胎盘早剥、前置胎盘、胎盘老化等，会直接影

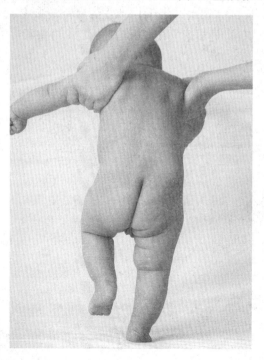

响胎儿安危。在临产时，子宫收缩过强，也会发生胎儿窘迫。

母体：孕妇患严重妊娠并发症，如心脏病、贫血、传染病、高热等，可使母体血中氧含量降低，造成胎儿氧的供应量不足。有些病如妊娠高血压综合征、慢性肾炎等疾病，可影响胎盘血液循环，使胎盘功能减退，继而引起胎盘缺氧。

胎儿窘迫持续的时间越长，对胎儿的健康及生命的危害就越大，因此，孕妇及其家庭要学会胎儿监测，做好孕期保健，减少、减轻这一危害。在孕中后期，孕妇应坚持胎动计数，因为在胎儿缺氧时，早期会有躁动、挣扎的表现，继而胎动逐步减弱，次数也逐渐减少。坚持胎动计数这种自我监测方法，就可早期发现胎儿异常，及时到医院检查，及早救治。

在孕晚期，孕妇不要认为妊娠时间越长胎儿长得越壮，分娩最迟不要超过预产期2周。过期妊娠的时间越长，胎盘老化，胎儿窘迫发生的可能性越大。如果产前检查是横位，孕妇应在医生指导下纠正胎位，动作要恰当，时间要把握好，避免发生脐带绕颈，打结等情况。孕晚期如出现腹痛、阴道流血等，要及时请医生治疗，防止胎盘早剥的发生。

23 充分准备好新生儿的物品

新生儿物品的准备可以在稳定的孕中期尽量准备妥当。宝宝物品准备力求齐全，但不宜太多。

衣服类

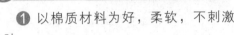

❶ 以棉质材料为好，柔软，不刺激皮肤。

❷ 颜色以浅色为宜，如淡黄色、淡粉色、白色小碎花等。

❸ 设计简单，做工精细为宜。

❹ 夏季出生时，选择稍薄棉料，秋冬衣服选择稍厚、柔软棉料。

❺ 新生儿衣服以前斜开襟最佳。穿、脱方便，保暖性好。

❻ 宽松，不妨碍婴儿肢体活动。

❼ 经济、实用、容易清洗。

尿布类

无论选择何种材料尿布，均以柔软、吸水性好、不刺激皮肤为原则。现在广为使用的是一次性尿不湿(纸尿裤)，选购纸尿裤需注意：

❶ 正规厂家，达到卫生标准的产品。

❷ 吸水性强，尿液不回渗为佳。

❸ 接触婴儿皮肤表面的棉布必须柔软，以免磨伤婴儿娇嫩肌肤。

❹ 注意纸尿裤腰部松紧设计是否合理，太紧、太松均不适宜。

❺ 注意出厂日期，使用时是否还在保质期内。

另外，传统尿布虽然麻烦，但对新生儿是极为适宜的。用大人的旧背心、旧衬衣、旧衬裤拆洗后，将缝合边剪除，清洗晒干备用也很好。应多准备些这样的尿布。

民间有用红布当尿布以示喜庆之意。可以到商场买3～4米红布备用，买回后，清洗晒干备用。

喂奶用品

无论是产后实行人工喂养还是母乳喂养，都要准备喂奶用品。例如：小杯、婴儿专用小匙、奶瓶、奶嘴等。具体选购时要注意以下几点：

❶ 婴儿用小匙匙边应光滑，以不锈钢的为好。

❷ 奶瓶准备玻璃奶瓶、塑料奶瓶各一个。玻璃奶瓶容易煮沸消毒；塑料奶瓶则携带方便，不必担心易碎。

❸ 奶嘴选用柔软的天然橡胶制品为宜。奶嘴孔大小以倒置时自行间断滴出奶滴为适宜。

洗涤用品

新生儿容易出汗，必须每日洗澡，否

则容易生痱子或尿布疹。新生儿沐浴用品不宜与成人混用，以免受感染。应选用专用婴儿用品，对婴儿皮肤有宜。沐浴后用毛巾擦拭，以柔软吸水性强的大毛巾为好，用后毛巾必须晾干。

婴儿床

婴儿床最好选择可伸缩型的为宜，等孩子2～3岁时也可以使用，并要注意床的大小与房间相称，床的质地以婴儿撞到不会受伤害为宜，材质要为环保型。床的大小尺码可考虑如下标准：

长：大于135厘米；宽：大于70厘米；床高：45厘米左右；护栏高：60厘米以上；栏杆间隔：6厘米左右。

其他物品准备

卫生用品：无菌棉签及紫药水，以便处理新生儿脐带和耳部。

床垫：床垫不可太软，否则影响婴儿脊椎发育，床垫大小必须符合床的尺码，床和床垫间不留缝隙最好。

床单：床单大小以能包压住床垫为准，这样铺着平整。

小棉垫：铺在床单上面，大小与床垫一样，以活里活面为好，便于拆洗，可以准备两个以备用。

盖被方形，要求质地轻软，保暖性好。被罩以棉布料为好，以免刺激婴儿皮肤。

毛巾被：以吸水性好、柔软纯棉最好，如家中有浴巾，也可以替代之。

防水床垫：可准备两套。如果小棉垫准备充足，在床垫与小棉垫间加铺一层塑料布，不买防水床垫也可。

枕头：做成2厘米×10厘米长方形枕套，内装一薄层木棉即可；也可以用大毛巾折叠替代。婴儿用品专卖店中也可以买到中空的长方形小枕头，平侧卧时不会压到婴儿枕部和耳朵，有利于婴儿头形发育，很适合婴儿使用。

蚊帐：婴儿床一般都带有蚊帐。如果没有，可以买婴儿床专用蚊帐，以免宝宝被蚊虫叮咬。

帽子：专卖店有婴儿专用帽子，特别是秋冬季出生的孩子适合使用。

毛巾：若干条，柔软，纯棉毛巾。

抱被：做成100厘米×100厘米正方形小棉被，厚薄可根据新生儿出生季节决定。如果冬季出生则厚些，出院或打预防针时抱婴儿使用；夏季也可用毯子代替。如果家人无人会做抱被，婴儿专卖店也有出售。

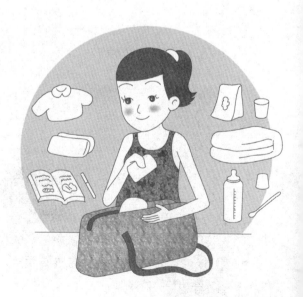

24 本月推荐菜谱

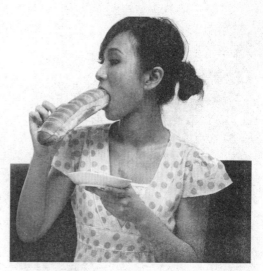

🥕 奶汁烤鱼

原料：河鱼1条（约600克），黄油100克，牛奶50克，洋葱1个，胡萝卜3根，芹菜适量，香菜少许，味精、胡椒粉适量。

制作：

❶ 胡萝卜和芹菜切成丁，在沸水中焯一下，滤干，洋葱切丁连同上面两个菜一起放在黄油中炸，并放少许精盐，炸好备用。

❷ 鱼煎成两面金黄色放入盘中，鱼下面铺好蔬菜丁。

❸ 牛奶内加少许味精、胡椒粉后淋在蔬菜上面，鱼身刷上黄油，将盘子放在烤箱中烤20分钟即可。食用时撒上盐和胡椒粉。

特点

鱼肉鲜嫩，奶香浓郁。

🥕 椒醋鱼

原料：黄鱼500克，葱丝8克，胡椒粉4克，黄酒5毫升，味精3克，麻油2毫升，香菜段5克，白醋3毫升，精盐5克，鲜汤1500毫升，植物油300毫升。

制作：

❶ 鱼洗净后切成花刀。

❷ 锅烧热，放植物油300毫升，待油烧到八成热时，将鱼入锅煎一下，取出。

❸ 锅内留油10毫升，加胡椒粉炒一

下，随即加鲜汤、黄酒、盐和鱼，烧10分钟左右，鱼熟后捞出来放入碗中，撒上葱丝，香菜段。锅内汤汁中加味精、醋，淋上麻油，倒入鱼碗即可。

特点

汤色乳白，口味鲜浓，带酸味。

🥕 红烧鲤鱼

原料：鲤鱼500克，油80毫升，汤700毫升，酱油和白糖各15克，料酒15毫升，蒜片15克，盐3克，淀粉10克，葱姜各20克，香菇和笋片各20克。

制作：

❶ 鱼切成十字花刀，将鱼放入锅内炸至金黄色捞出。

❷ 原锅内放油，加入蒜片、葱姜、高

汤、料酒，开锅后把鱼放进去。

❸ 再将香菇和笋片及白糖放入，用小火炖至汤剩一半时，将鱼盛进盘中。剩下的汤汁用旺火加入淀粉勾芡，浇在鱼上即可。

特点

味道鲜美，适合妊娠晚期水肿孕妇，利尿消肿。

糖醋排骨

原料：排骨250克，油750毫升，酱油、酒、白糖、盐、醋、面粉、淀粉等各适量。

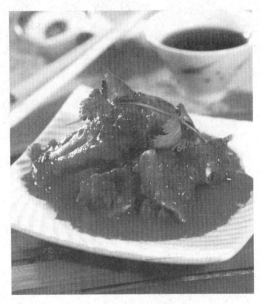

制作：

❶ 将排骨斩块，酒、盐、淀粉、面粉等拌匀待用，余料倒在碗中，加水50克调成汁待用。

❷ 油锅烧至六成热，将排骨一块块放入炸2分钟，捞出，等油锅热至九成再炸1分钟，捞出。

❸ 锅内留少量油，将糖醋汁倒下，待汁浓倒入排骨翻炒几下即成。

特点

色泽油亮、酸甜可口。

荷包鲫鱼

原料：鲫鱼350克，精肉200克。

制作：

❶ 鲫鱼从背脊开刀，挖去内脏，洗净，在身上刮几刀。

❷ 将精肉切成细末，加盐、味精拌匀，塞入鲫鱼背上刀口处。

❸ 片刻后将鱼下油锅，两面煎煮，放入料酒、酱油、糖、汤水。

❹ 加盖烧20分钟，启盖后加味精，淋少量油起锅。

特点

味道鲜美、风味独特、营养丰富。

Part **10**

第九个月(33~36周):
作最后的忍耐

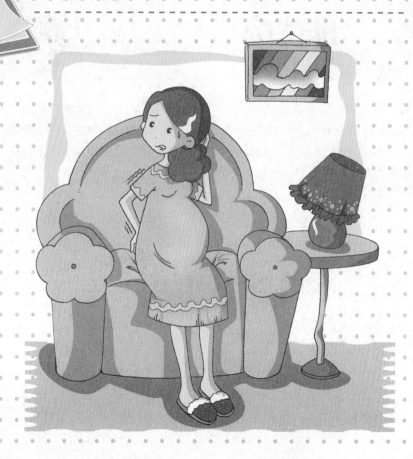

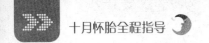

十月怀胎全程指导

1 胎儿的成长

此期胎儿重2 000～2 500克，身长为45～48厘米。此时，胎儿大脑发育良好，听觉已敏感，意识进一步发展，可有喜怒等表情，内脏发育齐全、成熟，性器官发育完成，男性睾丸下降，女性大阴唇隆起。从外面来看，皮下脂肪增加，全身变得圆润，皮肤皱纹减少，肤色淡红，毳毛减少，指甲很快长出。

这一时期大脑皮质发育得更好，胎儿已具备呼吸、吸吮等生活能力，如早产较易存活。

十月怀胎全程指导

2 母体的变化

此期是孕妇妊娠以来最烦恼的时期，这时子宫底高28～30厘米，位置上升至心脏正下方。增大的子宫对胃和心脏的压迫更加严重，孕妇会表现出气喘、呼吸困难、胃胀等不适症状。此期的阴道分泌物更加增多，以起到适应分娩、保护阴道的作用。子宫压迫膀胱更甚，尿频现象更加严重。此时有些人可有轻微宫缩。

十月怀胎全程指导

3 本月注意事项

在这个月，妊娠中毒症的危险很大，孕妇不要吃太多产生脂肪的食物，应注意防止肥胖和体重剧烈增加，以避免其发生。预防早产是这个月的主要任务，如突然大出血、羊水流出或多次宫缩疼痛，应马上入院。

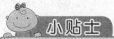

孕妇这时行动不便，活动后常感心悸，应减少运动量，注意休息，防止体力大量消耗。不要长时间淋浴或做某种动作。饮食要注意少量多餐，吃有营养的饮食是好的办法，并要注意预防便秘。孕妇的大肚子使腿部肌肉负担加重，出现抽筋、疼痛，可在睡前按摩腿部或将脚垫高。

另外，要做好分娩和住院的准备工作，即使出现意外情况，提前分娩也不会慌乱。

到这时，胎儿大脑对刺激的反应和接受能力提高，应进一步加强胎教。此时，可以用手电筒移动照射孕妇腹部，柔和的光线可以增强胎儿大脑对明暗反应的节奏性，促进大脑的发育和成熟。

小贴士

睡觉关灯先通风

准妈妈在睡眠时一定要将灯关闭，并且在关灯之前，先把窗户打开10~15分钟，将室内有害空气清除出去。即使是白天在各种灯光下工作的准妈妈，工作一段时间后，也不要总是待在房间里，懒于出去呼吸新鲜空气。

十月怀胎全程指导

4 本月应该了解与准备的事

想回娘家（或回乡）待产的孕妇，最好此刻就动身，最迟也不宜在超过36周

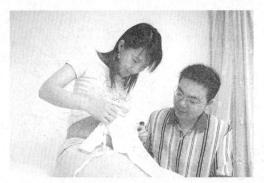

后，且尽量选搭震动性不大的交通工具，最好是时间短且能直达的车。

在此之前，最好能先回娘家一趟找预定分娩的医院做一次检查。若无法成行，也应请家人协助找寻并事先预约。而回到娘家待产时，就立刻前往预定分娩的医院检查，当然，也不要忘了携带以往的检查记录。

准备住院之前，应仔细检查分娩用品，避免遗漏任何物品。

重视胎儿出生前检查

十月怀胎全程指导

5

有以下情况之一的孕妇应该到医院做胎儿出生前检查，以便尽早发现胎儿疾患，及时采取相应措施。

❶ 高龄孕妇：35岁以上的孕妇，卵巢排出的卵子可能老化，甚至异常，其胎儿先天畸形、先天性痴呆发生率较高，应做胎儿出生前检查。

❷ 生过畸形胎儿的孕妇：特别是生过无脑儿、脊柱裂胎儿的孕妇，再生同样病胎的可能性为5%～10%，所以一定要做胎儿出生前检查。

❸ 生过患新生儿溶血症胎儿的妇女：如果再次妊娠，胎儿的病情会更重，所以一定要做胎儿出生前检查。

❹ 多次流产或死胎的孕妇：若父母一方有染色体异常，应对胎儿进行出生前检查。

❺ 家族中有痛风症、蚕豆病、苯丙酮尿症者，母亲再次怀孕得同样病的可能性为25%，所以要做胎儿出生前检查。

❻ 怀孕早期孕妇腹部接受过X线检查，胎儿发生畸形的可能性较大，应做胎儿出生前检查。

❼ 由于近亲结婚的夫妇，从共同祖先获得了较多的相同基因，容易使对生存不利的隐性有害基因在后代中相遇(即纯合)，因而容易出生素质低劣的孩子。要对胎儿进行出生前检查。

❽ 孕期服用过致畸药物或受病毒感染的孕妇，胎儿畸形发生率高，应做检查。

出现上述情况的孕妇应定期做产前检查，以便给胎儿出生前检查提供依据。通过羊膜囊穿刺术、胎血化验、超声波检查等技术可早期发现胎儿疾患。最好在孕中期进行检查。

孕妇贫血的治疗

十月怀胎全程指导

6

在怀孕期间，孕妇要进行定期检查，如发现有引起铁吸收不良的疾病时，要及时治愈，以免影响母子的健康和生命安全。以下有两种妊娠贫血的治疗方法：

1 用铁剂药物治疗：如硫酸亚铁0.3克，每日口服3次，同时口服维生素C 0.1克，应在饭后用白开水服药。一般服药2周后血红蛋白就开始上升，轻度贫血

服药4~6周后可恢复正常。

2 用食疗食补：孕妇可多吃一些含铁元素多的食物，如猪肝、猪腰、瘦肉、猪血、鸡血、鸡蛋、豆类、新鲜蔬菜等。

十月怀胎全程指导

妊娠晚期膳食原则

妊娠晚期，孕妇的食欲继续增强，胎儿的发育很快，所以营养一定要跟上。在饮食上，要增加富含蛋白质的豆制品，如豆腐和豆浆等。多食用海产品，如海带、紫菜等。多食用动物内脏和坚果类食品。注意控制盐分和水分的摄入量。

第八个月 ▶▶

胎儿发育仍较快，对营养需求量较大。应继续保证全面营养，多吃豆制品等，同时应限制对食盐的摄入。

第九个月 ▶▶

在保证全面营养的同时，要限制钠的摄入，增加铁及维生素K的摄入，为分娩做好准备。

第十个月 ▶▶

胎儿即将出世，母体即将放下重负。应多吃富含维生素K、维生素C、铁的食物，如牛奶、紫菜、猪排骨、菠菜、豆制品、胡萝卜、鸡蛋等。

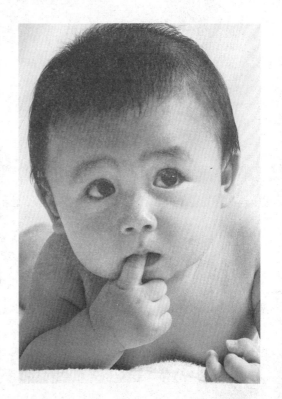

8 羊水的来源

羊膜腔内的液体称为羊水。羊水在母体、胎儿、胎盘间相互转移，不断更新。羊水与胎儿间的关系非常密切，它给胎儿的生长发育提供了一个理想的环境。羊水的来源主要来自母体，也来自胎儿。羊水是一种溶液，其中98%～99%是水，1%～2%是溶质，并浮有不溶解物质。早期妊娠时，羊水成分与母体血浆成分相似。随着妊娠的进展，羊水成分不断地改变，除含电解质、蛋白质、代谢物、少量糖、脂肪外，还含有各种酶、激素以及胎儿与羊膜的脱落细胞。

9 羊水的作用

1 保护母儿软组织不受损伤。因羊水平均分布于胎体周围，能缓和腹部外来压力，使胎儿免受损伤，也避免子宫壁因胎儿活动而受损。

2 让胎儿有一定的活动度。在胚胎发育过程中，羊水的存在可避免胚芽受压损伤而引起畸形，在胎儿期还可使躯体及四肢不致受压变形。

3 羊水有轻度的溶菌作用。

4 保持胎儿体液平衡。

5 供给少量营养物质，胎儿的蛋白质10%～15%来源于羊水。

10 警惕羊水过多

在妊娠的任何时期内，只要羊水量超过2 000毫升，就称为羊水过多。在大多数情况下，羊水的增加是缓慢的，称为慢性羊水过多；极少数羊水量在数天内急剧增加，称为急性羊水过多。

羊水不是静止的，在母亲和胎儿之间不断进行交换，维持平衡状态，每小时交换量可在400毫升左右，胎儿吞咽羊水和胎儿排尿与保持正常的羊水量有密切关系。一旦失去平衡即可导致羊水过多或过少。临床上羊水过多的常见原因是胎儿畸形，常见的畸形有消化道畸形、无脑儿、脊柱裂、食管或小肠闭锁等，均因胎儿不能食羊水而发生羊水过多症。因而要密切观察羊水的变化。

慢性羊水过多常发生在妊娠晚期，发展较慢，一般患者无明显不适。急性羊水过多时，由于羊水量增加快，腹部膨胀，孕妇常有明显的压迫感，不能平卧，并有心慌、气急等症状。由于腹部增大压迫，静脉回流不好，常有下肢水肿，有时外阴、腹壁亦发生水肿。急性羊水过多发生在妊娠24周以后，故患者常在此阶段发现腹部增大迅速，行走不便，有时腹壁皮肤发亮。检查时常见胎位不清，胎心音遥远或听不到。孕妇常常发生早产，如果胎膜破裂，羊水大量外溢则易发生胎盘早期剥离。因为子宫胀大，收缩无力，产后也易发生大出血。根据临床表现特征多可确诊，也可作B型超声检查，测量羊水。

出现羊水过多，主要检查胎儿有无畸形及孕妇症状的轻重，如症状不重，胎儿无畸形可继续妊娠。但应注意休息，服低盐饮食，或在医生指导下用药。如症状严重，可从腹部作羊膜腔穿刺，放出一部分羊水，以暂时缓解症状，并应预防感染。如有胎儿畸形，应中止妊娠，采用经阴道作高位破膜。以细针穿破羊膜，待羊水缓慢流出，并严密观察产妇的血压、脉搏、心率。无任何不适时用腹带包扎好腹部。如破水12小时且仍无规律子宫收缩，应给抗生素引产。可选用静脉滴注催产素，但必须严密观察子宫收缩情况。

11 羊水过少是怎么回事

十月怀胎全程指导

羊水量少于300毫升者，称为羊水过少。最少的只有几十毫升或几毫升黏稠、混浊、暗绿色的液体，羊水过少比较少见。

羊水过少的原因现在还不清楚，一般认为可见于胎儿发育不良、胎盘缺血或并发妊娠高血压综合征，或合并心血管疾病。也有人认为过期妊娠者可导致羊水过少。如羊水过少发生在妊娠早期，胎膜可与胎体粘连，造成胎儿严重畸形。如发生在妊娠中、晚期，子宫的压力可直接作用于胎儿，引起肌肉、骨骼的畸形，如斜颈、手足畸形等。羊水过少时，胎儿胸廓受压，影响肺扩张，导致肺发育不全。且在分娩期容易发生胎儿宫内窒息和新生儿窒息，故新生儿死亡率高。

羊水过少主要表现为孕妇常在胎动时感到腹痛。检查时常因轻度刺激引起子宫收缩。分娩时产程往往延长，胎儿易发生宫内窒息。如破膜则可见少量黏稠羊水。有时诊断较难，易忽略，可作B型超声检查，可见羊水明显减少。也有人提出凡是

过期妊娠、并发妊娠高血压综合征，或临产前已有胎儿变化而找不到其他原因时，即应考虑羊水过少的可能。

羊水过少对胎儿有危险。对足月妊娠确诊为羊水过少者，要密切观察胎儿情况，如有异常应终止妊娠，或立即破膜引产、终止妊娠。产程中要严密观察胎儿情况，如有宫内窒息，应立即结束分娩。足月妊娠而无胎儿畸形者，可作剖宫产。

十月怀胎全程指导
12 妊娠晚期会出现的异常情况

在妊娠晚期，孕妇如果出现以下几种异常情况，一定要引起重视，及早就医。

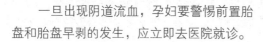

阴道流血

一旦出现阴道流血，孕妇要警惕前置胎盘和胎盘早剥的发生，应立即去医院就诊。

阴道流水

临产前发生胎膜破裂，称为胎膜早破，表现为阴道流水。胎膜破裂后，胎儿就失去了完整的羊膜保护，受感染的机会较多，同时脐带也易脱垂，会造成胎儿死亡。因此，一旦出现阴道流水的情况，要立即去医院检查。

面部和四肢水肿现象迅速加重

当孕妇发生妊娠高血压综合征时，就会出现这种情况。严重者因水肿一周内体重会增加500克以上。如属此病，胎盘血管也会发生痉挛，容易造成胎儿的血液和营养供应不良。严重时，胎儿血压可减少2/3，胎儿发育就会明显迟缓，出生时常属低体重儿。

胎动过多或过少

如胎儿缺氧、胎盘功能不佳，都易造成胎动过多或过少，胎动消失意味胎儿濒临死亡或已经死亡。

十月怀胎全程指导

13 妊娠期不宜过长

妇女正常的怀孕期为38～40周，达到或超过42周（即妊娠10个月以上），称为过期妊娠。过期妊娠的胎儿由于胎盘衰老，胎儿易发生死亡，新生儿也易死亡，死亡率随妊娠期延长而增加。如妊娠43周时，围产儿死亡率为正常的3倍，44周时则高达5倍。尤其初产妇过期妊娠较经产妇危险性更高。

胎儿正常生长，妊娠超过42周后，胎盘功能尚正常，胎儿仍继续生长，出生时体重偏大或为巨大胎儿。胎儿头颅骨变硬，如从阴道分娩有时会造成难产。由于胎盘功能衰退，胎盘血流不足和供给胎儿的氧不够，会影响胎儿生长。胎儿皮下脂肪减少，皮肤干燥松弛多皱褶，身体瘦长，如"小老人"。严重缺氧时，胎儿即可死于宫内，或在分娩过程中死亡。虽然过期妊娠但胎儿发育迟缓，胎儿反而较正常妊娠月份小，危险性也较大于正常体重者。

总之，孕期过长对母子均无益处。如果已到分娩日，仍无分娩，就要去医院请医生采取措施，让婴儿早日娩出，以保证母子的安全和健康。

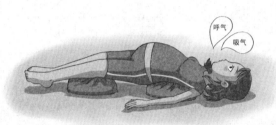

呼气
吸气

十月怀胎全程指导

14 您可到产房看看

很多人不了解医院内产房的情况，有时觉得陌生、神秘甚至有点可怕。生孩子前如果对你所要待的环境有所了解，知道怎么回事，你就不会那么紧张了。有的医院在产前会请你到产科参观，如果能到产房内看一看，就更好了，但很多产妇没有这个机会，下面让我们了解一下产房结构。初次进产房，对里面摆放的各种器械都感到恐惧，它们多是用来使你更顺利地分娩，保母子安全的。

产床： 大多数产床是固定在产房内的，有专门使产妇有利于分娩体位的支架，有些部位可以抬高和降低，床尾可去掉，以方便分娩和缝合伤口。

胎儿监测仪：根据监测结果向医生提供诊断依据所需的资料。是很好的评价胎儿情况的方法。

氧气：在待产室和产房都有吸氧的设备，宫缩时胎儿的血液和氧气供应都受到一定程度的影响，吸氧会使胎儿体内的氧气储备增加，增加对宫缩的耐受能力，对产妇和胎儿是有好处的。

吸引器：它是剖宫产（在手术室）和正常产（产房）必备的设备之一。

血压计：用来测量你的血压。

保温箱：因新生儿的热量易于散失，为防止体温降低，有时须将其放入保温箱内。

你选择的医院产房可能不是这样子，但大多数医院都有这些设备。

15 如何区分分娩前真假宫缩

分娩前假宫缩

❶ 不规则：连续几个小时都没有明显的规律出现。

❷ 没有进展：强度、持续时间、频率都没有增加。

❸ 大部分出现在前面、腹部下方。

❹ 从无痛到轻微的不舒服，比较像是压力，而不是痛。

❺ 如果你改变姿势、走动、躺下、泡个热水澡或淋浴，反应就不那么剧烈，也不那么难过。

❻ 感觉子宫好像一个很硬的球。

分娩真宫缩

❶ 有规律（虽然不至于分秒不差）。

❷ 有进展：越来越强、持续更久、次数更多。宫缩的时间变长(持续20～30秒)，

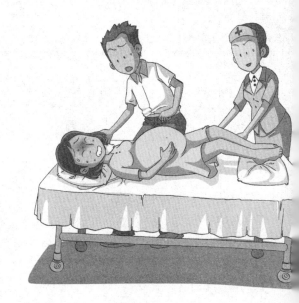

间隔则缩短(5~6分钟)。

③ 大部分出现在腹部下方，但是会扩散到背部下方。

④ 从不舒服的压力到紧绷、拉扯的痛。但是通过有意义地放松其他部分的肌肉，这种痛是可以克服，甚至可以减轻的。

⑤ 如果你是躺着的，维持这个姿势；如果不是，就改变姿势。走动可能会更痛。

⑥ 通常会见红。

---

16 什么情况下可能发生难产

十月怀胎全程指导

要想知道什么情况下可能发生难产，应先了解左右分娩的因素有哪些。左右分娩的因素有三，即产力、产道和胎儿。分娩能否顺利进行，取决于这3个因素。子宫收缩及腹肌收缩将胎儿及胎盘从子宫向外推出的力量叫产力。它主要由子宫收缩力的总和构成，子宫协调收缩将宫颈向上牵拉形成子宫下段宫口开大；腹肌收缩只在第二产程中发生作用，子宫口全前使用腹压是无益有害的，反会使宫颈发生水肿。

产道是胎儿出生的通道。分骨产道及软产道两部分。骨产道就是骨盆，是产道的主要部分。软产道是由子宫下段、子宫颈管、阴道及盆底软组织构成的管道。

当下面3个因素都正常或互相代偿适应时，胎儿才可以顺利娩出即正常分娩。如果3个因素中任何一方面出现问题，都可以引起难产。例如，孕妇患有贫血或慢性消耗性疾病、子宫发育不良等，都可出现子宫收缩力的异常，造成难产。又如骨盆畸形、软产道肿瘤以及巨大胎儿或胎儿畸形等，虽然产力正常，也可以造成难产。

---

17 本月推荐菜谱

十月怀胎全程指导

银耳莲子红枣粥

原料：银耳20克，莲子25克，大枣50克，淀粉适量。

制作：

❶ 银耳水泡发，莲子温水泡15分钟，大枣凉水泡20分钟，洗净。

❷ 锅内放清水，放莲子入内煮5分钟后，再将银耳和大枣放入，煮15分钟，最后用淀粉勾芡。

特点
传统滋补佳品。

 黄鱼烧豆腐

原料：黄鱼1条（约500克），豆腐1块（约200克），豆油200毫升，酱油50毫升，蒜姜和葱各10克，料酒、香菜、白糖、醋、精盐、味精各适量。

制作：

❶ 黄鱼洗净后在盆中用酱油腌一下。豆腐切成方丁，香菜切成末。

❷ 锅内放油烧热后，先用葱姜炝锅，再将黄鱼放进去，加料酒、白糖、酱油和清水。烧沸后，改小火煮10分钟，再用旺火烧开，加豆腐、精盐和水100毫升，烧半分钟，加入味精。

❸ 同时汤盆中放入醋、香菜、蒜，随即把烧好的鱼和豆腐倒入汤盆中即可。

特点
营养丰富，容易消化。

 泡椒黄瓜

原料：嫩黄瓜250克，肉丝50克，黄酒5毫升，醋、味精、淀粉、蒜片、姜片、葱花少量。白糖10克，精盐5克，花生油50毫升，泡椒10克。

制作：

❶ 黄瓜切成片，用盐腌一下。将糖、醋、盐、味精、淀粉和黄酒放在碗中调成汁。

❷ 锅内放油25毫升，烧热后，将黄瓜下锅炒片刻取出。

❸ 原锅内放油25毫升，烧至五成热时，将肉丝下锅，炒散后，放姜、葱、泡椒，炒香。下黄瓜片，加卤汁，翻炒均匀即可。

特点
色泽翠绿，口味脆鲜，有泡椒香味。

 醋熘白菜

原料：莲花白750克，醋2.5毫升，酱油10毫升，盐2.5克，水淀粉、素油各50毫升。

制作：

❶ 莲花白除去老叶和梗，洗后切成约4厘米见方的片，加盐1克和匀，腌约1分钟。

❷ 用碗将酱油、盐（1.5克）、醋、水淀粉等调成滋汁。

❸ 炒锅置火上烧热，下素油烧至七成熟时，下白菜炒熟，加汤（75毫升），烹下滋汁，将汁收浓起锅即成。

特点
清香可口。

 黄鱼羹

原料：黄鱼500克，精肉100克，韭菜50克，鸡蛋1枚（约60克），酱油、料酒、味精、姜末、醋、淀粉各少许，食油100毫升。

制作：

❶ 黄鱼去头、尾、骨头，留皮用清水洗净，放入盘内，上放姜片、料酒少许，上笼蒸10分钟，取出再理净小骨，拨碎；精肉洗净，切成丝。

❷ 锅烧热，放入食油100毫升，肉丝下锅煸炒，加料酒、酱油，即将鱼肉下锅，加汤水1碗，滚起后加醋、淀粉，最后放打散的鸡蛋、韭菜、生姜末，加上熟油50克，出锅即成。

特点
特点：软烂、味香。

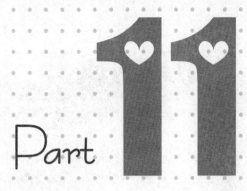

Part 11

第十个月(37～40周)：
伟大的成功时刻

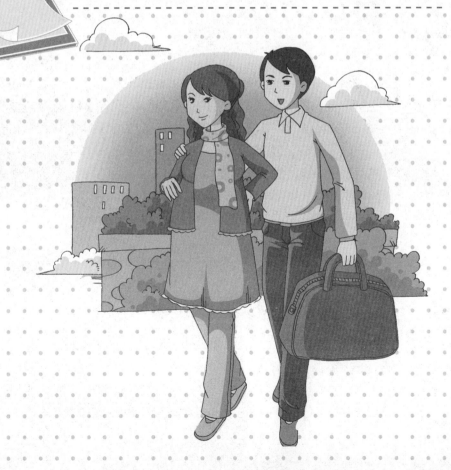

1 胎儿的成长

此时的胎儿已达到新生儿标准长度和重量，身长约为50厘米，体重可达到3 000 ~ 3 200克。此时，胎儿头盖骨变硬，内脏和神经系统的功能健全，手、脚肌肉发达。从外表来看，胎儿外形、模样已形成，头发长2 ~ 3厘米，指甲超过指端，皮肤粉红色，皱纹消失，皮下脂肪蓄积完成，体态圆润。胎儿的头部此时已固定在骨盆中，胎动减少。

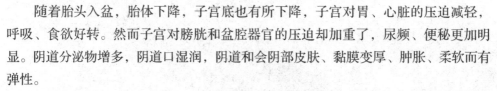

2 母体的变化

随着胎头入盆，胎体下降，子宫底也有所下降，子宫对胃、心脏的压迫减轻，呼吸、食欲好转。然而子宫对膀胱和盆腔器官的压迫却加重了，尿频、便秘更加明显。阴道分泌物增多，阴道口湿润，阴道和会阴部皮肤、黏膜变厚、肿胀、柔软而有弹性。

这时孕妇常常感到子宫收缩，使腹部皮肤发胀，将手放在腹部上，会感到腹部发硬。如子宫收缩每天反复出现数次，即为临产前兆。

3 本月注意事项

保证充足的营养和优质的睡眠，坚持午睡，以积蓄体力。行走时宜慢且稳，避免一个人外出去太远的地方。分娩前应保持身体清洁，但洗澡必须有人陪伴，且时间不宜过长。孕妇临产期间，尽量不要独处，丈夫应尽量多陪伴妻子，夜间孕妇睡觉必须有人陪伴。

4 本月应该了解与准备的事

终于接近生产的时刻，孕妇的心情一定既紧张又喜悦。为防止胎儿发生异常情况，必须每周进行一次检查。检查准备事项是否还有遗漏之处，譬如与家人的联系方法、前往医院的交通工具等是否安排就绪，以便随时到医院生产。此外，还需了解生产开始的各种征候以及住院、分娩和产褥期的相关知识。

5 分娩前的思想准备

十月怀胎，一朝分娩。当您得知怀孕后最初的情感是喜悦，想象着小生命的降生，心中充满了即将做母亲的兴奋。经历了妊娠反应后，当您感到胎动时，对正常婴儿出生的期待更明显，这种随妊娠月份增长而日益急切的期待心情，是支持孕妇承受妊娠后期各种生理负担极为有利的心理因素。随着胎儿降生日的临近，您可能对胎儿的顾虑更多，加之周围的人们对您的关心和体贴等诸方面的原因，越到临产时，孕妇的心理可能越不稳定。这就要求孕妇首先要将自己从准妈妈的位置调整到作为母亲的角色上来，分娩可能有一定的痛苦，但当您和丈夫爱的结晶、你们生命的延续将来到人世，您为人类的繁衍尽了责任，该是一件多么伟大的事。

作为丈夫，此时更应关心、体贴妻子，和她一起向有经验的人，如婆婆、妈妈、姐姐、嫂嫂或医护人员了解并认识这样一个道理：分娩是一个正常的生理过程，绝大多数孕妇是能够顺利分娩的。要树立自信和勇气，解除不必要的顾虑，消除对分娩的恐惧心情，保持精神愉悦、轻松，以愉快的心情迎接宝宝的诞生，积极配合医生参加分娩活动。

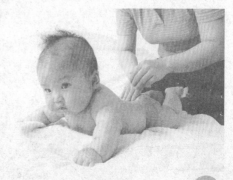

6 分娩前的身体准备

分娩是一次重大的体力活动和对意志的考验，像做任何一件事情一样，必须要有充分的准备。分娩时，产妇消耗的体力较大，因此建议孕妇在有条件的情况，产前应休息1周，必须保证充足的睡眠、有规律的生活，可以进行适当的运动，但要避免从事重体力劳动，避免接触有污染的物质，远离噪声环境。总之，养精蓄锐，避免劳作过度。产前因胎头下降，往往胃口大增，抓住这个有利时机，加强营养，饮食搭配要适宜，荤素兼顾。同时应注意个人清洁卫生，洗澡更衣，注意室内环境卫生。禁止性生活，预防感染及出血。晚上睡觉应有人陪住，以便临产时及时送往医院。

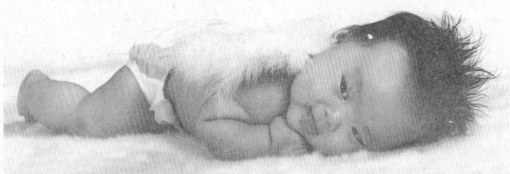

7 分娩前的物质准备

分娩前要做好充分的物质准备。在目前物质生活条件日益提高的情况下，笔者建议分娩前的物质准备要全面、充分。首先是产妇自己需要的东西，应该从衣、食、住诸方面考虑。临产前穿着的衣服，尤其是内衣，主张以易吸汗、宽松、柔软、简洁的全棉制品为宜，并要多准备几套替换，不宜穿紧身、化纤、不透气的织物；准备布面软底鞋；准备好卫生纸、卫生巾，有条件的最好高温消毒，或日光暴晒消毒；准备一些方便且富有热量的食品。将这些东西放在随手可拿到的地方，以备急用。孕产妇的居住环境要温暖，通风，采光条件好，床铺柔软舒适；夏季天气炎热时，要有良好的降温措施；切忌在密不透风的室内休息。在此更要提醒一下的是：保管好围生期的保健卡。

8 分娩前准妈妈该做哪些准备

分娩前，准妈妈应做好以下准备：

1 要将坐月子所穿用的内衣、外衣准备好，洗净后放置在一起。内衣要选择纯棉制品，因纯棉制品在吸汗方面较化纤制品优越，穿着比较舒服。上衣要选择易解、易脱的样式，这样就比较适宜产期哺乳和室内活动的特点。衬衣要选择能够保护身体、方便哺乳的样式。

2 裤子可选购比较厚实的针织棉纺制品，如运动裤，既保暖又比较宽大，穿着舒适，同时还很容易穿脱。坐月子洗澡不便，多准备几套内衣，以便换洗。准备专用的洗脸毛巾、洗澡毛巾和10包左右的卫生垫（纸）。

3 宝宝的衣服保暖性要好，对皮肤没有刺激，质地要柔软，吸水性强，颜色要浅淡，最好选择纯棉制品。宝宝的衣服要适当宽大，便于穿脱，衣服上不宜钉纽扣，以免损伤皮肤。宝宝的各种衣裤都要准备2~3套，便于更换。

4 临产前要保证会阴清洁，每天应洗一次澡，至少要清洗一次会阴。

9 分娩前准爸爸该做哪些准备

在妻子临产的前一个月，丈夫就要开始忙碌了，做好妻子产前的各项准备，迎接小宝宝的诞生。

1 清扫布置房间。在妻子产前应将房子清扫布置好，要保证房间的采光和通风情况良好，让妻子愉快地度过产褥期，让母子生活在一个清洁、安全、舒适的环境里。

2 拆洗被褥和衣服。在孕晚期，妻子行动已经不方便了，丈夫应主动将家中的衣物、被褥、床单、枕巾、枕头拆洗干净，并在阳光下暴晒清毒，以便备用。

3 购置食品。购置挂面或龙须面、小米、粳米、大枣、面粉、红糖，这是产妇必需的食品。还要准备鲜鸡蛋、食用油、黄花菜、木耳、花生米、芝麻、黑米、海带、虾皮、核桃仁等食品。

④ 购置洗涤用品，如肥皂、洗衣粉、洗洁精、去污粉等。

10 孕期数字知多少

每一对准备做父母的青年夫妇，为了生育一个健康聪明的孩子，都应当了解一定的孕前准备、孕产期保健和新生婴儿哺育知识，为此需要了解一些科学数字，现归纳如下：

1 最佳受孕月份是7~9月。

2 容易受孕时间是下次月经前14天或两次月经中间的4~5天内。

3 产前检查的时间：一般怀孕后1个月，开始产前检查；怀孕28周前，每4周检查1次；怀孕28周以后，每2周检查1次；36周后，每周检查1次或遵医嘱。

4 孕妇洗澡的适宜温度：38℃左右。

5 孕妇每周增加的体重：正常值应小于0.15千克。

6 孕妇体重增加总值：增重量以10~15千克为宜。

7 自然流产容易发生的时间：怀孕后7个月以内，一般在3个月以内。

8 人工流产的适宜时间：停经后2个月内。

9 中期引产的适宜时间：妊娠16~24周内。

10 产妇可下床活动的时间：产后24小时。

11 产妇可轻微活动的时间：产后2周。

12 产妇可做一段家务的时间：产后5~6周。

13 产妇身体完全恢复正常的时间：产后6~8周。

14 产后可恢复性生活的时间：产后6~8周。

15 新生婴儿出生后的正常体重2.5~3.5千克。超过4千克为巨大儿，低于2.5千克为低体重儿。

16 婴儿头3个月体重增加值：平均500~900克／月。

丈夫是最佳的生产陪护人

　　随着产科病房日趋温馨、家庭化，给产妇创造了一个良好的生活、休息环境。但分娩过程中的剧痛和情绪紧张，使得产妇在寻求多方面的帮助。尤其令产妇感觉到最痛苦的事情就是：留下她一人单独面对陌生的医护人员，经历新生命降生时带来的刻骨铭心的阵痛。这时产妇的精神需求尤为重要。产妇生产时最佳的陪护人应该是丈夫，丈夫陪护的好处有以下几点：

　　❶ 夫妻双方共同迎接爱的结晶——新生命的到来，更能使夫妻关系融洽，尤其是丈夫会更加珍爱自己的妻子，增强责任感。

　　❷ 当新生命将要降临时，产妇最大的精神支柱是丈夫。丈夫给予的抚慰是任何人都替代不了的，可使产妇增加信心，提高痛阈，配合分娩，以利母婴安全。

　　但在此我们还必须指出的是，因为个体差异，有些男士不忍心看到自己妻子临产时痛苦的模样，自己先乱了阵脚，手足无措，甚至发生"血晕"，如果是这样的情况，就不适于在产房陪产，以免给产妇带来更大的精神负担，给医护工作带来不便。因此，是否需要丈夫陪产，夫妻双方应本着相互理解和关心的态度，根据自身的状况协商决定。

丈夫应怎样帮助妻子顺利生产

　　丈夫与妻子可以一起参加产前训练班，一起了解生产的过程，做好充分的思想准备，尽量为妻子减轻痛苦，帮助妻子顺利生产。

　　❶ 多鼓励，多安慰，用话语为妻子树立顺利生产的信心。

　　❷ 为妻子按摩。在整个生产过程中，通过对妻子背部、腰部、腹部等部位的按摩，可使妻子的疼痛得到缓解。

　　❸ 制造轻松气氛。在阵痛间隙，可以和妻子一起想象宝宝的模样，讲讲将来怎样培

养他，宝宝会如何调皮，如何可爱，生活会如何精彩等，努力制造轻松气氛。

❹ 要准备好充足的水、点心或妻子平时喜欢吃的小零食，最好再准备一些巧克力，随时补充能量。

十月怀胎全程指导 13 临产时的饮食

医生过去希望产妇分娩时不要进食或是喝饮料，以免妈妈临时需要全身麻醉进行剖宫产时不方便。但现在还是建议分娩中的妇女进食少量容易消化的食物。为此，专家建议：

❶ 早一点进食：在分娩初期进食以储存能量。

❷ 进食次数多一些：以小吃代替正餐（少量多餐或吃零食）。

❸ 吃高热量食物：分娩初期，尽量往肚子里填些复合糖类食物（谷类、面食）；分娩晚期，小口吃或喝一些简单的糖类食物，如水果、果汁、蜂蜜等。

❹ 吃容易消化的食物：避免脂肪太多或是油炸、油腻的食物。

❺ 尽量多喝水：分娩初期，每小时至少补充240毫升水分。

另外，产妇在临产前吃一两块巧克力，能在分娩过程中产生更多热量。

十月怀胎全程指导 14 巧克力是助产大力士

产妇在临产前要多补充些热量，以保证有足够的力量促使子宫口尽快开大，顺利分娩。

当前很多营养学家和医生都推崇巧克力，认为它可以充当"助产大力士"，并将它誉为"分娩佳食"。一是因为它营养丰富，含有大量的优质糖类，而且能在很短时间内被人体消化吸收和利用，产生出大量的热能，供人体消耗。据测定，每100克巧克力中含有糖类50克左右、脂肪30克左右，蛋白质15克以上，还含有较多的锌、维生素B₂、铁和钙等，它被消化吸收和利用的速度是鸡蛋的5倍、脂肪的3倍。

二是体积小、发热多，而且香甜可口，吃起来也很方便。产妇只要在临产前吃一两块巧克力就能在分娩过程中产生更多热量。因此让产妇在临产前适当吃些巧克力，对身体十分有益。

十月怀胎全程指导
15 产妇临盆应什么时间入院待产

以前一直认为出现规律宫缩，即临产时才去住院。这个观念是错误的，专家建议，入院时间要因人而异。

一旦发生胎膜早破，不论是否临产，应立即住院。妊娠并发症和其他合并发者，由医生根据其病情决定入院时间。重度妊高症，突发胎心、胎动异常，产前出血等必须立即入院。选择性剖宫产者在预产期前1~2周入院。过期妊娠在41周时一定要入院。前置胎盘者应提早住院。

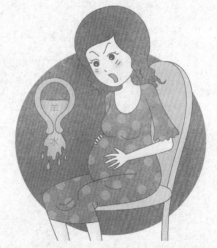

十月怀胎全程指导
16 什么情况下需要提前入院

无妊娠并发症的孕妇一般不需提前入院，以免待产时间太长，而受其他产妇影响，思想顾虑重重，吃不好，睡不好，造成身心疲惫，影响产程，还额外地增加经济负担和不方便。但是，如果孕妇有下列情况之一者，应适时提前入院待产，以防发生意外与急产伤。

❶ 离医院较远的地区孕妇应提前入院。

❷ 伴有内科疾病如心脏病、肺结核、高血压、重度贫血等疾病的患者，应提前住院，便于及时掌握病情，周密监护，及时进行处理。

❸ 经医生检查确定骨盆及阴道有明显异常者，不能经阴道分娩，应适时入院进行剖宫产。

❹ 中、重度妊娠高血压综合征，或突然出现头痛、眼花、恶心呕吐、胸闷或抽搐者，应立即住院，以控制病情的恶化，待病情稳定后适时结束分娩。

❺ 胎位不正，如臀位、横位以及多胎妊娠，需随时做好剖宫产准备。

❻ 经产妇有急产史者，应提前入院，以防出现急产伤。

❼ 有前置胎盘、过期妊娠者等，应提前入院待产，加强监护。

总之，有并发症的孕妇，医生会根据孕妇病情决定入院时间，孕妇及其亲属应予以理解与配合，不可自作主张，以防发生意外。

十月怀胎全程指导 17 冷静应对待产中的突发情况

在医院待产时，可能出现的突发情况大致有以下几种：

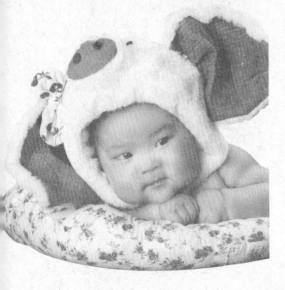

🎵 胎儿骨盆不对称

如果胎头太大或产妇骨盆腔过于狭窄，子宫颈无法开全，或胎头不再下降，医生会采用剖宫产。

🎵 胎盘早期剥离

在待产中，如果产妇的阵痛转变为持续性的腹痛，且阴道出血有所增加，就表明可能是胎盘早期剥离，如确诊为胎盘早期剥离，医生应紧急为产妇实施剖宫产。

🎵 麻醉意外 ▶▶

对于采用无痛分娩或剖宫产分娩的产妇来说，在使用一定剂量麻醉剂时，有可能出现过敏或麻醉意外。如果发生这种情况，需及时处理，以免发生危险。

🎵 脐带脱垂 ▶▶

脐带脱垂大多发生在早期破水、胎头尚在高位及胎位不正时。脱垂的脐带会受到胎头压迫，中断胎儿的血液及养分供应，并危及胎儿的生命。如果出现这种状况，就应立即实施剖宫产。

🎵 胎儿窘迫 ▶▶

若胎儿心跳频率下降，可能是胎儿脐带受到压迫，胎头下降受到骨盆压迫。此时医生会给产妇吸氧、打点滴。如果胎心音仍未恢复正常，就必须立即行剖宫产。

当出现上述突发情况时，准妈妈一定不要慌张，应理智地配合医生，这样才能保证母子平安。

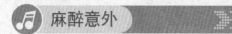

18 分娩前的征兆

由于预产期的临近，孕妇随时会面临分娩。目前还没有找到一种能够迅速、有效地测定出分娩时间的科学方法。一般认为，在预产期前3周或后2周内，即孕37～42周之内分娩均属正常。一般情况下，分娩前是会有一些征兆的。

宫底下降：堵在胃部的宫底有下降的感觉，减轻了对横膈的压迫，胃的压迫感消失，食欲有所增加。

腹坠腰酸：由于胎头的下降，使盆腔的压力增加，会感到腹坠腰酸，耻骨联合部位有撑胀感。

尿频：胎头的下降会压迫位于子宫前方的膀胱，使小便次数增加。

阴道分泌物增加。一般情况下，分泌物的量不多，无异味。偶有一股"妊娠溢液"流出，不会持续流，有别于破水。

胎动减少：由于胎头已经相对固定，胎动有减少的趋向，但12小时内胎动的次数应该在20次以上。如有胎动明显减少，应及时赶到医院就诊。

不规则的子宫收缩：从孕7个月开始，会感到腹部有时发硬，出现一个明显的子宫轮廓，这种宫缩没有规律，强度也时强时弱，没有疼痛的感觉。临产前这种宫缩会越来越频繁，夜间明显。

见红：从阴道排出咖啡色或淡红色的分泌物称为"见红"，有时见红数天后才会临产。

当出现这些临产的先兆征象时，不必惊慌，这并不标志分娩的开始，可以在家里适当休息，清洁身体，摄取食物，积蓄力量，准备分娩。

19 产程的三个阶段

分娩是新生儿就要诞生的关键时刻，虽然只经历十几个小时，但这期间每儿都要经历激烈变化的过程。临产后，随着子宫的收缩，子宫腔内压力逐渐增加，迫使胎儿逐渐下降，此时子宫颈口也一点点开大，直到开全为止，胎儿才能从产道生出来，医学上把妇女的生产过程称为产程。正常产程分为3个阶段：

第一产程

也叫宫颈扩张期，从规律子宫收缩开始到子宫颈开全。完成这个阶段初产妇需12～16小时，经产妇快些，为6～8小时。在第一产程时间内，产妇会觉得肚子一阵阵发紧发硬，间隔由开始的15～20分钟1次缩短到1～2分钟1次，而宫缩的持续时间由原来20～30秒增加到1分钟。胎儿也会逐渐下降，胎膜将近宫口开全时破裂。

第二产程

也叫胎儿娩出期，是指从子宫颈口开全到胎儿娩出这段时间。初产妇需要1～2

小时，一般不超过2小时；经产妇短则几分钟，长则1小时左右。在这个阶段，子宫收缩会较频，强度也比原来强，产妇有大便感，这是由于下降胎头压迫所致。产妇此时会出现不由自主地往下屏气，胎头会一点点露出直到完全娩出。胎头娩出顺序是：头顶→额头→面部→双肩→身体其他部分。

第三产程

也叫胎盘娩出期。从胎儿娩出到胎盘娩出，一般需要15～30分钟。这个阶段由于胎儿已经娩出，产妇会产生轻松感。胎盘贴在子宫壁上，当胎盘娩出后，子宫收

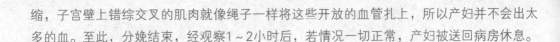

缩，子宫壁上错综交叉的肌肉就像绳子一样将这些开放的血管扎上，所以产妇并不会出太多的血。至此，分娩结束，经观察1~2小时后，若情况一切正常，产妇被送回病房休息。

20 产妇怎样配合接生

十月怀胎全程指导

在接近宫口开全时，宫缩间歇时间缩短至2~3分钟，持续时间延长到40~60秒，产妇会本能地深呼吸，降低膈肌，增加腹压，然后屏气，向下用力，这样做不会对胎儿有损伤，但产妇很辛苦。产妇一般不愿意有太多的活动，宫缩间歇时喜欢闭目假寐，不爱睁眼，或进入浅睡状态，对外界的反应较差，其实这也是机体保存实力的一种表现。但是，在宫口开全后需要产妇更加倍努力，除了子宫收缩的力量外，还要加上腹肌和提肛肌的收缩力，才能顺利地完成分娩。也可选择自然的理想的体位分娩。如蹲位可使骨盆扩张，盆底放松，阴道扩张，用子宫收缩以及腹肌和提肛肌的收缩力使胎儿娩出，产妇蹲或跪在床上，由两个人在两旁扶住，这样就会更安全。半坐位产妇躺在产床上，将床的上半部分抬高45度以上，让产妇拉住产床两旁的拉手用力。由于胎儿重力和产力方向一致，而有利于胎儿的娩出。用力的过程要相当缓和，既要有力又要均匀。这样可使阴道的肌肉组织有充分的时间扩张，以适应胎头的下降，而不至于引起宫颈、阴道和会阴的损伤。在宫缩开始时向下用力，并有意识地放松盆底组织，这时可深

吸气后屏气2~3次。注意宫缩间歇期的放松不要太快，也不要过度换气，要完全放松，保存体力。

胎儿即将娩出时肛门和会阴部膨隆，随着每一次宫缩，在阴道口会出现越来越多的胎头部分，但在宫缩间歇期会稍稍回缩，这个过程称为拨露。一旦胎头不再回缩就称为胎头着冠。着冠以后一两次宫缩胎儿就会娩出。产妇在胎头娩出时应与医护人员密切配合，防止发生会阴的严重裂伤。

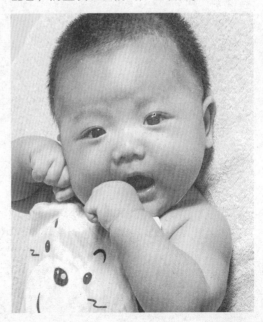

21 产妇临产时应克服恐惧心理
十月怀胎全程指导

临产是指成熟或接近成熟的胎儿及附属物（胎盘、羊水）由母体产道娩出的过程，又称为分娩，民间称为临盆。有的孕妇，尤其初产孕妇对临产非常恐惧，害怕痛苦和出现意外，其实这是不必要的。"十月怀胎，一朝分娩"，就是指妇女受孕后怀胎10个月，即胎儿在母体内生长发育280天左右（即将近10个月），胎儿便发育成熟。当胎儿发育成熟后，子宫发生强烈收缩，此时孕妇感到腹部阵阵疼痛，然后宫颈口扩张，胎儿及其附属物经母体阴道排出，便是分娩，即临产的全过程结束。

怀孕、分娩都是生理功能的一种自然现象，是一种平常而又正常的事，符合孕妇的生理特点，所以产妇不必惊慌、恐惧，凭其自然，又有接生医生的帮助，自会顺利分娩。相反，如果临产时精神紧张，忧心忡忡，将会影响产力，从而导致产程延长，造成分娩困难，带来多余的麻烦和痛苦。

22 产妇待产时应避免精神紧张
十月怀胎全程指导

临产妇的情绪对能否顺利分娩起着相当重要的作用，所以医务人员要特别重视产妇的心理保健。这个工作需要医务人员去做，讲解分娩的知识和安全问题，同时，更需要家属的积极配合，尤其是孕妇的丈夫，应该给予即将分娩的妻子无微不至的关心和照顾，针对妻子思想上存在的一些不必要的顾虑，要耐心地解释。特别是在妻子分娩期间，尽量不要外出，要守在妻子身边，做好妻子的心理安慰工作。

作为产妇母亲和婆婆，应该采取"现身说法"的方法给临产妇解除精神负担。特别是对生男生女亲人都不要表态，应该说，男孩女孩都是家里的好宝宝。家里的亲人通过做细致的工作，可给产妇创造一个安静、轻松的临产环境。那种为生男生女向产妇施加精神压力的做法，不仅无济于事，而且会给本来思想负担就很重的产妇火上浇油，使其精神更加紧张，容易出现各种意外。

产妇过于紧张或恐惧还会引起大脑皮

质功能失调，往往使子宫收缩不协调，子宫颈口不易扩张，产程就会延长。孕妇精神放松，子宫肌肉收缩规律协调，宫口容易开大，就会使产程进展顺利。另外，精神过度紧张的产妇往往不会利用宫缩间隙时间休息，休息不好，饮食就少，在分娩过程中得不到充分热量和水分的补充，就不能满足分娩期消耗的需要，容易疲劳，延缓分娩进程或者不能正确使用腹压影响子宫协调有力地收缩，妨碍胎儿的顺利娩出。

十月怀胎全程指导

23 产妇在分娩时应避免大声喊叫

产妇在分娩时大声喊叫既消耗体力，又会使肠管胀气，不利于宫口扩张和胎儿下降，还会使胃部胀气，产生不适。

正确的做法应该是：产妇要对分娩有正确的认识，消除精神紧张，抓紧宫缩间歇休息，按时进食喝水，使身体有足够的体力储备。这不但能促进分娩，也大大增强了对疼痛的耐受力。如果确实疼痛难忍，也可以做如下工作，以进一步减轻疼痛。

深呼吸： 子宫收缩时，先用鼻子深深地吸一口气，然后慢慢用口呼出。每分钟做10次，宫缩间歇时暂停，产妇休息片刻，下次宫缩时重复上述动作。

按摩： 深呼吸的同时，配合按摩效果更好。吸气时，两手从两侧下腹部向腹中央轻轻按摩；呼气时，从腹中央向两侧按摩。每分钟按摩次数与呼吸相同，也可用手轻轻按摩不舒服处，如腰部、耻骨联合处。

压迫止痛： 在深呼吸的同时，用拳头压迫腰部或耻骨联合处。

适当走动： 产妇如一切正常，经医生同意后，可适当走动一下，或靠在椅子上休息一会儿，或站立一会儿，都可以缓解疼痛。

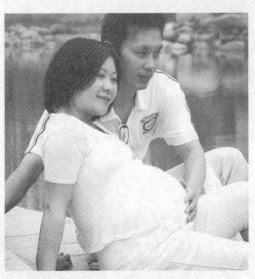

24 产妇在分娩时应重视食物补充

分娩期持续时间较长，孕妇在此期间的睡眠、休息和饮食均受到影响，精神疲惫，体力消耗过多。在饮食上要注意这一时期的特点，给予足够的热量。

第一产程（宫颈扩张期）占分娩过程的大部分时间。此时子宫底位置较高，而且产妇常有恶心的感觉，食物应以清淡为主，在胃内停留的时间不宜长。这一时期长时间的阵痛带给产妇的消耗是巨大的，而且产妇还要面对下面的分娩过程，为了保证第二产程的能量供应，产妇应尽量多进食。食物要易于消化，又要能提供大量的热量，故应以半流质或软食淀粉类食品为主，并少吃多餐。

如产妇难以进食，可尽量吃些高热量食品，如巧克力糖等。

第二产程（胎儿娩出期）较短，产妇不愿摄食，不必勉强。如愿进食，可根据情况供给流质食品，如果汁、藕粉。

25 自然分娩好

自然分娩是人类繁衍过程中的一个正常生理过程，是人类的一种本能行为。产妇和婴儿都具有潜力主动参与并完成分娩过程。"瓜熟蒂落"在医学上就是指阴道自然分娩。如果孕期产前检查正常，绝大多数人是能平安顺利分娩的，产后母亲身体恢复也较快。很多的女性对阴道分娩非常惧怕，怕痛，怕自己生不下来，怕受两次罪，甚至怕自己的体形发胖等。但是，分娩时腹部的阵痛可使孕妇大脑中产生内啡肽，这是一种比吗啡作用更强的化学物质，可给产妇带来强烈的快感。另外，产妇的垂体还会分泌一种缩宫素的激素，这种激素不但能促进产程的进展，还能促进母亲产后乳汁的分泌，甚至在促进母婴感情中也起到一定的作用，阴道分娩对母婴都有许多好处：

1 分娩过程中子宫有规律的收缩，能使胎儿肺脏得到锻炼，使肺泡扩张，促进胎儿肺成熟。

2 阴道分娩时，有规律的子宫收缩，以及经过产道时的挤压作用，可将胎儿呼吸道内的羊水和黏液排挤出来，新生儿的并发症如吸收性肺炎的发生率大大减少。

3 经阴道分娩时，胎头受子宫收缩和产道挤压，头部充血，可提高脑部呼吸中枢的兴奋性，有利于新生儿娩出后迅速建立正常呼吸。

4 免疫球蛋白在自然分娩过程中可由母体传给胎儿，剖宫产儿缺乏这一获取抗体的过程，因而自然分娩的新生儿具有更强的抵抗力。

由此可知，经阴道分娩才是正常的分娩途径。孕妇如果没有异常情况，为了母亲和婴儿的健康，应尽量争取阴道分娩。

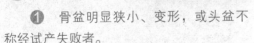

十月怀胎全程指导

26 剖宫产的手术指征

凡妊娠28周以后，经腹切开子宫取出胎儿和胎盘的手术，称为剖宫产手术。近几年来，由于推广计划生育及优生学，剖宫产指征有放宽的趋势，许多困难的产钳、臀位牵引术等都已废除，而由剖宫产取代了。但随着剖宫产的增多，各种各样的并发症也增多了，如产褥感染、晚期子宫大出血甚至有的需行子宫切除，所以剖宫产手术须慎重，决不能滥用，更不能用来取代正常阴道分娩，手术必须有严格的指征。

产妇方面

1 骨盆明显狭小、变形，或头盆不称经试产失败者。

2 前次剖宫产刀口愈合不佳，或上次剖宫产指征仍然存在者。

3 宫缩乏力，出现产程过长，经用各种方法处理仍无效者。

4 产前发生严重出血，如前置胎盘、胎盘早期剥离、先兆子宫破裂，或重

症子痫前期经药物治疗无效者。

5 母亲合并某些严重内外科疾病，不宜阴道分娩者。

胎儿方面

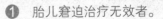

1 胎儿窘迫治疗无效者。

2 脐带脱垂，胎心音尚好，宫口尚未开全者。

3 胎盘功能试验结果明显低下者。

④ 母高龄初产35岁以上，或有难产史而无子女，估计从阴道娩出有困难者。

⑤ 胎位异常如横位、颏后位（儿面向母前方），或臀位胎儿较大者。

十月怀胎全程指导

27 阴道产的优缺点

阴道产的优点：胎儿在分娩过程中受到产力和产道的挤压，发生了一系列形态变化，特别是适应功能方面的变化。胎头出现一定程度的充血、淤血，使血中二氧化碳分压上升，处于一时性缺氧状态，因此呼吸中枢兴奋性增高；胎儿胸廓受到反复的宫缩挤压，使吸入呼吸道中的羊水、胎粪等异物被排出，同时血液中的促肾上腺激素和肾上腺皮质激素以及生长激素水平提高，这对于胎儿适应外界环境是十分有益

的。以上因素均有利于产后新生儿迅速建立自主呼吸。另外，阴道产母亲身体恢复得比较快，也比较好。费用也相对较少。

阴道产的缺点有以下几个方面：

① 产程较长。

② 产前阵痛、阴道松弛、子宫膀胱脱垂后遗症、会阴损伤或感染、外阴血肿等。

③ 毫无预警地发生羊水栓塞。

④ 产后感染或发生产褥热，尤其是早期破水、产程延长者。

⑤ 会发生急产，尤其是经产妇及子宫颈松弛的患者。

⑥ 胎儿难产或母体精力耗尽，需以产钳或真空吸引协助生产时，会引起胎儿头部血肿。

⑦ 胎儿过重，易造成肩难产，导致新生儿锁骨骨折或臂神经丛损伤。羊水中产生胎便，导致新生儿胎便吸入综合征。

⑧ 胎儿在子宫内发生意外，如脐绕颈、打结或脱垂等现象。

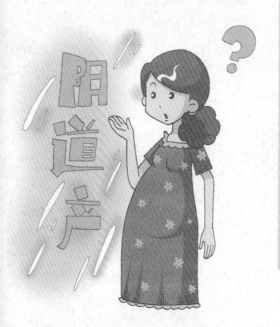

十月怀胎全程指导

28 剖宫产的优缺点

🎵 剖宫产的优点

❶ 由于某种原因，绝对不可能从阴道分娩时，施行剖宫产可以挽救母婴的生命。

❷ 剖宫产的手术指征明确，麻醉和手术一般都很顺利。

❸ 如果施行选择性剖宫产，于宫缩尚未开始前就已施行手术，可以免去母亲遭受阵痛之苦。

❹ 腹腔内如有其他疾病时，也可一并处理，如合并卵巢肿瘤，就可同时切除。

❺ 做结扎手术也很方便。

❻ 对已有不宜保留子宫的情况，如严重感染，不全子宫破裂，多发性子宫肌瘤等，亦可同时切除子宫。

❼ 由于近年剖宫产术安全性的提高，许多妊娠并发症和妊娠合并症的中止妊娠，临床医生选择了剖宫产术，减少了并发症和合并症对母婴的影响。

🎵 剖宫产的缺点

❶ 剖腹手术对母体的精神上和肉体上都是个创伤。

❷ 手术时麻醉意外虽然极少发生，但仍有可能发生。

❸ 手术时可能发生大出血及副损伤，损伤腹内其他器官，术后也可能发生泌尿、心血管、呼吸等系统的合并症。

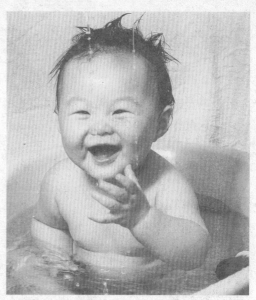

❹ 手术中即使平安无事，但术后仍有可能发生子宫口愈合不良、晚期产后流血、腹壁窦道形成、切口长期不愈合、肠粘连或子宫内膜异位症等。

❺ 术后子宫及全身的恢复都比自然分娩慢。

❻ 再次妊娠和分娩时，有可能从原子宫切口处裂开，而发生子宫破裂，如果原切口愈合不良，分娩时亦需再次剖腹，故造成远期不良影响。

❼ 剖宫产的新生儿，有可能发生呼吸窘迫综合征。

可见，剖宫产既有优点，又有缺点，并非绝对安全，除非因挽救母婴必须做剖宫产外，应尽量不做，争取自然分娩。

29 剖宫产的小孩聪明吗

　　有些人片面地理解优生，认为剖宫产儿不经过产道，未被挤压，孩子将来会更聪明。其实这种看法是很不科学的。十月怀胎，一朝分娩，这是自然界的生理现象，世界上有数不清的对科学技术发展作出巨大贡献的科学家，都是按自然规律正常出生的。有人把经阴道分娩看做是有生以来所经受的第一次考验，也是胎儿躯体发育、心理发育的最后一次自我完善过程。

　　科学研究证明，经阴道分娩的婴儿血液中肾上腺皮质激素升高，娩出后红细胞迅速增加；由于经产道挤压，胎儿各组织发生不同程度损伤，致使新生儿血中纤维蛋白溶酶增加，纤维蛋白及其类似物下降，能有效地防止新生儿肺透明膜病，新生儿透明膜病是一种危及新生儿生命安全的严重疾患；经阴道分娩的胎儿由于受适度挤压，处于一时性缺氧状态，可使呼吸中枢兴奋性增加，新生儿娩出后能立即建立有效肺呼吸，尤其口、鼻腔及支气管内的液体均被挤压出来，不易被吸入肺内造成吸入性肺炎。然而，剖宫产娩出的新生儿，则未曾经受宫缩与挤压的特殊训练，因此不具备阴道分娩婴儿的上述优点。在日后生长发育中，对外界环境的适应能力不强，外观似乎一切都正常，但呼吸窘迫综合征即透明膜肺炎的发生率却明显增加，且死亡率较高。

　　如您也认为剖宫产的孩子没有经过阴道挤压，先天好，聪明，那最好改变您的观点，因为这种看法是没有根据的。

30 剖宫产孩子的训练

　　心理学家研究发现，剖宫产的孩子由于没有经过阴道的挤压，容易产生情绪敏感、注意力不集中、手脚笨拙等问题。

　　专家建议，针对剖宫产出生的孩子，要注意加强以下几个方面的训练：

大脑平衡功能的训练

出生后前3个月，要适当地摇抱孩子，或让孩子躺在摇篮里，训练他们的前庭平衡能力。7~8个月时，可以多让宝宝爬行，不要过早地使用学步车。学会走路以后可以训练走独木桥、荡秋千等。

本体感的训练

剖宫产出生的孩子对自己的身体感觉不良，身体协调性差，动作磨蹭，写作业拖拉，有的孩子还会出现语言表达障碍和尿床等问题，可以训练他们翻跟头、拍球、跳绳、游泳、打羽毛球等活动。

触觉训练

2~3岁的孩子若经常吃手，则不用限制他，如果孩子再大一些还有咬指甲、咬笔头、爱玩生殖器等习惯，则是孩子触觉敏感的反映。有些剖宫产的孩子还容易发脾气、胆小、紧张、爱哭、偏食、爱惹人等。可以让孩子玩水、土、沙子，游泳、赤脚走路及洗澡后用粗糙的毛巾擦身体等，和小朋友一起玩需要身体接触的游戏。

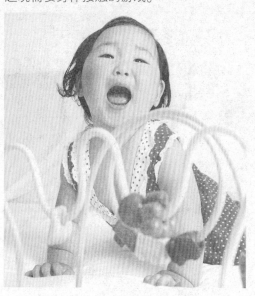

31　为什么要选择无痛分娩

十月怀胎全程指导

分娩带来的疼痛会对胎儿产生不利的影响。资料显示，当人体感到严重的疼痛时，会释放一种叫儿茶酚胺的物质，这种物质对产妇和胎儿都会产生不利的影响。儿茶酚胺的增多会减弱子宫收缩的协调性，不协调宫缩会使宫颈扩张速度减慢，新生儿的血液和氧气供应都可能受到影响。

无痛分娩是几乎没有疼痛的自然分娩。一项随机调查显示，93.6%的孕妇期望自然分娩，但却担心分娩疼痛，担心胎儿安全。也正是基于这些担心，很多产妇及其家人选择了剖宫产。专家指出，剖宫产是处理高危妊娠和难产的有效方法，但它毕竟是一种手术，有可能对新生儿和产妇自身造成不必要的损伤。自然分娩的产妇产后恢复快，自然分娩的婴儿有经过产道挤压的过程，因此在呼吸系统等方面的发育也较好。两者利弊显而易见，无痛分娩为害怕生产疼痛的产妇提供了自然分娩的机会。

32 无痛分娩的方法

"无痛分娩"在医学上称为分娩镇痛，产程中镇痛的方法主要有以下几种：

精神无痛分娩法

给产妇及家属讲解有关妊娠和分娩的知识，使她们对分娩中所发生的阵缩痛有所理解，对分娩的安全性有了信心，这可使产妇消除恐惧、焦虑心理，分娩时产生强有力的宫缩，有助于产程顺利进展。指导产妇在宫缩增强以后，做缓慢的深呼吸，以减轻阵缩时的疼痛感觉。目前开始提倡家属陪伴待产与分娩。痛苦之时，有亲人在旁守护，产妇会感到无限安慰，增强对疼痛的耐受性。

药物镇痛

药物镇痛可起到镇静、安眠、减轻惧怕及焦急心理的作用。临床中常用的镇痛药物有地西泮（安定）、哌替啶（度冷丁）等药物，但不可大量使用，尤其是胎儿临近娩出前3~4小时内，以免影响宫缩和抑制新生儿呼吸。

使用镇痛分娩仪

当产妇出现规律性宫缩后，可使用镇痛分娩仪，临床中已收到良好效果。

硬膜外阻滞镇痛

镇痛效果较为理想的是硬膜外阻滞镇痛，通过硬膜外腔阻断支配子宫的感觉神经，减少疼痛，由于麻醉剂用量很小，产妇仍然能感觉到宫缩的存在。产程可能会因为使用了麻醉剂有所延长，但是可以通过注射缩宫素加强宫缩，加快产程。硬膜外阻滞镇痛有一定的危险性，如麻醉剂过敏、麻醉意外等。由于在操作时程序比较繁琐，在整个分娩过程中需要妇产科医生与麻醉科医生共同监督、监测产妇情况。

其他镇痛方法

孕期应加强对肌肉、韧带和关节的锻炼，放松思想，创造良好的分娩环境，或者在分娩时身体浸在水中，这些方法都可减轻分娩时的疼痛。

十月怀胎全程指导 33 氧化亚氮让分娩无痛

由于第一产程时间比较长，产痛的折磨会使产妇变得痛苦，目前医院可用一些对母婴较为安全的镇痛方法来减少产妇的痛苦。其中，氧化亚氮，又称笑气，是镇痛作用较强而麻醉作用较弱的吸入麻醉药。一般在宫口开大3厘米以上，产痛较剧烈时使用，用面罩覆盖产妇口鼻，做3~5次深呼吸，宫缩的时候即不感到疼痛。

十月怀胎全程指导 34 选择哪种分娩方式好

目前医院所采取的三种分娩方式——自然分娩、无痛分娩与剖宫产，到底哪一种对妈妈和宝宝最好？产妇应对这三种分娩方式有所了解：

自然分娩： 自然分娩是指胎儿通过阴道自然娩出，不用施行药物或助产手术。

剖宫产： 剖宫产是指不通过产道将胎儿取出。剖宫产的方法有好几种，大部分采取子宫下段横切口，即切开产妇的下腹部和子宫下段的方法。

无痛分娩： 无痛分娩其实是自然分娩的一种方式，是指在自然分娩过程中，对孕妇施以药物麻醉，使其感觉不到太多疼痛，婴儿从产道自然娩出。近年来，开展较多的是用硬膜外阻滞麻醉镇痛。

既然有三种方式可供选择，不同的分娩方式是由什么来决定的？

首先，医院会对产妇做详细的全身检

查和产科检查，检查胎位是否正常，估计分娩时胎儿有多大，测量骨盆大小是否正常等，如果一切正常，就采取自然分娩的方式。如果有问题，则采取剖宫产。无痛分娩则是由患者自身来决定的，不想忍受产程剧痛又能自然分娩的人可选择无痛分娩。

自然分娩、剖宫产和无痛分娩这三种分娩方式，哪一种安全系数更高？

在正常情况下，当然是自然分娩对母亲的伤害最小。自然分娩中，孕妇的每次宫缩就是对胎儿的按摩，对日后小孩皮肤感官系统的形成很有帮助。而且，通过正常产道的挤压，可以使胎儿把吸入肺里的羊水吐出，可降低发生娩出后窒息的概率。

剖宫产原本是为了将母子从危险中抢救出来不得不采用的方法。然而，现在有一种不良倾向，不少产妇在临产前即使能自然娩出，也要求施行剖宫产，她们认为阴道分娩太痛苦，还不如一刀干脆爽快，而且不会使阴道松弛。其实，剖宫产毕竟是手术，有手术就会有风险，对于母子来说，都会有不利的影响。

无痛分娩相对来说也比较安全，对母亲及胎儿几乎没有什么影响。

综上，产妇若无不良指征，应尽量选择自然分娩。

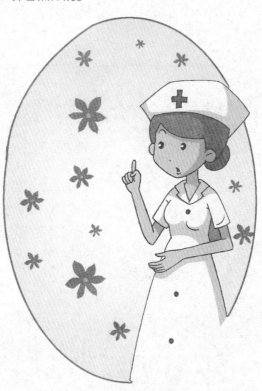

35 矮小的孕妇一定难产吗

不少身材矮小的妇女怀孕后总是担心自己会不会难产。其实这种担心是多余的。因为胎儿能否顺利娩出与骨盆的形态有关。一个人身材的高矮与骨盆的大小不一定成正比，有些身高超过1.70米的女性，有着男子型的骨盆，盆腔呈漏斗状，骨质厚，内径小而深，胎儿不易通过。而许多身高不足1.60米的女性，臀部宽，呈典型的女性骨盆，盆腔呈桶状，宽而浅，骨质薄，内径大，胎儿很容易通过。

此外，胎儿的大小与骨盆是否相称也是衡量能否顺产的因素。因此，身材矮小的孕妇大可不必忧心忡忡。骨盆的形态是否正常，通过骨盆外测量及内测量就可以得出。利用超声检查可以准确地测量出胎儿的大小。因此临产时，医生完全可以预测出你生产过程是顺产还是难产。即使真的是难产，还可采取剖宫产手术。个子矮小的女士，尽可放下心来，只管一心一意地孕育自己的宝宝好了。

十月怀胎全程指导
36 肥胖的孕妇易发生难产

临床观察证实，如果孕妇在孕期体重增加过多，胎儿长得过大，就容易造成难产，对胎儿健康也不利。一般来讲，孕期体重增加15千克以上就可称作是孕期肥胖。但这一标准也不是绝对的，应视孕妇自身情况而有所不同。如高个孕妇体重增加多些也属正常，而矮个孕妇体重增加不到15千克也可能属于孕期肥胖。

造成孕期肥胖的原因很多。有的孕妇认为胎儿的生长发育需要大量增加营养，于是就多吃多餐，以致热量摄入过多，形成肥胖。有的孕妇认为多吃水果可使婴儿皮肤白嫩，于是进食大量水果，甚至拿水果当主食吃，而多数水果含糖分较高，过多的糖类进入体内会转化成过多的脂肪，最终导致肥胖。也有的妇女怀孕后就不再上班工作，孕期的体力活动和锻炼大大减少，这也使得摄入的热量相对过多，而使孕妇形成肥胖。

十月怀胎全程指导
37 什么是高危妊娠

在怀孕过程中孕妇本身有病理因素，可能危害孕妇、胎儿及新生儿或发生难产的妊娠，称为高危妊娠。

高危妊娠常发生于以下情况：

1 孕妇年龄小于16岁或大于35岁。

2 有异常怀孕病史，如自然流产、异位妊娠、早产、死胎、死产、难产（包括有过剖宫产）、新生儿死亡、新生儿畸形或有先天性、遗传性疾病等。

3 患有各种妊娠并发症，如妊娠高血压综合征、前置胎盘、胎盘早期剥离、羊水过多或过少、胎儿宫内发育迟缓、过期妊娠、母儿血型不合等。

4 有各种妊娠合并症，如心脏病、糖尿病、高血压、肾脏病、肝炎、甲状腺功能亢进、血液病（包括贫血）、病毒感染（包括风疹、水痘）等。

5 胎位异常、巨大胎儿、多胎妊娠、骨盆异常、软产道异常等。

6 妊娠过程中接触大量放射线、化学性毒物或用过影响胎儿的药物。

7 曾有肿瘤或做过手术者。

38 高危妊娠的处理

高危妊娠者在妊娠后期必须特别注意。

要注意营养

孕妇的健康及营养状态对胎儿的生长发育极为重要。凡营养不良、显著贫血的孕妇所分娩的新生儿，其出生体重均较正常者为轻，故应给予孕妇足够的营养，并积极纠正贫血。对伴有胎盘功能减退、胎儿宫内生长迟缓的孕妇，应给予高蛋白、高能量的饮食，并补充足量维生素和铁钙等。

卧床休息

卧床休息可改善子宫胎盘血循环，减少水肿和妊娠对心血管系统造成的负担。

改善胎儿的氧供应

给胎盘功能减退的孕妇定时吸氧，每日3次，每次30分钟。

在孕期胎儿发育过程中的后3个月要考虑到，如果继续妊娠会严重威胁母体健康或影响胎儿生存时，应在适当时间终止妊娠。终止妊娠时间应根据母体情况、胎儿成熟情况、胎心率变化等作出决定。临产时应严密观察胎心率变化，也可用胎儿电子监测仪，以便及早发现问题。产程中应注意及时给氧，如产程长可根据母体、胎儿情况及早结束分娩，可行剖宫产术。无

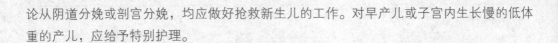

论从阴道分娩或剖宫分娩，均应做好抢救新生儿的工作。对早产儿或子宫内生长慢的低体重的产儿，应给予特别护理。

39 臀位宝宝该怎么生

十月怀胎全程指导

预产期到了，准妈妈信心百倍地等着迎接挑战。可宝宝不配合，明明就要出来了，他还把小屁股朝着外面坐得稳稳的，这称为"臀位宝宝"，该怎么生下他呢？

目前臀位宝宝绝大多数会剖宫产出，不以自然方式产出主要是因为担心宝宝的脚和臀先露，头部就没有足够的时间形成可以配合骨盆通道的形状，而且可能在其他身体都出来后，头部反而被卡在里面。

同时，臀位自然产还可能会对连接手臂和手掌的主要神经造成伤害。这两种并发症在宝宝臀部先露而不是脚先露的情形下，相对发生概率较小；另外，脐带脱出（在宝宝身体出来之前，脐带滑出子宫颈，而且又被压住）造成必须立即进行剖宫产的情形，是臀位自然产中比较常见的。宝宝保持臀位并不表示你一定非剖腹

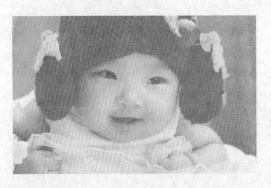

不可。医生应该会权衡剖宫产和自然产的风险，然后以你的情况给予最好的建议。

首先考虑宝宝可能可以转向。半数左右的宝宝一开始，也就是在怀孕早期都是臀部朝下的。到了32～34周，才转向变成头朝下。如果宝宝到了36周还没转向，很可能他就会一直保持臀位。因为某些不明因素，有3%～4%的宝宝是不会转向变成头朝下的。如果你的宝宝到了36～37周还没有自行转向，你的主治医师可以帮你进行所谓"外部胎位倒转术"，也就是医师在你的腹部推挪，帮宝宝转为头向下的姿势。外部胎位倒转术有60%～70%的成功率（头胎只有40%～50%的成功率）。但是有些宝宝还会再转回来，所以需要再一次实施倒转术。更有些顽固的宝宝一直转回臀位，然后就维持到生产。倒转术一般而言是个安全又不会太难受的程序，虽然偶尔也会造成母亲疼痛或是胎儿窘迫的情形，但是准妈妈也不必过于紧张和担心，一定要在产前克服恐惧心理。

40 选择一位导乐伴你分娩

导乐（Doula）是指一个有生育经验的妇女在产前、产时及产后给孕产妇持续的生理上的支持帮助及精神上的安慰鼓励，使其顺利完成分娩过程。是一种以产妇为中心的服务模式，有利于提高产时服务质量，促进母婴健康。导乐是一个分娩过程中的女性看护者。她不仅有丰富的生育经验，而且富有爱心、同情心和责任心，具有良好的人际交流技能，并给人以安全及可信赖感。她能在分娩这一人生关键过程中以冷静、客观的态度去观察产妇，以科学、有效的方式去指导、帮助产妇，以热情、和善的言行去鼓励支持产妇，使她们顺利完成分娩过程。目前，导乐陪伴分娩的服务已在全国逐渐开展，产妇可以向所在分娩医院咨询此项服务。

41 什么是会阴侧切

会阴是指阴道至肛门之间长2～3厘米的软组织。在分娩过程中，由于阴道口相对较紧，影响胎儿顺利娩出，需要做会阴侧切术，扩大婴儿出生的通道。会阴切开术是产科常见的一种手术。

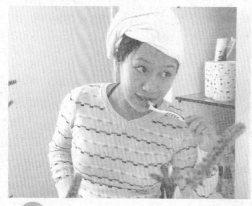

据抽样调查，目前在经阴道分娩的产妇中，会阴切开手术率越来越高，已高达86％。究其原因，当前人们的生活水平日益提高，孕妇在怀孕期间营养增强，劳动强度相对降低，使胎儿发育很好，个头普遍较大，体重比以前增加，给分娩带来困难。如果片面强调实施会阴保护，容易造成阴道撕裂，严重时将危及胎儿的生命。做会阴侧切手术可以使胎儿顺利娩出。

42 分娩时为什么要做会阴侧切

分娩时，如果胎儿头在阴道内受挤时间过长，会造成胎儿缺氧、缺血，出生后发生窒息或颅内出血。如产力过强，胎儿头迅速下降而会阴尚未充分扩张，可能造成会阴严重裂伤，甚至肛门括约肌受损断裂，使以后失去控制排便的功能。或是需要行各种阴道助产手术时，器械增加的容量更易造成会阴的损伤。为避免上述情况，就需要在会阴部切一小口，将产道出口增大，分娩后将会阴一层层对齐缝好，能够完全愈合，保持正常的功能，比由于自然裂伤撕得凌乱不齐更易愈合。

哪些情况需行会阴侧切？

1　初产臀位分娩、产钳助产或吸引器助产。

2　会阴发育不良、会阴体过长或会阴组织弹性差。

3　胎儿过大。

4　产妇患全身性合并症，如妊娠高血压综合征、心脏病等，需要做会阴侧切以尽快缩短产程，减少产妇负担。

5　早产儿、胎儿宫内窘迫，为了保护胎儿免受会阴部阻力，也需做侧切。

6　脐带脱垂，宫口已开全急需娩出胎儿时。

产妇会阴切开后，大约一周后愈合，再经过一段时间即可完全恢复正常。

43 过期妊娠

医学上把妊娠达到或超过42周称为过期妊娠。

发生过期妊娠原因是多方面的。可能因母体内分泌功能紊乱、甲状腺功能低下、新陈代谢异常、服用维生素E过多、胎儿发育异常、头盆不称等都可能引起过期妊娠。如果第一胎发生过期妊娠，第二胎就有可能再次发生。另外，年龄较大的初产妇也容易发生过期妊娠。

过期妊娠时可出现不同情况：

🎵 胎盘功能减退

正如随着年龄增大，人体各组织器官功能衰退的道理一样。由于胎盘功能减退，供应胎儿的养料不足，胎儿在这种环境中不但不再长大，反而变得"小老头样"：体重减轻、皮下脂肪减少、皮肤有皱褶等。这样的胎儿处于营养不良和慢性缺氧状态。胎儿出生后机体抵抗力低，死亡率比正常足月婴儿高出7倍以上。另外，这种过熟胎儿，对缺氧耐受性差，在分娩过程中易发生胎儿窘迫。

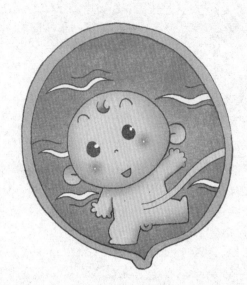

🎵 胎盘功能正常

正像有的人虽然年龄偏大，但身体很健壮一样，处于这种情况下的胎儿在子宫内继续生长，往往变成巨大儿。由于胎头过硬，分娩时胎头不易变形，增加了通过产道的难度，使产程延长，造成难产。对于胎盘功能正常的过期产孕妇，应加强对胎儿的监护，如果胎动计数异常，应及时就诊。

至于过期妊娠以什么方式终止妊娠，这要根据胎儿大小、胎盘功能、羊水情况、胎心有无变化、产道条件等具体情况综合分析才能决定，医生会帮助您做出最佳选择。

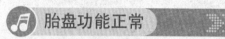

44 什么是胎盘钙化

临近预产期的孕妇，有时B超检查会报告胎盘钙化。胎盘钙化是由于妊娠晚期胎盘发生局灶性梗死引起的。梗死灶越多，出现的钙化点就越多，B超检查下表现的较强光斑点就越多。可根据胎盘钙化斑点的分布大小及胎盘小叶的分枝情况将胎盘成熟度分为三度，即Ⅰ度、Ⅱ度、Ⅲ度。B超诊断的钙化情况不一定与实际相符，确诊须通过产后检查胎盘钙化面积来断定。

胎盘钙化的不良后果是胎盘血流减少，胎盘功能减退。这是妊娠后期不可避免的现象。胎盘钙化并不一定会引起胎盘功能严重减退而危及胎儿。正常情况下，孕足月后，B超检查均会发现胎盘Ⅱ～Ⅲ度成熟，这是胎儿已近足月的间接标志。只有当Ⅲ度成熟并伴有羊水过少时才提示胎盘功能不良，胎儿有危险，这时须提前住院做计划分娩。

十月怀胎全程指导
45 过了预产期仍无征兆怎么办

过了预产期仍无征兆时，孕妇也不要太过着急，因为分娩不一定是在预产期那天，在预产期以后2周以内分娩都是正常的。因此，就是推迟了一周左右，也没有什么，不过应密切注视胎儿情况，必要时应先住院等待分娩。

十月怀胎全程指导
46 本月推荐菜谱

🦐 虾子海参

原料：干海参150克，干虾子15克，味精3克，葱、姜各15克，植物30毫升，料酒30毫升，酱油、淀粉各6克，盐3克，肉汤500毫升。

制作：

❶ 将干海参放入锅内，加入清水，加盖用文火烧沸后，将锅端离火位，待其发胀至软时捞出，剖肚挖去肠，刮净肚内和表面杂质，洗净，再放入锅内，加清水，用文火烧沸，再将锅端离火位，待其发胀（按此方法多次反复进行，海参即可发透，但在此发胀过程中，切忌沾上油和盐，因油对海参起溶化作用，盐对海参起收缩作用，均会影响海参的发胀），然后

将发透的海参肚内先划十字花刀，入沸水锅内氽一下，捞出，沥干水分。

❷ 将虾子洗净盛入碗内，加适量的水和酒，上笼蒸约10分钟取出。

❸ 将锅烧热，放油，投入姜、葱，煸炒后捞出，烹入料酒，加入肉汤、盐、酱油、海参、虾子，煨透成浓汤汁，用淀粉勾芡，加味精，起锅，整齐地装入盆内即可。

> **特点**
> 色泽光亮，营养丰富。

🦐 海参烧猪肉

原料：水发海参50克，荷兰豆15克，猪肉200克，冬菜10克，清汤750毫升，南荠、笋片、熟火腿、酱油、豆粉面各25

克，葱段50克，果油500毫升，精盐、鸡蛋白、料酒、姜末及香油各少许。

制作：

① 把葱、姜切末；海参、火腿、南荠（去皮）及笋片切成碎丁。

② 把猪肉洗净，剁成肉馅，用葱姜、精盐（少许）、酱油、香油、鸡蛋白、豆粉面、海参、火腿、南荠、笋丁及荷兰豆调匀煨上。

③ 炒锅置武火上，倒入果油烧至七成熟时，把肉馅捏成直径约2.5厘米的扁形丸子下锅，待炸成银红色捞出；放入葱段炸好捞出。

④ 把葱段、肉丸子放在沙锅中，加上精盐、酱油、料酒、冬菜、清汤，放火上烧开3分钟，再改用文火烧约40分钟即成。

特点

美味可口。

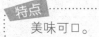**虾皮萝卜丝**

原料：粉丝100克，白萝卜100克，葱姜末、虾皮、酱油、鸡精、盐、香油各适量。

制作：

① 将粉丝用温水泡软，控水，切段备用。白萝卜洗净切丝。

② 锅中下油，加入葱姜末炒香，加入虾皮，翻炒几下，加入萝卜丝翻炒，放入酱油调味，见萝卜丝开始出水时加入粉

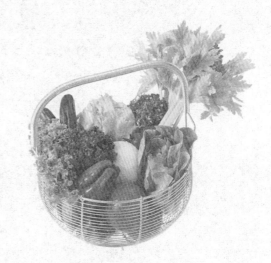

丝，烹入鸡精、盐调味，收汁后淋上香油即成。

特点

口感清爽。

羊肉冬瓜汤

原料：瘦羊肉100克，冬瓜250克，酱油、精盐、味精、葱花、姜末、植物油各适量。

制作：

① 羊肉洗净，切成薄片，用酱油、精盐、味精、葱花、姜末拌好。冬瓜去皮洗净，切成片。

② 炒锅上火，放入植物油烧热，下入冬瓜片略炒，加少量清水，放入拌好的羊肉片，烧熟即成。

特点

汤汁清淡，口味鲜美。

Part **12**

产后护理与保健：
做美丽的新手妈妈

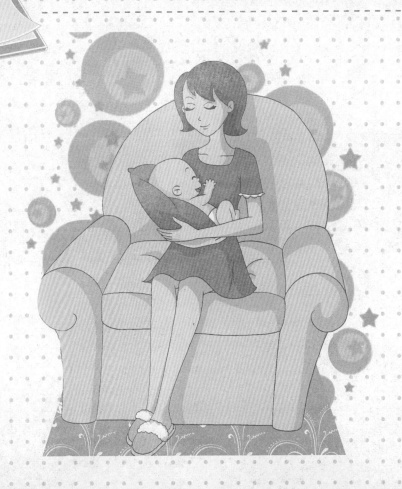

1 母体的变化

🐰 皮肤变得不同往昔 »

坐月子的妇女皮肤排泄功能旺盛，体内大量多余的液体通过皮肤排出，因此汗特别多，有时真是"挥汗如雨"，甚至有些人在生产后几个月会长出痘痘。再加上妊娠、分娩时，许多女性的皮肤上都出现不同程度的色素沉淀——黄褐斑（妊娠斑长在你的嘴唇、鼻子、面颊或前额皮肤上的暗色斑块），下腹部出现讨厌的妊娠纹一时都不能消除掉，所以，在生产后的几个月里，你的皮肤真的是比较糟糕。不过，没关系，随着时间的推移，你皮肤上的黄褐斑、妊娠纹等会逐渐变得轻些。当然，如果你有条件，适当地吃一些祛斑、美白的食品，或用一些天然、无不良反应的美容品等，也是可以缓解妊娠带给皮肤的种种不适情况的。不过，需提醒的是，无论你想怎样找回你的美丽，都不要在产褥期、哺乳期进行，避免给自己和宝宝带来危害。

🐰 头发逐渐脱落 »

女性在怀孕时，由于体内雌性激素的增加，头发会显得比以往更为细密柔软。可是，在产后，由于体内雌性激素骤然恢复正常，刺激头发脱落，造成产后容易掉头发的现象。不过，在产后一年内，头发会逐渐恢复到正常状态。

🐰 体型开始走样 »

绝大多数女性的身体在生过孩子后会发生明显变化，臀部宽大，腹部隆起，腰部粗圆。你可能需要一段时间、花费一些工夫，比如进行运动锻炼和饮食调节，才可能让你的身材恢复到怀孕前的水平，不过，一般女性其产后的身材，多少都会和孕前有些变化。可是，这是孕育带来的幸福结果，不必对此耿耿于怀。

🐰 子宫开始收缩变小 »

这是产后最主要的变化。到生产时，产妇子宫的重量已经达到平常的15倍重（这还不包括里面的宝宝呢！），而且子宫的容纳量也达到了怀孕前的500倍以上。在生下宝宝后的几分钟内，子宫就开始剧烈地收缩，就像握紧拳头一样。子宫在产后的1~6周，要缩回到正常大小，其变化是：分娩后，妈妈的子宫底在脐下1~2横指，重1 000克；以后，子宫每日下降1~2厘米；到了产后10~14天，子宫缩入盆底；直至产后6周，子宫就恢复到正常大小，重约50克。而子宫颈的恢复过程是：在刚分娩后，子宫颈会呈现松弛、充血、水肿等状态，而产后1周左右，宫颈外形及内口即可恢复原形，2周左右内口关闭，4周时恢复正常大小。

体内有恶露排出

在生产后，子宫蜕膜最靠子宫腔的一层开始脱落，以便修补胎盘剥离面的创面。再加上胎盘剥离时由于血管破裂，引起的出血，构成了我们称为恶露的阴道分泌物，分娩后的最初四五天，恶露量较月经多，呈红色，产后一二星期以后，量较少褪为褐色，到二三星期后颜色更淡，为黄色或白色，到产后4~6星期，多数已干净。

乳房开始分泌乳汁

产后第1天，乳汁开始分泌，有的产妇会晚一些。乳房分泌乳汁之前，较硬、较胀而且较重，乳房皮下的静脉因充血扩张而清晰可见，随之就有灰白色或淡黄色的乳汁分泌，这是初乳。初乳营养极其丰富，且含有抗体，故母亲宜尽量哺喂母乳，以增强新生儿的抵抗力并可增加母子亲情与促进子宫恢复。

新妈妈乳汁分泌的多少，与乳腺的发育、产妇的健康和营养状况、精神和情绪等有关。另外，新妈妈的乳房可能有下垂现

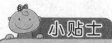

异常恶露请警惕

若产后恶露过多，有大血块、有恶臭、恶露时期过长或并有发热、腹痛时，需立刻找原接生医师诊治。

象，有些妈妈以为乳房下垂是由于哺乳而造成的。其实，乳房的变化是怀孕造成的，并不是哺乳的缘故，只要用合适乳罩支撑，并注意锻炼胸大肌是可以逐渐改善的。

并且从一开始就经常给宝宝喂奶（按医院的规定等婴儿出生12~24小时后喂奶），有时可以预防涨乳和乳腺导管阻塞。

阴道开始缓慢恢复

在产后，妈妈的阴道腔逐渐缩小，阴道仍保持扩张状态，也会有肿胀和淤血现象发生。几天后，这种肿胀感会逐渐消失，阴道也会开始恢复肌肉弹性，黏膜皱襞重新出现。但只要生过孩子的妇女，阴道总会比第一次怀孕前稍松弛一些，达不到原先的紧张度。经常做盆底肌肉运动——凯格尔（Kagel）锻炼，做轻揉腹肌锻炼和抬腿，会有助于恢复肌肉张力，帮助你的阴道恢复弹性。

凯格尔锻炼是一种练习耻骨、尾骨肌收缩能力的方法。通过训练可以提高肌肉收缩能力，也可以提高性快感。

首先找到耻骨、尾骨肌。耻骨、尾骨肌在双腿之间，收缩直肠与阴道时就可感受这两块肌肉的存在。

做法

仰卧，将一个手指轻轻插入阴道，此时尽量让身体放松，然后再主动收缩肌肉夹紧手指，在收缩肌肉时吸气，感受肌肉对手指的包裹力量；放松肌肉时呼气。

反复几次，每次肌肉持续收缩3秒，然

后再放松3秒。

拿出手指，继续练习放松收缩肌肉，同时集中精力感受肌肉的收缩与放松。

锻炼注意事项

每次做10个3秒的收缩与放松，每天至少要做几次，并逐渐增多肌肉收缩次数和收缩强度。比如从收缩肌肉5秒到收缩10秒，大约要用几周时间才能达到这个目的。

凯格尔练习至少要持续6周，练习时如果能够收缩与放松自如，可以自行从收缩到放松的快速转变练习，达到1秒可以收缩放松各1次。

相关链接

凯格尔是一位美国的心理学家，他于20世纪70年代发明了一套帮助女性进行训练以便达到性高潮或增强性交快感的方法。此后人们自然以他的名字命名，称为凯格尔练习。

凯格尔练习是一种练习耻骨、尾骨肌收缩能力的方法。因为在性交过程中或性高潮时阴道的收缩主要是靠这两块肌肉。

容易达到性高潮或性高潮反映强烈的女性，这两块肌肉收缩能力也较强，反之亦然。为此通过训练可以提高肌肉收缩能力，提高性快感，对男性而言阴道对阴茎的紧握作用增强，性交时感受更明显。有助于性关系的改善。

心脏负担加重

产后24小时内子宫收缩，使大量血液从子宫逼出，这时，心脏负担加重。尤其是有心脏病的妇女又要受到一次考验，需要受到格外的医疗监护。

泌尿系统的变化

在生产后的第一天里，新妈妈会感觉自己并不需要小便。尤其是一些产程时间较长，或采用了会阴侧切、产钳或胎头吸引器分娩，或者实施硬膜外镇痛的妈妈，这种症状很常见。这时，即使没有尿意，也要注意有意识地去排尿，这对你有好处。

如果你在产后数小时仍不能自主排尿，请告知你的医生或护士。医生会用各种办法诱导你排尿，如果不成功的话，会给你的膀胱插入导管，帮助你排出尿液（如果你采用剖宫产生产，那么在手术进行中，一直到手术后12小时，你都要插着导尿管）。不能忽略此症状，如果你的膀

小贴士

产后会阴保健

产后24小时内，在会阴、阴唇、肛门等处放置冰袋可以减少水肿；一些助产士认为蜂蜜和维生素E可帮助伤口愈合；也有人认为保持伤口干燥，定时用红外线照射有利于伤口愈合。你可以根据自己的条件，或听从医生的建议，合理地进行会阴部保健。

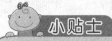

胱留存了过多的尿液，这会造成你排尿障碍问题。

孕期发生的输尿管显著扩张，在产后4～6周会逐渐恢复。

总之，生育是一件幸福的事，如果说孕育后，女性的身体一点儿变化都没有是不可能的。所以，了解了上述这些变化，只要合理地进行锻炼和进行科学的养生保健，相信你会恢复得比较快，还原你孕前的状态，做一个美丽幸福的新手妈妈！

小贴士

如何对付恶露

产后要排恶露，刚开始几天，可能恶露较多，此时，用普通的卫生巾，可能不太保险。如有条件建议你采取用婴儿用的纸尿片，会比卫生巾好些，但是，要注意要勤换，4～5天后，量少时，可再换作夜用卫生巾。

十月怀胎全程指导

2 本月注意事项

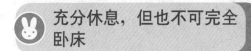

充分休息，但也不可完全卧床

产妇分娩后，要注重休息，这是很有必要的，我国更重视产妇的休息情况，因此几千年来，都有坐月子的习惯。有的甚至在坐月子期间，卧床不起。这种产后保健法，如今并不推崇，虽然，坐月子休息，很重要，但不可完全卧床休息，要讲究科学的方法。

一般产后第一天，产妇较为疲劳，应当充分睡眠和休息，以使精神和体力得以恢复。

24小时后，正常分娩的产妇，就可以下床活动，并逐渐增加活动量，这样可以增加食欲，减少大小便的困难，促进腹壁、骨盆底部的肌肉恢复，预防产后容易发生的尿失禁、子宫脱垂等并发症。

小贴士

注意床铺卫生

产妇的床铺要保持清洁，最好一个星期换一次，如果母婴同床，更要注意床铺卫生，避免产妇和新生儿发生产褥期感染，最好还是母婴分床睡眠为好。

一周后，可选择一些简单的运动方法，进行自行锻炼。

半个月后，可以做些扫地、烧饭等家务，以利于肌肉收缩，减少腹部、臀部等处脂肪蓄积，避免产后肥胖症，保持体态美。

勤洗澡，勤洗头

我国千百年来民间流传着月子里不能洗澡的习俗，这当然是不科学的。原因是产后，产妇会大量排汗，污染皮肤；下身产生的恶露及溢出的乳汁，也都会使皮肤变得很脏；多种液体混合在一起会散出很难闻的气味，使产妇浑身不舒服，精神状态不好；皮肤黏膜上积累的大量病菌会乘虚而入，引起毛囊炎、子宫内膜炎、乳腺炎等，甚至发生败血症。所以，在产褥期，及时清洁身体对产妇很有益，如可活血、行气；可帮助产妇解除分娩疲劳，加深产妇睡眠；使皮肤清洁干净，避免皮肤和会阴伤口发生感染；增加食欲；保持心情舒畅等。

产妇洗澡，要为其提供良好的浴室及取暖设施，室温20℃最为适宜，洗澡水温宜保持在35～37℃，并要讲究"冬防寒、夏防暑、春秋防风"的说法，即在夏天，浴室温度保持常温即可，天冷时浴室宜暖和、避风。并且要注意浴后保暖，在擦干身体后尽快穿上御寒的衣服后再走出浴室，避免身体着凉或被风吹着。

如果会阴伤口大或撕裂伤严重、腹部有刀口，须等待伤口愈合再洗淋浴，可先做擦浴。

又因为分娩过程中大量出汗，加之产后汗液增多，会使准妈妈的头皮及头发变得很脏，并且有难闻的气味。所以，有临床研究表明，在月子里，准妈妈要洗头。这样可以通过洗头、梳头，去掉产妇头发中的灰尘、污物，保持卫生清洁，避免引起细菌感染。尤其，可刺激头皮及头皮上运行的经络，促进头皮的血液循环，避免脱发、发丝断裂或分叉，避免给准妈妈带来头痛及头皮痛的病根，也可减少产后脱发。

不过，为了避免不当的洗头方式带给准妈妈的一些不良后果，在这里，我们还要提醒各位准妈妈们，月子里虽然可以洗头，但是要有所讲究：

洗头时的水温要适宜，最好保持在37℃左右。

洗完后立即用吹风机吹干，避免受冷气吹袭。

洗头时可用指腹按摩头皮，不要使用太刺激的洗发用品。

洗完头后，在头发未干时不要扎头发，也不可马上睡觉，避免湿邪侵入体内，引起头痛和脖子痛。

小贴士

产褥期洗澡要注意什么

正常分娩的产妇，阴部无伤口及切口，夏天在2～3天、冬天在5～7天即可淋浴。但不应早于24小时，以选用淋浴、擦浴为佳，切勿用盆浴以免细菌随浴水进入子宫而引发子宫炎。

不要去美容院洗头，一是不卫生，二是产褥期准妈妈最好别出门，三是美容师也不一定立即给产妇吹干头发，容易发生受凉。

最后，需提醒的是，梳理头发时，最好用木梳，避免产生静电刺激头皮。

🐰 刷牙漱口很重要

现代医学认为，产妇在月子里一定要刷牙漱口，如果不刷牙，在妊娠期改变的牙齿情况的基础上，口腔内细菌大量繁殖，食物的残渣经过发酵、产酸、腐蚀牙齿，很容易导致各种牙病，如牙周炎、龋病、齿龈脓肿等，不仅产后不能很好休息、进食，日后牙齿健康也会受到损害，所以一定要刷牙。但需要注意以下问题：

产后3天采用指漱，即把食指洗净或在食指上缠上纱布，把牙膏挤于手指上并充当刷头，在牙齿上来回、上下擦拭，再用手指按压齿龈数遍。这种方法可活血通络，坚固牙齿，避免牙齿松动。另外，也可用些清洁、消毒作用较好的漱口液，每

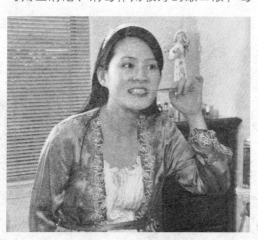

次15毫升左右，含1～2分钟，每日1～5次，含漱后15～30分钟内再漱口或饮食，以充分发挥药液的清洁、消炎作用。

只要体力允许，产后第3天即可开始刷牙。

产妇身体较虚弱，对寒冷刺激较敏感，所以，要用温水刷牙，并在刷牙前，要将牙刷用温水泡软，以防冷刺激对牙齿及齿龈刺激过大。

每天早晚和睡前各刷一遍，如果有吃夜宵的习惯，吃完宵夜后再刷一遍。

在孕期注意摄取钙质，保持口腔卫生，避免使牙齿受到损害。

🐰 注意会阴部卫生

产后一定要注意会阴部清洁，每天要用温开水清洗2次，大便后也应立即冲洗会阴和肛门，但要注意从前往后擦拭或清洗。卫生纸及卫生垫应买安全、卫生的，最好是知名品牌，口碑不错的，并且要勤换。不洗盆浴，避免产后6～8周内性交，以免发生月子病。

在哺乳之前，大小便之后，一定要用肥皂洗手。

如果有痔疮，产后痔疮常加重，在医院可用硫酸镁湿热敷，回家后可用暖水袋，外包一两层毛巾，放在局部长期干热敷，并且要避免便秘，否则可加重痔疮。便秘时用开塞露、甘油栓或麻仁润肠丸等药，也可在医生的指导下使用一些治疗痔疮、便秘的栓剂，严重的痔疮栓塞需手术治疗。

总之，产褥期，准妈妈的会阴部卫生

处理，是一个很重要的问题，必须认真、谨慎对待，避免感染，防止给产妇带来健康危害！

🐰 按需哺乳，注意乳房卫生

产后，若乳汁开始分泌即可定时哺喂新生儿，在宝宝形成哺乳规律之前，宝宝啼哭或要吃奶时不论何时都应哺乳，即使母乳分泌不足，也应坚持给宝宝哺乳。因为婴儿吮吸乳头时会促进新妈咪的激素分泌，促进母乳分泌和子宫的康复速度。

喂奶前要洗手。每天要用中性香皂和温水清洗乳房；乳头有裂口，要停止授乳，并涂以铋剂、安息香酸酊或熬过的素食油，预防乳腺炎；若哺喂后，乳房仍胀痛，可先用挤奶器挤去残留的乳汁，可以防止引发炎症。

产褥日数和母乳分泌量

产褥日数	平均分泌量
1～2天	30～50毫升
3～4天	100～200毫升
5～7天	250～500毫升
2周	600～700毫升
2周以后	800～900毫升

🐰 产后内衣有讲究 >>

产后内衣裤应选择透气性好的布料，尤其是棉制品和丝制品为最佳。由于产后毛孔呈开放状，易出汗，每日应更换清洁的内衣裤。

🐰 克服产后抑郁症 >>

伤心，焦虑，情绪不稳定，易怒。这是一种常见的产后疾病，即产后抑郁症。

产后抑郁症一般在生完小孩后的几周内发生，一般持续一周或更短的时间。产后抑郁症可能与产后激素水平的变化有关。此外，过度紧张，身体疲惫，睡眠不足，身体不适，以及对自己现状不满，缺少他人关怀和支持，对作为母亲这个新角色既新鲜又恐惧等心理问题也是导致产后抑郁的重要原因。

对于大部分患者来说，产后抑郁症的症状经过一段时间将会自然消失，一切恢复正常。

以下这些建议可以帮助你平稳度过产后沮丧时期。

帮助。 接受别人的帮助，或主动寻求他人帮助。

休息。 在婴儿睡觉的时候，尽量休息或小睡一会儿。

放松。 和丈夫一起出去吃晚餐或看电影，使身心尽量得到放松。和好朋友一起吃饭，聊天。

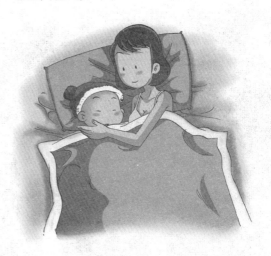

倾诉。 把自己的感觉和感受向丈夫、家人，以及朋友倾诉。

交流。 与其他新妈妈聊天，交流各自感受。

锻炼。 根据宝宝的作息安排好自己每日锻炼身体的时间。

兴趣。 学会在宝宝睡觉的时候让自己放松——读书，洗澡，看影碟，或找点其他你感兴趣的事情做。

饮食。 坚持健康的、有规律的饮食。

十月怀胎全程指导

3 妊娠期的变化产后何时能复原

从胎盘娩出至生殖器官完全恢复的一段时间称为产褥期。一般为6~8周。产褥期身体需经历许多改变，主要是逐渐恢复到产前状况。

❶ **子宫复旧：** 孩子出生后，子宫立即缩小，宫底平脐，以后每天下降1~2厘米，10天左右已进入盆腔内，从腹部就摸不到了，产后约6周恢复正常。

❷ **恶露：** 是产后由阴道排出的子宫分泌物、破碎的蜕膜和胎盘残留物。在子宫复旧过程中，子宫内的蜕膜已完成使命，开始坏死、机化而脱落，与血液、黏液混合在一起从阴道流出，称为恶露。

恶露开始为血性，3日后成浆液样，浅红色，7日后呈淡粉色。12~14日，原来胎盘附着面组织结痂脱落，恶露又可转为血性，但很快成为浆性，数日后为黄色稀液，继之成透明液并渐消失净尽。恶露持

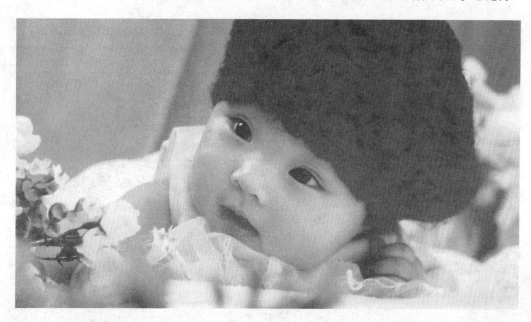

续时间因人而异，多数在20天左右干净，也有更早或推迟的。若产后42天后恶露仍未干净，则需要检查是否子宫复旧不全，或有感染或其他疾病，以便及时治疗。

❸ 产后1～2天乳房改变不大，于产后2～3天，乳房开始增大、分泌乳汁。产妇常感乳房发胀，个别充血明显者可感胀痛、发热，有的体温可略升高，一般在38℃以下，称乳胀热。1～2天后乳汁分泌增多，体温可自行消退。婴儿吸吮动作可促进乳汁分泌。

❹ 阴道及盆底组织也逐渐恢复到接近正常。

❺ 由于分娩时儿头压迫膀胱，致组织充血水肿，膀胱张力减弱，容易产生尿潴留，出现不能自动排尿，或排尿困难等现象。但若注意产后及时排尿，则可加快水肿的消散，使膀胱很快恢复。

❻ 胎儿娩出后，回心血量可急速增加，72小时后血容量即可恢复正常。白细

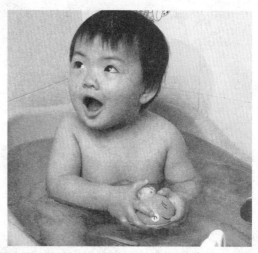

胞暂时升高，可达（20～30）×109/升，但很快恢复正常。

❼ 产后1～2天，有些产妇由于胃酸低及分娩时疲劳过度，可出现食欲减退，且腹壁松弛，肠蠕动减弱，常可发生便秘。

❽ 妊娠期各种内分泌的改变，在产后6～8周都完全恢复。

4 合理运动，恢复身材

🐰 锻炼要注意量

爱美是女性的天性，由于产后身材走形，因此，加强锻炼，做些康复性运动，不但有益于健康，对体形的恢复也大有好处。

正常分娩后24小时内卧床休息，24小时后可起床活动，产后尽早站立可减少膀胱和肠道疾病，加快体力恢复，也可减少住院时间。不过需要注意的是产褥期6周内，应避免过度运动和重体力劳动，以防子宫脱垂。

十月怀胎全程指导

5 产褥期七日身材恢复活动计划

在你的体力恢复后，可根据自己的身体情况，任挑一周来做做下面的七日恢复运动，对你有益：

第1天 收缩阴道壁肌肉。练时取坐、立、卧姿均可，腹肌、骨盆和臀部保持不动，有意识地收紧阴道肌肉后要保持数秒钟，然后再慢慢放松，直至肌肉完全松弛后，再重复收缩、放松。每天进行数次。这对于恢复子宫、膀胱、阴道壁肌肉和韧带的弹性有益。

胸式呼吸运动。仰卧，屈膝，脚掌平放在床上，双手轻轻放在胸口上。慢慢地深吸气，吸气时放在胸口上的双手要自然分开，呼气时，要把肺里的气排空。每天数次，每次5～6次即可。此运动可增加准妈妈的肺功能，促进消化，醒脑怡神等。

这两组运动可在第1天交替进行。

第2天 继续做第1天的运动，再进行提肛肌运动：仰卧于床，双腿屈曲，双膝分开，双足平放床上，双臂放于身体两侧。用力将双腿向内合拢，同时收缩肛门，然后再将双腿分开，并放松肛门。

第3天 继续做前两天的运动，另加背肌锻炼法。左腿跪地，双臂撑地，头下垂，背屈呈弓形。右腿屈膝前收，膝近头部，同时收缩腹肌和阴道壁肌肉，然后右腿向上伸抬，同时头上抬，保持数秒。右腿放下，换左腿重复动作，交替做5～10次。可促进产妇的肌肉伸展，有益于缓解

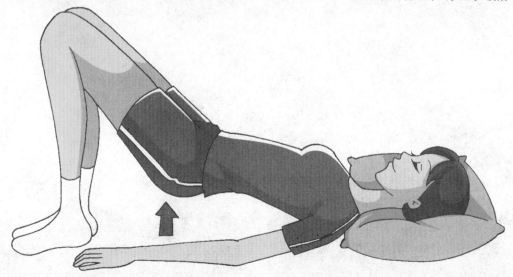

久卧腰酸背痛等不适症状。

第4天 继续做前三天的运动，再加上抬高臀部运动和腰部运动。

抬高臀部运动：仰卧于床，髋与膝稍屈，双脚平放在床上，两臂放在身体的两侧。深吸气后，尽力抬高臀部，使背部离开床面，然后慢慢呼气并放下臀部，归回原位。

腰部运动：仰卧于床，屈膝，两脚平放在床上，两臂平放于体侧。然后收腹，利用腰部的力量，将腰部以下的肢体，向头部方向举抬，双臂不动，保持3～5秒钟，重复10～15次。可锻炼腰部肌肉，对腰部的子宫等脏器起按摩的作用，有益于产妇的身体恢复。

第5天 继续做前四天的运动，再加上并腿挺伸运动：仰卧于床，双手置臀下，头、肩稍离床。双腿并拢，屈膝，小腿离地，稍停，然后双腿在不接触地面情况下，用力向下挺伸，尽量伸直，重复12次为1组，每天做3～5组。稍强运动量的训练，可对产妇的全身进行锻炼。

第6天 继续做前五天的运动，再加上躯干扭转运动：仰卧于床，双腿弯曲，双手抱膝，做左右翻滚动作。每10次为1组，每天做数组。可缓解产妇的腰酸背痛症状。

第7天 继续做前六天的运动，再加上举腿下额运动：仰卧，两腿并拢抬起，双脚指向屋顶，头部稍离地面。举腿的同时抬下额，收紧腹肌，下额抵住胸部。头部还原，然后再抬起，再抵住胸部，动作进行时宜屏住呼吸，重复20次为1组，每天做

1～2组。可有助于阴部、腹部、颈部等肌肉的收缩，有利于缓解疲劳症状。

以上这7天的运动方法，可以补充产褥早期起床活动的不足，并能促进腹壁及盆底肌肉张力的恢复，缓解产后一些不适的症状，如食欲不佳、腰酸背痛、胸口发闷等症状。如果你愿意，可以学习上面的这些运动方法，可以根据你自己体力恢复的情况，自由选择几种适合你的方法进行锻炼。

可从中选择几种，安排成自己需要的运动方式进行锻炼，也可以按上面的列举进行自由选择，交替进行，当你进行完一个周期后，可再循环一个周期。也可以将此作为产后恢复性运动，长期进行下去。

但要注意：不要运动过度，如果你对上述运动不能胜任，建议你先别勉强自己，等身体恢复后再尝试。如果你在进行上面任何一种运动时感到不舒服，请停止此项运动，注意休息，必要时可以请教你的保健医生。

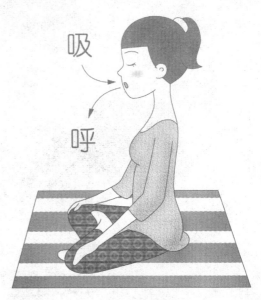

十月怀胎全程指导

6 坐月子饮食学问

产妇的营养摄入承载着两大任务：一是产妇本身身体恢复需要；二是产生母乳，喂养宝宝，要满足宝宝营养的需要。所以，注意产褥期的饮食营养，是这阶段养生保健的重要任务之一。但是要注意，产褥期饮食调剂要合理，不要不足，也不可过量！

十月怀胎全程指导

7 月子里的合理营养

饭菜的多样化搭配

饭菜应多样化，粗细粮搭配，荤素菜夹杂，以富含蛋白质、维生素及矿物质（钙、镁）等的食物为主。进食的品种越丰富，营养越平衡和全面，尤其是不要忌口，以保证营养的合理摄入。

增加餐次

产褥期，准妈妈每日餐次应较一般人多，以5~6次为宜，但每次的量不宜过多，吃7分饱为宜。这样做，可以有利于食物消化吸收，保证充足的营养。反之，如果一次摄食过多，会增加胃肠负担，从而减弱胃肠功能。

食物应干稀搭配

每餐食物应做到干稀搭配，干食，要保证营养的供给，而稀食，则要提供足够的水分，且也要保证营养的摄入。比例为1:1为好，即干食、稀食一样一半。干食可供选择的有很多，这里不再进行过多的介绍，而稀食，则要注意，不是指单纯饮水，这样会冲淡胃液，降低食欲。产褥期，稀食的供应，是各种汤类（如鱼汤、排骨汤等）、果汁、牛奶、粥类等。只有做到干稀搭配，才符合产褥期乳母的饮食结构。

荤素搭配

一般的习惯是，月子里提倡多吃鸡、鱼、蛋，而忽视其他食物的摄入，但从营养角度来看，不同食物所含的营养成分种类及数量不同，而人体需要的营养则是多方面的，所以，保证饮食全面对人体很有益。我们应摒弃过去坐月子只吃肉类的饮食误区，而是应该荤素搭配、广摄各类食物，既有利于营养摄入，促进食欲，又可防止疾病发生。

清淡适宜

一般认为，月子里饮食清（尽量不放调味料）淡（不放或少放食盐）为妙，但从科学角度讲，月子里的饮食应清淡适宜，即在调味料上如葱、姜、大蒜、花椒、辣椒、酒等应少于一般人的量食，食盐也以少放为宜，但并不是不放或过少。因为少添加些这样的食物，对产妇则是有利的，比如：食物中加用少量葱、姜、蒜、花椒粉及酒等性偏温的调味料，则有利血行，可促进淤血排出体外，对产妇有益。

除此之外，孕期饮食还要注意调护脾胃、促进消化，食杂而量不多等，这样才能保证产妇此期的营养合理的摄入。

营养素来自哪里

蛋白质	动物蛋白：瘦肉、鱼蛋、乳和禽类如鸡、鸭 植物蛋白：花生、豆类和豆类制品等
脂肪	动物脂肪：肉类和动物油 植物脂肪：豆类、花生仁、核桃仁、葵花子、菜籽和芝麻籽等
糖类	谷物、白薯、马铃薯、粟、莲子、藕、菱角、蜂蜜和食糖等
矿物质	油菜、菠菜、芹菜（尤其是芹菜叶）、雪里蕻、莴苣和小白菜中含有铁和钙较多 猪肝、猪肾、鱼和豆芽菜中含磷量较高。海带、虾、鱼和紫菜等含碘量较高
维生素A	鱼肝油、蛋肝、乳都含有较多的维生素A。菠菜、蕹菜、胡萝卜、韭菜、苋菜和莴苣叶中含胡萝卜素量较多，胡萝卜素在人体内可以转化成维生素A
B族维生素	小米、玉米、糙米、标准面粉、豆类、肝、蛋、青菜和水果
维生素C	新鲜蔬菜、柑橘、橙柚、草莓、柠檬、葡萄、红果、鲜枣等
维生素D	鱼肝油、蛋黄和乳类

蔬菜、水果能够顺肠

不少老年人认为，蔬菜、水果水气大，产妇不能吃，其实蔬菜水果如果摄入不够，易导致大便秘结，医学上称为产褥期便秘症。蔬菜和水果富含人体"三宝"，即维生素、矿物元素和膳食纤维，可促进胃肠道功能的恢复，增进食欲、促进糖分、蛋白质的吸收利用，特别是可以预防便秘，帮助达到营养均衡的目的。

从可进食正常餐开始，每日半个水果，数日后逐渐增加至1~2个水果。蔬菜开始每餐50克左右，逐渐增加至每餐200克左右。

保证足够的盐分

让产妇吃无盐饭菜会使产妇食欲不佳，并感到身体无力，不利于康复。其实，饭菜里放一些盐对产妇是有益处的。产妇在分娩头几天里身体要出很多汗，乳腺分泌也很旺盛，体内容易缺水、缺盐，从而影响乳汁分泌。

产妇的食物中应该适量放一些盐，避免月子里出汗过多造成身体脱水，影响身体恢复和乳汁分泌。

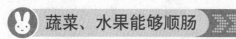

十月怀胎全程指导

8 最适宜产妇的食物种类

汤羹粥类

各种汤类，如鸡汤、排骨汤、猪蹄汤等轮换着吃，营养丰富，易消化吸收，可促进食欲及乳汁的分泌，帮助产妇恢复身体。尤其是猪蹄炖黄豆汤是传统的下奶食品。粥是用各种食物材料熬煮而成，不同的粥所含的营养成分也不相同，可以提供给产妇多方面的营养，且粥易消化易吸收，有很好的补养效果。家庭中应该在产褥期多为准妈妈提供些粥类食物。

鸡蛋

一般的家庭，都会在妊娠期给准妈妈吃鸡蛋，有的甚至一天吃十个、八个。鸡蛋对于产妇来说，绝对是个好东西，可以补充蛋白质、氨基酸、矿物质等，且消化吸收率高，所以应适量地吃些，但不要过多，一般一天两三个就足够了，吃得太多，人体也无法吸收

补铁补血食品

红糖、大枣、红小豆等红色食品，富含

铁、钙等，对血红蛋白的提高有利，可帮助产妇补血、去寒。应适当地食用这些食品。

蔬菜水果类

蔬菜水果含有丰富的维生素C和各种矿物质，有助于消化吸收，并能促进排泄，增进食欲。各类水果都可以吃，但由于有些水果较凉，尤其是在冬季，可先将水果放在热水里泡烫一下再食，会更好些。

鱼类

鱼类营养丰富，味道鲜美，且可供烹饪的方法很多，所以产妇应多吃些这类食物，并且以鲫鱼和鲤鱼为首选，可清蒸、红烧或炖汤，汤肉一起吃。

当然，还有莲藕、小米、芝麻、豆芽菜等，就不一一列举了。

小贴士

产后补红糖多少为宜

红糖是产妇必不可少的食物，适量地吃些红糖对产妇有益。但不要摄入过多，食用红糖的时间以半月为宜，不要长时间食用红糖。

9 产后营养禁忌

产后不宜多吃炖母鸡

产后吃炖母鸡不但不能增乳，反而会出现回奶现象。这是因为产妇分娩后由于血液中雌激素和孕激素的浓度大大降低，泌乳素才会发挥促进乳汁分泌的作用，促使乳汁分泌。但是产妇产后食用炖老母鸡，由于母鸡的卵巢和蛋衣中含有一定量的雌激素，因而血液中雌激素浓度增加，泌乳素的效能就因之减弱，进而导致乳汁不足，甚至完全回奶。

相反，公鸡体内所含的雄激素具有对抗雌激素的作用。公鸡睾丸中含有少量的雄激素。因此，产妇产后若吃清炖的大公鸡，连同睾丸一起食用，会促进乳汁分泌。

产后不宜服用人参

人参中含有能使中枢神经系统产生兴奋作用的物质，食用后往往会使新妈咪出现失眠、烦躁、心神不宁等一系列症状，影响产后的恢复。人参是一种大补元气的药物，服用过多可加速血液循环，但对于刚刚生产后的女性是不利的。分娩过程中，新妈妈的内外生殖器的血管多有损伤，如果服用人参，不仅妨碍受损血管的自行愈合，而且还会加重出血状况。

通常在产后2~3周产伤基本愈合，恶露也明显减少时才可服用人参。一般来说，产后2个月如有气虚症状，可每天服食人参3~5克，连服1个月。

产后不宜食用辛辣食品

辛辣食品会加重气血虚弱，并且不利于乳汁分泌，对新生儿也不利，应忌食，此类代表食物有辣椒等。

产后不宜食用寒凉生冷食物

产后进食生冷或寒凉食物，不利于气血的充实，易导致脾胃消化吸收功能障碍，不利于恶露的排出和淤血的去除，所以应忌食。此类代表食物有雪糕、冰淇淋、冰冻饮料等。

产后不宜食用太酸食物

酸类食物会导致肌肉无力及下垂松弛，所以，要想早日回复苗条及富弹性的身段，便要谨慎选择食物及多做运动。

产后不宜食用含咖啡因食物

茶叶，咖啡、可乐型饮料等都含咖啡因，使人精神振奋、不易入睡，会影响产妇的休息和体力的恢复。同时咖啡因可通过乳汁进入婴儿体内，容易使产妇婴儿发生肠痉挛和忽然无故啼哭现象。所以产妇产后不宜食用含咖啡因的饮料和食物。

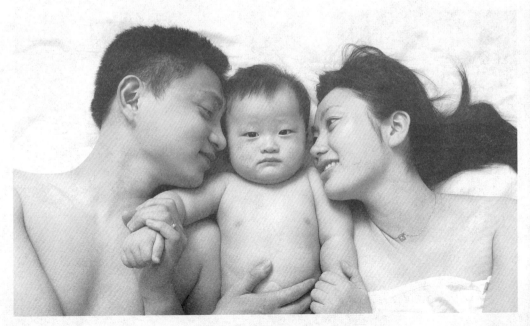

十月怀胎全程指导

10 本月推荐菜谱

 黑糯米酒红糖鸡蛋

原料：黑糯米酒适量，鸡蛋1个（约60克），红糖适量。

制作：

❶ 将黑糯米酒放入煲里，加清水1碗，煮滚后10分钟将鸡蛋打破去壳，放入煲里。

❷ 加入红糖，煮至糖溶解即可食用。

特点

可为产妇补血补气，散寒驱瘀，适合于任何体质的产妇食用。

 枸杞银耳煲鸡

原料：银耳50克，怀山药100克，枸杞子5克，鸡半只。

制作：

❶ 先将鸡肉洗净，切成小块。

❷ 银耳用清水浸泡后切成小块，与怀山药、枸杞子一同放在煲里，加清水6碗，煲2个小时即成。

特点

有补血滋阴、润燥的作用，特别适合于津亏血少体质的产妇食用。淤阻型体质产妇慎服。

猪脚花生汤

原料：花生100克，猪脚1只（约300克）。

制作：

❶ 猪脚去甲、洗净、剁块；花生洗净。

❷ 加水适量，文火煮至猪脚熟调味，饮汤食肉。

 特点

对于产后缺乳有很好的下乳作用，并可治疗贫血、出血症，特别适宜血虚型的产妇食用。

芪归鸡汤

原料：净母鸡1只(约1 000克)，黄芪50克，当归10克，精盐5克，胡椒0.5克。

制作：

❶ 黄芪去粗皮，与当归均洗净、待用。

❷ 砂罐洗净，加清水后放入全鸡；烧沸后撇去浮沫，加黄芪、当归、胡椒，用小火炖2小时左右，加入精盐，再炖2分钟即可食用。

 特点

有利产后子宫复旧及恶露排除，较之单食小母鸡作用要强，能够促进产妇早日康复，同时还可用于产后腹疼、恶露不止等症。

炖羊肉

原料：羊肋条肉1 000克，葱段、姜块、青蒜、料酒、盐、味精、高汤各适量。

制作：

❶ 羊肉洗净，切成块。

❷ 锅烧热，放油，待烧至五六成热时，先下葱、姜炝锅。

❸ 再将羊肉块放入煸炒，炒到羊肉块变色时，烹料酒，加高汤，烧沸，用文火炖约两小时。当肉已酥烂，汤已收了多半时，放葱、姜、蒜等，加盐、味精、青蒜段即可。

 特点

　　由于产后需恢复身体，故食物的热量要高，而单靠糖类不能满足产妇的需要，应多吃些羊肉、瘦猪肉等动物性食品。

🥕 滋补五味鸡

　　原料：母鸡1只（约1 000克），桂圆肉、荔枝肉、小枣各30克，枸杞子、莲子各25克，冰糖250克，白胡椒粉、姜、葱、盐适量。

　　制作：

❶ 母鸡去内脏、爪，洗净后用沸水煮

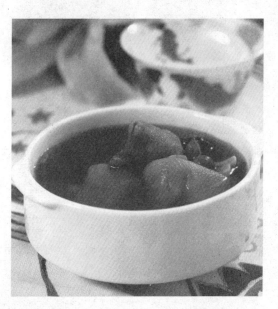

透捞出装盆，放进姜片、葱段、适量水，上屉蒸30分钟取出。

❷ 枸杞、桂圆、荔枝、小枣、莲子上屉蒸熟后，装入鸡腹，加入冰糖，继续蒸至肉烂，取出装盘；将蒸鸡的汤汁烧沸收浓，加白胡椒粉并调好味，浇在鸡身上即可。

 特点

　　滋补佳品，适于虚弱之人服用，尤适用于产后服用；菜中的桂圆、枸杞子、莲子、小枣皆为补气养血之妙药，对产后气血亏虚所致的汗出、倦怠有益。

🥕 老鸭猪蹄煲

　　原料：净老鸭1只（约750克），猪蹄1对（约500克），葱、姜适量，花椒少许，料酒、食盐各适量。

　　制作：

❶ 把老鸭切成小块，氽烫后控去血水；猪蹄刮尽毛垢，洗净，劈破为两块；生姜切片，葱切长段。

❷ 砂锅内放水适量，将老鸭与猪蹄同入锅内，先用武火烧沸，撇去汤面上浮沫，然后投入姜片、葱段、料酒、花椒，用温火炖约2小时，至猪蹄与鸭均脱骨为度，放食盐入锅再炖数分钟，即停火起锅，分次食之。

特点

　　味道香美，肉酥烂，汤汁不腻，有催乳作用，适于产后乳汁少的妇女食用。

香酥小鲫鱼

原料：小鲫鱼1 000克，大葱500克，蒜50克，姜25克，胡萝卜500克，油50克，酱油、醋、糖各250克，大料少许。

制作：

① 把小鲫鱼刮鳞去内脏和鳃，洗净，胡萝卜切成手指粗的条；葱切段，姜切片，蒜切片。

② 把胡萝卜条、葱段放在锅底铺上，摆上一层鱼（腹朝上），再放上一层胡萝卜、葱段、姜片、蒜、大料，再摆一层鱼，上面再放上胡萝卜条、葱段，倒入醋、酱油、糖。

③ 把锅烧开后，改用小火炖，盖上盖，约炖4小时鱼即酥透，待凉透时把鱼扣在盘里即成。

特点

本菜肴不仅能催乳，且营养十分丰富，可使产妇尽快恢复身体健康。

桃仁粥

原料：桃仁10～15克，粳米100克。

制作：

①先把桃仁捣烂如泥，加水研汁去渣。

②用粳米煮为稀粥。

特点

活血通经，化淤止痛，适用于淤血停滞所引起的妇女血滞经闭、痛经、跌打损伤，以及高血压、心绞痛，产后恶露不下者之妇女亦可食。

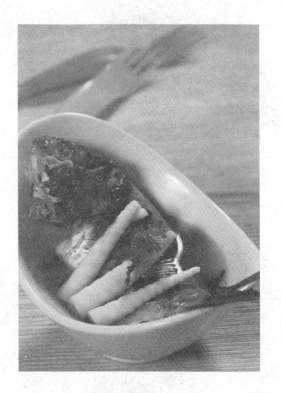

豆腐花蛋汤

原料：豆腐花2张，鹌鹑蛋8个，水发香菇2只，火腿肉25克，调料适量。

制作：

① 豆腐花撕碎，洒上少许温水润湿。

②鹌鹑蛋磕入碗内，加盐少许，搅打均匀；香菇切丝，火腿切末。

③炒锅置火上，放入猪油，烧热，爆香葱花、姜末，倒入鹌鹑蛋翻炒至凝结，加水，烧沸，投入香菇，调入黄酒、精盐、味精，煮15分钟，下豆腐花，撒上火腿末。

特点

本汤营养价值较高，产妇食之，可迅速增强体力。

Part 13

0~1月宝宝护理与保健：
养育一个超级宝宝

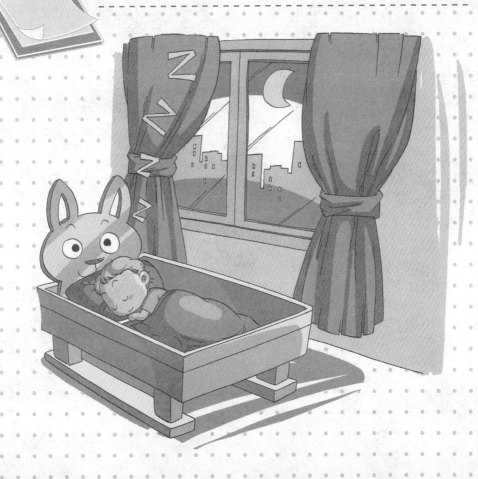

新生宝宝身心发育标准对照表（0~1月）

身体发育状况（出生时）		
项目	正常标准	宝宝情况 （请家长在下面表格中填写宝宝的情况）
体重	平均体重为3.1~3.2千克，男婴比女婴略重些。	千克
身长	平均身长为50~51厘米，男婴比女婴略长。	厘米
头围	平均头围为31~36厘米，男婴比女婴略长。	厘米
胸围	平均胸围为30~35厘米，男婴比女婴略长。	厘米
头部	头顶前中央的囟门开放而平坦有时可见搏动	

注意：父母注意保护新生儿的囟门，不要让它受到碰撞。大约1岁以后它会慢慢闭合。

腹部	腹部柔软，较膨隆	
皮肤	全身皮肤粉红色，柔软，表面有少量胎脂，皮下脂肪已较丰满	
四肢	四肢动作活跃，四肢匀称，略屈曲	

注意：有些新生儿出生后会有双足内翻，两臂轻度外转等现象，这是正常的，大多满月后缓解，双足内翻大约3个月后就会缓解。

呼吸	以腹式呼吸为主，呼吸均匀，约每分钟40~45次	
心率	每分钟为90~160次	

注意：新生儿的心率比成人快，所以当你发现这个现象后，不要大惊小怪！

踏步反射	把宝宝直立地抱起来，让他（她）的脚接触到一个平面，宝宝就会做出原始的踏步动作。	
觅食反射	把宝宝直立地抱起来，让他（她）的脚接触到一个平面，宝宝就会做出原始的踏步动作。	
惊吓反射	如果宝宝受到惊吓，他（她）就会张开双臂和双腿。	
握持反射	把手指放到小宝宝的手中，你会发现，他（她）会握住。	

注意：在宝宝3个月大的时候，以上这些反射将逐渐消失，否则将导致宝宝身体成长的延后和新技能学习的停滞。

身体活动能力（0~1个月）

姿势	动作	宝宝情况 （请家长在下面表格中填写宝宝的情况）
趴着时	会稍微抬起双脚，并且弯曲膝盖；会试图把头稍微抬起1秒钟。（就是这么简单的动作，可对宝宝来说是相当不容易的）	
躺着时	保持双腿的弯曲，就好像在妈妈的子宫里一样；把头偏向他喜欢的一侧。	
竖抱时	会猛地抬起头。可以晃动、扭动身体，并且可以做出踩、踏等动作。	

智能发育状况（0~1个月）

能力	正常标准	宝宝情况 （请家长在下面表格中填写宝宝的情况）
语言能力	刚出生时，发出不算清楚的声音。3周以后，他（她）开始发出宝宝"词汇"。	

| 社交能力 | 第一天听到你的声音时，他（她）会平静下来，全神贯注地倾听。第5天时，他（她）就可以饶有兴致地注视着你的脸和嘴。并能"模仿"你"说话"（动用嘴巴和舌头的活动来"回答"你）。第28天他（她）能够根据你的声音调整自己的行为。如，你的语气是舒缓的，宝宝就会很平静，反之，宝宝就会觉得不安 | |

注意：你要尽早和宝宝交流，这对促进他（她）的智能发育有益。

味觉和嗅觉	对各种味道都能引起反应，尤其对母乳的香气感受灵敏。对于其他味道，如甜味时，可引起他（她）的吸吮动作；吃到苦、咸、酸等味时，则会停止吸吮	
视觉	视觉发育较弱，眼球的转动无目的，但对光是有反应的。出生半个月以后，孩子对距离50厘米的事物可以看到，眼球会追随转动	
听觉	刚出生的孩子耳鼓内充满液状物质，慢慢地，耳内液体逐渐被吸收，听觉也会逐渐增强。你如果有兴趣，可在宝宝身旁约10～15厘米处发出响声，这时，你会发现，宝宝的四肢躯体活动突然停止，似乎在注意聆听	
触觉	对大人，尤其是母亲的触摸、抚抱等，很喜欢	

注意：母亲要多抚抱新生宝宝，这对宝宝的心理发育及感觉发育等都非常有好处。

心理发育（0～1月）

项目	宝宝表现	专家忠告
潜意识	刚出生不久的新生儿会最大限度地运用潜在记忆，进行繁杂多样的排列组合，从而逐渐认识外部世界。	父母要充分发挥利用孩子的潜意识，对孩子进行早期教育。如丰富孩子的生活环境，多与孩子说话等，可以有效地发展孩子的潜意识，对以后的智能发展有益。

模仿能力	如果你对着宝宝做鬼脸，与他的眼睛保持在20厘米的位置，反复做鬼脸几次，你会发现宝宝在模仿你移动自己的舌头。这说明新生儿具有奇妙的模仿能力。	可以多跟宝宝玩与此类游戏，对发展他的智力有益。
情绪、情感	出生后早期就可表现出情感的反应，如吃饱了孩子就会很安静；饥饿或尿湿后就表现出不安或苦恼等。	新生儿因出生后不宜适应宫外环境，长处于消极情绪中。所以做父母的一定要注意合理地维护新生儿的情绪、情感问题！多拥抱他，抚慰他，这对发展孩子的良好个性、情感等，都很有益
个性	胎宝宝在母体内有的爱动，有的不爱动，出生之后，立即就会发现他们在个性上的差别。如有的很安静，睡眠时间很长；有的孩子则对外界刺激很敏感，有一点声音就会醒来，爱哭，爱动。所以新生儿也是有个性的，如可分为活泼型、安静型和中间型。	孩子的个性与母亲孕期的环境、生活方式、母亲的性格行为有关。要想要一个什么个性的孩子，母亲就要注意从孕期的环境、生活方式、母亲的性格行为上进行调整。

十月怀胎全程指导

2 新生宝宝这些特征是正常的

　　看着刚刚生下来的小宝宝，不少新手妈妈会有许多疑惑：宝宝的耳朵怎么有点招风？会不会是扁平足？腿怎么不直？我的宝宝是不是不正常？下面的一些介绍会使年轻的妈妈们宽心不少。

宝宝大便时会发出"吭哧吭哧"的声音，全身都会变红

这是因为胎儿在子宫里没有排泄大便的活动，他的腹部肌肉缺乏锻炼，因此没有足够的力量。出生后的宝宝要非常用力才能排出大便。

小屁屁上的红疹

新生儿的消化系统难以完全消化掉母乳或配方奶中的碳水化合物，那些未被消化的在大肠中发酵，产生气体、酸性物质以及泡沫样大便——这对宝宝柔嫩的小屁屁造成的刺激是极大的。

一定要给宝宝勤换尿布，多擦护臀霜。

新生宝宝只哭却不流眼泪

这是因为新生儿的泪腺所产生的液体量很少，只能保持他眼球的湿润。而且，宝宝在出生时，其泪管是部分或全部封闭的，要等到几个月以后才能完全打开。

宝宝的呼吸快而不规则

新生儿的呼吸频率相对比成人快很多，而且也不规律。这是因为婴儿的肺还很小，其神经系统没完全发育好的缘故。

宝宝的体温不规律

新生宝宝的甲状腺——宝宝体内的温度调节器尚未发育完善，汗腺也不够发达，

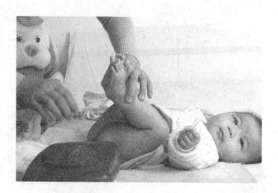

所以，宝宝的体温会时高时低。好在宝宝有充足的脂肪来保护，体温不会降得太低。

宝宝易脱水

虽然新生儿的体重中75%~80%都是水分，但由于新生儿的新陈代谢速度很快，是儿童或大人的2~3倍，会导致水分快速流失，所以小婴儿容易脱水。要判断宝宝是否处于脱水状态，可把小拇指放入宝宝的口中，如果湿润则没事，如果干而黏，就说明宝宝需要奶水。

宝宝爱打嗝

宝宝出生后的几个月内，一直都有较频繁的打嗝。这是在锻炼横膈膜，它对宝宝的呼吸运动起着至关重要的作用。有时打嗝是由于宝宝过于兴奋，有时则是由于刚喂过奶，某种程度上讲，打嗝是由于横膈膜还未发育成熟。到了3~4个月的时候，宝宝打嗝就会少多了。

宝宝容易觉得饿

新生儿的胃只是成人的1/50。由于胃的

容量小，所以宝宝不一会儿就又感到饿了。

预示着宝宝会有神经或肌肉方面的问题。宝宝到了4～6岁的时候足弓才会发育好。

🎄 宝宝有对软塌塌的小耳朵

新生宝宝的小耳朵非常柔软，显得有些像招风耳。其实，这只是因为宝宝的小耳朵里的软骨尚未发育好的缘故。几个星期之后，随着软骨日渐发育成熟，宝宝的小耳朵就会慢慢变硬，直立起来，有一个正常的形状了。

🎄 宝宝的脚趾甲看起来好像是往肉里长

小婴儿的指甲易折易弯，深深地置于甲床中。判断宝宝的指甲是否有问题，只需轻轻地挤压一下他的脚趾：如果宝宝的脚趾甲真的是往肉里长，那宝宝的脚会感到疼痛，他会以哭声告诉你。

🎄 宝宝有双"扁平足"

事实上，新生儿足底扁而平是正常的。相反，如果婴儿在头几个月里就有很高的足弓反而是一种不良的信号，因为它

🎄 宝宝有内八脚和罗圈腿

由于子宫中空间有限，胎儿是以双腿交叉蜷曲，臀部和膝盖拉伸的姿势生长的，因此他的腿、脚向内弯曲。出生后，随着宝宝经常的运动，臀部和腿部的肌肉力量加强，宝宝的身体和脚就会慢慢变直。

🎄 有时宝宝看起来有点"对眼"

一只眼睛的肌肉比另一只有力，会使宝宝有时看起来有点"对眼"。这种现象只是间断性的，不必担心。

🎄 宝宝不能用嘴呼吸

这是因为新生儿的喉咙位置比较高。较高的喉咙位置可以让他在吃奶时进行呼吸，并且保证液体不会流入气管。缺点是宝宝不能用嘴呼吸。如果宝宝发生鼻塞，要及时用吸鼻器吸通鼻子。

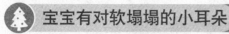

3 如何给宝宝洗澡

给新生儿洗澡既可以保持皮肤清洁，避免细菌侵入，又可通过水对皮肤的刺激加速血液循环，增强机体的抵抗力，还可通过水浴过程，使婴儿全身皮肤触觉、温度觉、压觉等感知觉能力得以训练，使宝宝得到满足，有利于婴儿心理、行为的健康发展。

洗澡时亲切地注视着宝宝的眼睛，告诉他："要舒舒服服地洗个痛快了！"先给宝宝脱去衣服，裹上浴巾，大人左臂和身体轻轻夹住婴儿，左手托住婴儿的头部，并用左拇指、中指从婴儿耳后向前压住耳廓，以盖住耳孔，防止洗澡水流入。

先擦洗面部，把专用小毛巾沾湿，从眼角内侧向外轻拭双眼、嘴、鼻、脸及耳后，以少许洗发水洗头部，然后用清水洗干净，揩干头部。

洗完头和面部后，如脐带已脱落，给新生儿洗后背可去掉浴巾，将宝宝放入浴盆内，以左手扶住他的头部，用右手顺序洗颈部、上肢、前胸、腹，再洗后背、下肢、外阴、臀部等处，注意皮肤皱褶处要洗净。

清洗后将婴儿用大毛巾包好，轻轻擦干，在颈部、腋窝和大腿根部等皮肤皱褶处涂上润肤液，夏天扑上婴儿爽身粉。注意，使用的必须是对婴儿皮肤无刺激的有品质保障的护肤品。

4 洗澡时应注意

准备好澡盆、毛巾、婴儿香皂、婴儿洗发水、润肤露与婴儿换洗的衣物、尿布、浴巾等放在顺手可取的固定地方。

洗澡时室内温度在24℃左右即可，水温在38～40℃，可以用肘部试一下水温，只要稍高于人体温度即可。手法一定要轻柔、敏捷，初生婴儿洗澡的时间不宜过长，一般3～5分钟，时间过长易使小儿疲倦，也易着凉。不必每次洗澡都用香皂或浴液，如需要用一定要冲净，以免刺激婴儿皮肤。另外，注意婴儿浴液的选择。在冬春季节，气候干燥，洗后可在婴儿面部及手足等处涂以润肤露，以防皲裂。臀部可涂鞣酸软膏或植物油以防红臀发生。

如脐带未脱落时洗澡，不宜将婴儿直接放入浴盆中浸泡，而应用温毛巾擦洗腋

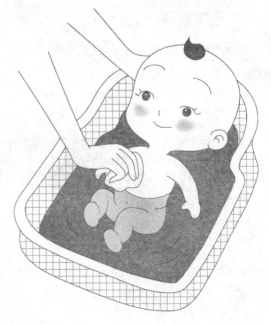

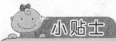

部及腹股沟处，注意不要将脐部弄湿，以免被脏水污染而发生脐炎。如果弄湿了，可用棉签蘸75%的酒精擦拭。

男婴阴茎包皮易藏污垢，也应定时翻洗。新生儿大部分是包茎，洗时用手轻柔地把包皮向上推一推即可，随着年龄增长，包皮逐渐可以上翻清洗。

小贴士

男女宝宝洗澡有学问

给女婴清洗会阴时，应从前向后洗。女婴尿道较短，外口暴露着，易被肛门周围的细菌所感染。

5 护理宝宝的眼、耳、鼻、口

分娩过程中胎儿通过产道时，眼睛易被细菌污染，有些新生儿眼部分泌物很多，所以出生后要注意眼部护理，预防性的用0.25%氯霉素眼药水滴眼，每日2~3次。如有分泌物可用干净小毛巾或棉签蘸温开水，从眼内角向外轻轻擦拭。

洗澡时注意勿将污水灌入新生儿耳内，洗澡后以棉签拭干外耳道及外耳。

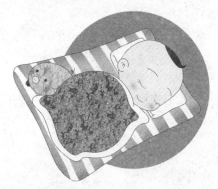

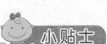

小贴士

不少家长用粗布给婴儿擦拭牙龈，以致牙龈出血，其理由是："牙龈颜色呈现黄白色，孩子会感到痒。"其实，婴儿的牙龈本来就是浅黄色，是正常现象，家长如此处理，往往导致浅表溃疡，以致细菌感染。当然，也有少部分家长把正常牙龈当做鹅口疮跑到医院求治。

注意耳背后的清洁，有时会发生湿疹及皲裂，可涂些食用植物油或紫药水，一旦发生耳后湿疹可涂婴儿湿疹膏。

鼻腔经常会有分泌物堵塞鼻孔影响呼吸，可用棉签或小毛巾角沾水后湿润鼻腔内干痂，再轻轻按压鼻根部，然后用棉签取出。

口腔黏膜薄嫩，不宜擦拭。如果发现口腔黏膜有白色豆腐渣样物附着，以棉签轻轻擦拭不易脱落而且黏膜充血，则可能患了鹅口疮。

6 给宝宝选择衣物与尿布

婴儿皮肤娇嫩，易被擦伤，易发生过敏，所以不仅要注意日常护理，还要注意衣物及尿布的选择和使用。

衣物应选用质地柔软、吸湿、透气性好、浅色的棉织品为宜，也可用旧的棉布衫改做。勿用毛、化纤织物等对皮肤有刺激的布料做内衣。衣服要宽松，既易于穿脱，也有利于孩子的活动。衣服上不要使用扣子、拉链，以防擦伤或脱落时误入口中发生意外，可用带子系扣。

婴儿的衣物应勤换洗，勿用去污力强的洗涤剂，用普通肥皂洗涤即可，注意一定要用清水漂洗干净，以免残余的洗涤剂刺激婴儿的皮肤。存放衣物时也不要用樟脑球，以免某些小儿出现溶血性黄疸。

宝宝的尿布应选用柔软、吸水性强、耐洗的棉织品，旧布更好。尿布不宜太厚或过长，以免长时间夹在腿间造成下肢变形，如果尿布太长，尿湿时易污染脐部。尿布必须及时清洗，用开水烫，在阳光下晒干备用。有条件的可选用一次性尿布、尿垫等。扎尿布时不宜过紧或过松，过紧不仅有碍孩子活动，也影响宝宝的呼吸；过松粪便会外溢污染周围。不宜将塑料布包裹在尿布外面，否则易发生红臀和尿布疹。要经常更换尿布。

7 宝宝的哭声就是宝宝的语言

在新生儿期，可以说除吃、睡、尿、排泄，孩子最常见的就是哭了，宝宝是伴着哭声长大的。这时的宝宝，还没有其他的表达方式，无论是饿了、冷了、热了、尿湿了、不舒服了、生病了，他都可能以哭来表示。

当宝宝饥饿时，哭声很洪亮，哭时头来回活动，嘴不停地寻找，并做着吸吮的动作。只要一喂奶，哭声马上就停止。而且吃饱后会安静入睡，或满足地四处张望。

当宝宝冷时，哭声会减弱，并且面色苍白、手脚冰凉、身体紧缩，这时把宝宝抱在温暖的怀中或加盖衣被，宝宝觉得暖和了，就不再哭了。

如果宝宝哭得满脸通红、满头是汗，一摸身上也是湿湿的，被窝很热或宝宝的衣服太厚，那么减少铺盖或减衣服，宝宝就会慢慢停止啼哭。

有时宝宝睡得好好的，突然大哭起来，好像很委屈。赶快打开包被，噢，尿布湿了，换块干的，宝宝就安静了。

咦，尿布没湿，那是怎么回事？可能是宝宝做梦了，或者是宝宝对一种睡姿感到厌烦了，想换换姿势可又无能为力，只好哭了。那就拍拍宝宝告诉他"妈妈在这，别怕"，或者给他换个体位，他又接着睡了。

还有的时候，宝宝不停地哭闹，用什么办法也没用。有时哭声尖而直，伴发热、面色发青、呕吐，或是哭声微弱、精神委靡、不吃奶，这就表明宝宝生病了，要尽快请医生诊治。

所以说宝宝的哭声就是宝宝的语言，新手爸爸妈妈要学会鉴别，千万别孩子一哭就以为是饿了。

十月怀胎全程指导

8 新生宝宝最好母乳喂养

母乳中不仅各种营养素含量高，而且各种营养素的比例搭配适宜，因此对婴儿来说，它的营养价值高于任何其他代乳品。母乳中的蛋白质以乳清蛋白为主，乳清蛋白易被婴儿吸收；乳铁蛋白也是母乳中特有的蛋白质，它能与需要铁的细菌竞争铁，从而抑制肠道中的某些依赖铁生存的细菌，防止发生腹泻。

母乳中的乳糖在消化道中经微生物作用可以生成乳酸，对婴儿的消化道亦可起到调节和保护作用。母乳中的脂肪颗粒小，含不饱和脂肪酸多，均有利于消化吸收。

小贴士

初乳的抗病抗体

初乳一般指的是产后两天内所分泌的乳汁。初乳呈黄色，略稀薄，量也少。初乳看上去稀而少，脂肪和糖含量低，但蛋白质含量很高，特别是抗感染的免疫球蛋白，即抗病抗体含量很高。免疫球蛋白对多种细菌、病毒具有抵抗作用。

母乳中钙、磷含量虽不高，但比例合适易于吸收，因此母乳喂养儿发生缺钙的情况较人工喂养儿少；母乳中含有多种抗感染因子，使得母乳喂养的婴儿抵抗力强，呼吸道及肠道感染明显低于人工喂养儿。

母乳中还含有丰富的牛磺酸，对婴儿脑神经系统发育起着重要作用。母乳近乎无菌，而且卫生、方便、经济。

初乳的量虽然不多，但却可使新生儿获得大量球蛋白，增强了新生儿的抗病能力，大大减少了婴儿肺炎、肠炎、腹泻的发生率。

9 新生宝宝溢乳

溢乳是新生儿常见的现象，就好像孩子吃多了，有时顺着嘴角往出流奶，有时一打嗝就吐奶，但仔细观察小儿精神良好，吐奶时无痛苦表现，这种情况一般都属生理性的。

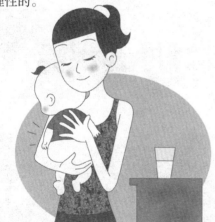

这与新生儿的消化系统尚未发育成熟及解剖特点有关。正常成人的胃都是斜立着的，并且贲门的肌肉与幽门一样发达。而新生儿的胃容积小，胃呈水平位，幽门（下口）肌肉发达，关闭紧，贲门（上口）肌肉不发达，关闭松。这样，当小儿吃得过饱或吞咽的空气较多时就容易发生溢乳，它对小儿的成长无影响。

小贴士　　如何防止宝宝溢乳

每次喂完奶后，竖抱起小儿轻拍后背，把咽下的空气排出来。睡觉时尽量采取头稍高右侧卧位，就会克服溢乳的发生;侧卧位也可预防奶汁误吸入呼吸道并由此引起窒息的发生。为了防止宝宝头脸睡歪，应采取这次奶后右侧卧位，下次奶后左侧卧位，这样要比仰卧位好，可避免误吸奶汁的危险发生。一旦发生呛奶，立即取头俯侧身位，并轻拍背，将吸入的奶汁拍出。

10 给宝宝把大小便

大小便是天生的非条件生理反射，新生儿期排尿次数多无规律性。随着宝宝的一天天长大，大小便次数减少，量增加。在满月前后即可把大小便，这样可使宝宝的胃肠活动具有规律性，膀胱储存功能及括约肌收缩功能明显增强。

出生半个月起，开始定时定点培养大小便的习惯。在便盆上方用"嘘"声表示大便或用"嘘"声表示小便。通过视——便盆，听——声音加上姿势形成排泄的条件反射，在满月前后婴儿就懂得识把大小便了。给婴儿把便既培养了婴儿与大人的合作，又能训练膀胱容量扩大，锻炼膀胱括约肌应有的功能，还密切了母婴关系，是一种良好习惯和能力的训练。

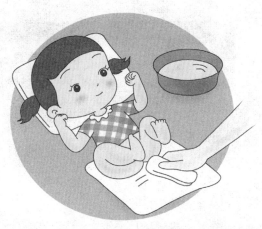

把大小便时应注意：大人挺胸坐正，不可压迫婴儿胸背而妨碍呼吸，当婴儿打挺表示不愿意让把便时，应马上放下，停止训练，以免使婴儿疲劳。只要你有耐心，孩子很快会建立起条件反射，而且很早就不会尿床了。

如果继续出现异常大便，如水样便、蛋花样便、脓血便、柏油便等，则表示孩子有病，应及时治疗。

 小贴士

观察宝宝的大小便

有时小儿放屁带出点儿大便污染了肛门周围，偶尔也有大便中夹杂少量奶瓣，颜色发绿，这些都是偶然现象，关键要注意小儿的精神状态和食欲情况。只要精神佳，吃奶香，可不必去吃药打针，但应当密切观察。

图书在版编目（CIP）数据

十月怀胎全程指导 / 陈诚编著. –– 北京：中国人口出版社，2016.1

ISBN 978-7-5101-3690-0

Ⅰ．①十… Ⅱ．①陈… Ⅲ．①妊娠期 – 妇幼保健 – 基本知识 Ⅳ．①R715.3

中国版本图书馆CIP数据核字(2015)第231114号

十月怀胎全程指导

陈诚　编著

出版发行：中国人口出版社

印　　刷：北京柏玉景印刷制品有限公司

开　　本：710毫米×1000毫米　1／16

印　　张：22

字　　数：280千字

版　　次：2016年1月第1版

印　　次：2016年1月第1次印刷

书　　号：ISBN 978-7-5101-3690-0

定　　价：29.80元

社　　长：张晓林

网　　址：www.rkcbs.net

电 子 信 箱：rkcbs@126.com

总编室电话：(010)83519392

发行部电话：(010)83514662

传　　真：(010)83515922

地　　址：北京市西城区广安门南街80号中加大厦

邮　　编：100054

版权所有　侵权必究　质量问题　随时退换